沈绍功弟子验案精选

韩学杰　连智华　沈　宁　主编

U0200043

学苑出版社

图书在版编目（CIP）数据

沈绍功弟子验案精选/韩学杰，连智华，沈宁主编．—北京：学苑出版社，2019.12（2021.6重印）

ISBN 978 - 7 - 5077 - 5848 - 1

Ⅰ.①沈… Ⅱ.①韩… ②连… ③沈… Ⅲ.①医案 - 汇编 - 中国 - 现代 Ⅳ.①R249.7

中国版本图书馆 CIP 数据核字（2019）第 243713 号

责任编辑：黄小龙

出版发行：学苑出版社

社　　址：北京市丰台区南方庄 2 号院 1 号楼

邮政编码：100079

网　　址：www.book001.com

电子邮箱：xueyuanpress@163.com

销售电话：010 - 67601101（销售部）、010 - 67603091（总编室）

印 刷 厂：北京兰星球彩色印刷有限公司

开本尺寸：710mm×1000mm　1/16

印　　张：22.25

字　　数：351 千字

版　　次：2019 年 12 月第 1 版

印　　次：2021 年 6 月第 2 次印刷

定　　价：88.00 元

编　委　会

主　审　沈绍功

主　编　韩学杰　连智华　沈　宁

副主编　张印生　王　凤　刘大胜　刘兴方

编　委　（按姓名拼音排列）

白伟超　崔梁瑜　崔叶敏　丁　毅　丁京生　范竹萍
韩　睿　韩学杰　郝纪松　郝利民　贾海骅　雷舒扬
李　娜　李成卫　李海玉　李玉坤　连智华　梁　媛
刘　颖　刘大胜　刘兴方　罗增刚　戚菲菲　任　聪
申韦红　沈　宁　宋永江　孙占山　谭　勇　汪贵和
汪永鹏　王　凤　王　仑　王　郁　王嘉恒　王敬忠
王丽颖　王再贤　信富荣　杨金生　于　潇　张　晗
张印生　张治国　朱　妍

晁 序

我与绍功先生相知多年，其尽得家传师授，临床功底深厚，疗效显著，医德高尚，深得患者爱戴，是当代著名的中医临床家，但更重要的是他还是中医教育家，学为人师，行为世范，为中医药传承呕心沥血，培养了大批的优秀临床人才。

绍功先生先后担任广安门医院急诊科主任、中国中医科学院中医基础理论研究所副所长、国家中医药管理局全国胸痹协作组组长、中华中医药学会心病分会首届主任委员、急诊分会副主委、内科分会常委等职务，对中医药事业的发展做出了突出贡献，也积累了丰富的临床经验。中医的根在传承，绍功先生常说："一枝独秀不是春，万紫千红才是春。"作为上海大场枸橘篱沈氏女科第十九代传人，他抛弃门户偏见，打破"传男不传女、传内不传外"的家规，通过家族传承、硕博培养和师带徒相结合等形式大力培养传承人才，打造沈氏女科流派人才群体，形成了"老中青"三代"传、帮、带"的合理人才梯队。同时他响应国家"走、转、改"号召，开展"名老中医走基层"项目，举办基层医生培训班25期，在基层招收嫡传弟子30余名，将毕生学识与临床经验倾囊相授，为基层培养了大量的中医临床人才。他也受到广大基层医生的尊崇和爱戴，使有600年历史的沈氏女科在祖国大江南北皆有了传薪火种，为更多的百姓提供健康服务。同时在教学中绍功先生以"无私奉献"的高境界严格要求，非但一丝不苟，更重言传身教，和盘托出，指明差错，毫不保留，还常常鼓励弟子：学习中医不仅要做到热爱、酷爱，更要做到痴爱，只有这样才能学好中医，并达到较高的医学境界。

先生的弟子除临床跟师学习外，还勤临证，并整理医案得失，撰写心得，在定期召开的医案讨论会上供大家研讨，相互砥砺，切磋提高，先生最后点评。今绍功先生甘当绿叶，对弟子医案又逐字逐句进行批改，最终形成本书。邀余作序，阅之贴近临床，思路新颖，真知灼见，自当勉励后学，欣然序之。

甲午年立秋

沈　序

  中医药学历来重视经验积累和学术传承，传统师带徒模式是中医人继承发展中医药诊疗技术和学术思想的重要途径。沈氏女科起源自明代洪武元年，至今已有近650年，历二十一代之久，有自己独特的临床经验和学术特色。"一枝独秀不是春，万紫千红才是春"，中医药学要迎来真正的春天，必须抛弃门户偏见，把前人的学术思想和诊疗经验毫无保留地传承下去。为此，我打破家族数百年家规，通过家族传承、硕博培养和师带徒等形式，招收硕博士研究生弟子10余人，来自全国各地基层的弟子30余人，现在他们已经成为沈氏女科学术团队的中坚力量。

  我自幼随祖父、父亲抄习医，深知在临床诊疗中要知其然，更要知其所以然。医案是中医理论与临床实践密切结合的范例，医者整理医案是详细梳理临床诊疗思路的最佳方式，在此过程中会有效提升中医大夫的临床水平，促进临床疗效的提高。因此，病案讨论是我在临床带教中重要的环节，通过师徒之间病案的探讨，甚至是争论，对临床思想做进一步升华，促进师徒间学术的相互提升，这也是一个教学相长的机会。

  自2012年以来，由弟子韩学杰博士组织同门师兄弟讨论医案，讨论过程中弟子们各抒己见、字斟句酌、不避其短，每一份医案我都仔细阅读，并结合自己的临床经验提出详细的修改意见供弟子们参考，多数医案均删改数次，终于编纂整理成《沈绍功弟子验案精选》一书，全书共设计12大系统，共计80种疾病。本书可以说是汇聚了沈氏女科师徒的大量心血，将沈氏女科的学术特色及临床经验和盘托出，毫无保留，与2005年出版的《沈绍功验案精选》遥相呼应，共为姊妹篇，也达成了我与弟子们师徒共勉、共同进步的愿望。

  书稿即将付梓，承蒙国医大师晁恩祥学长赐序鼓励，在此深表谢忱！也因本人及弟子们学识有限，观点孔见，书中难免存在一些纰漏，在此也希望诸位前辈同人不吝赐教！

中医事业的发展需要同仁们的共同努力，中医临床疗效的提高更需要同仁们的众人拾柴、共同积累。希望弟子们戒骄戒躁，百尺竿头，更进一步。师徒共勉，特以为序。

沈绍功

甲午仲夏于京都崇厚堂

前　言

　　中医药学是世界科学史上具有独特理论体系和卓越临床疗效的一门生命科学，是中国优秀文化中的璀璨明珠，它为中华民族的繁衍昌盛和人类的文明做出了巨大贡献。2019年10月全国中医药大会在北京召开，习近平总书记指示"要遵循中医药发展规律，传承精华，守正创新。""传承"是"守正"的关键，是创新的基础。中医学的传承离不开历代的经验积累，一代代的师徒传授及医学典籍使中医学人可以站在前人的肩膀上不断进步，攀登更高的医学巅峰，这也是中医学不断发展的重要原因。

　　沈氏女科起源于明代洪武元年（1368年），传承至今已有650余年，历二十一代之久，形成了独特的学术思想和诊疗特色，也涌现出一批疗效显著的医家。恩师沈绍功教授为沈氏女科第十九代传人，上海中医药大学医疗系首届毕业生，自幼聪颖，祖传师授，耳闻目染，医德双馨，潜心研究家学，既遵古不泥，又善于创新，融会贯通，不仅长期从事中医医疗、科研、教学，而且撰写了大量的科研论文和中医专著，系中国中医科学院主任医师、博士生导师，为第三批全国老中医药专家学术经验继承工作指导老师。临床数十载，疗效卓著，深得患者信赖。更为难得的是，恩师沈绍功教授一生都致力于中医药人才的传承培养，他打破家族家规，在全国范围内广收弟子，并先后通过硕博士研究生培养、师带徒、培训班等方式在全国范围内培养沈氏女科学员万余名，将沈氏女科的学术思想和家族的临床经验和盘托出，毫不保留，为中医人才的培养鞠躬尽瘁。

　　自2012年开始，我和众同门师兄弟在恩师沈绍功教授的鼓励下，决定组织编写《沈绍功弟子验案精选》，希望与2005年出版的《沈绍功验案精选》遥相呼应，用弟子们的成长报答恩师的授业之恩。为此，师门内部组织每月1—2次的病案讨论会。会上，全体同门对每则医案字斟句酌，充分发表个人意见，直击要害，毫不避讳，甚至争得面红耳赤，以保证沈氏女科学术思想的纯粹性和严谨性。恩师沈绍功教授更是不顾年迈体弱和诊务繁忙，每次病案讨论会都定期参加，每则医案都认真审阅并提出详细的修改意见。现全书分为 12 大系统，80 个病种，共计 214 则病案，每则医案以证为主，突出临床疗效，并加按语分析治疗思路和用药特色。每则医案都凝聚了恩师沈绍功教授及诸位同门的大量心血，都是沈氏女科学术思想及临床特色的集中体现。全书重视临床实用性，以临床疗效为中心目标，既注重沈氏女科古今学术思想与临床经验的传承，又有各位同门在沈氏医学精华的基础上，融合各自多年临证的诊疗经验与心得体会，一切从临床出发，力求理论与临证思维、实际操作相一致，保证了本书的实用价值，相信可以拓宽读者的思路和视野，对临床水平的提高有重要的启迪作用。

在即将成书之际，尤其要感谢国医大师晁恩祥教授赐序鼓励，感谢师母陈秀贞主任医师的鼓励和支持，感谢诸位同门齐心勠力为书稿的付梓做出的努力。

遗憾的是恩师沈绍功教授在 2017 年 1 月 26 日，因诊务繁重，积劳成疾，猝然离世，不能亲眼看见其倾注大量心血的书稿问世，令人痛惜不已！

最后，希望此书的问世可以告慰恩师沈绍功教授的在天之灵，可以让我辈接过恩师留给我们的火炬，点亮中医药事业复兴的燎原之火！

韩学杰

2019 年 11 月于北京

目 录

第一部分

沈绍功学术思想概述

　　沈绍功（1939—2017），主任医师，博士研究生导师，上海大场枸橘篱沈氏女科第十九世传人，原国家人事部、卫生部、国家中医药管理局指定的全国老中医药专家学术经验继承工作指导老师，享受国务院政府特殊津贴，曾任国家中医药管理局沈氏女科流派工作室负责人，中国中医科学院中医临床基础医学研究所科技学术委员，中华中医药学会心病分会名誉主任委员，兼任中华中医药学会急诊分会副主任委员、内科分会常委，世界中医药联合会内科分会常委，国家食品药品监督管理总局药品评价中心专家，国家基本药物评审专家，《中国中医急症》杂志副主编，科技部973中医基础理论第二届专家组成员。

　　历任中国中医科学院广安门医院急诊科主任、肿瘤病房负责人，国家中医药管理局全国胸痹（冠心病）协作组组长，中国中医科学院中医基础理论研究所副所长、中医临床基础医学研究所特聘专家，中华中医药学会心病分会首届主任委员，国家发改委药品价格评价委员，中华医学会医疗事故鉴定专家。先后到美国、德国、泰国、新加坡等国家和我国香港等地区讲学、会诊，受到普遍赞誉。1992年起连续3年以大陆著名专家身份访问宝岛台湾。曾为国民党元老诊治心脑血管病，因疗效显著，得到"仁术济世"的墨宝并留作纪念。

　　绍功先生精于临证，勤于笔耕，共编专著近20部，撰写论文近百篇。他立志继承祖业，传承医道，重视发扬创新。其中《沈绍功中医方略论》

一书在其祖传珍贵效方的基础上，融入自己近半个世纪的业医经验，在医理、临证、方药 3 个主体里阐述中医之道，总结临证之得，发挥医疗之新，洋洋 70 余万字，2004 年由科学出版社出版，深得读者欢迎，为沈氏女科首次留下文字记载，并荣获中华中医药学会优秀著作奖。2012 年，绍功先生结合临床体悟，融合沈氏女科家传心得，吸收、传承古今中医药发展成果，编撰出版《上海沈氏女科全科临证方略》，全面整理和系统地总结了沈氏女科的学术成就和临床经验，并进行了完善和发挥，增加了中医外科、儿科、五官科、皮肤科等方面内容，保持了沈氏女科的完整性和实践性。为了民众保健，绍功先生曾 2 次专讲养生，反响强烈：2012 年 11 月做客北京卫视《养生堂》，主讲《600 年的养生秘诀》，专讲沈氏女科三大养生法宝：开胃、养肝、调肾；2013 年 7 月在江苏卫视《万家灯火》栏目，主讲《沈氏祖传养生秘方》，专讲春、夏、秋、冬、长夏五季养生要点，毫无保留地把家传秘方、秘法公之于众，使民众深受其益。

2012 年 "沈绍功教授单元式组合辨证论治法的理论与创新研究"、2014 年 "沈绍功学术思想与临床经验传承研究" 被列入中国中医科学院 "名医名家传承" 项目；2015 年，"沈绍功名医传承工作站" 被列为北京市中医管理局中医药薪火传承 "3 + 3" 项目；2016 年，"沈绍功名老中医药专家传承工作室" 被列为国家中医药管理局名老中医药专家传承工作室建设项目。绍功先生行医五十年，在学术上追求创新，事业上追求精品，成果上追求效益，学风上追求实干，处事上追求真诚。他的格言是 "为了临床，疗效是硬道理"，他的座右铭为 "全身心地投入，一切为了患者的康复，一切为了民众的保健"，他被国医大师路志正教授赞为 "深得患者信赖的临床医学家"，被中国工程院院士王永炎教授誉为 "中医临床家"。

一、传承脉络

绍功先生作为上海大场枸橘篱沈氏女科第十九世传人，抛弃门户偏见，打破 "传男不传女，传内不传外" 的家规，通过家族传承、硕博培养和师带徒等形式大力培养传承人才，打造沈氏女科流派人才群体，形成了 "老中青" 三代 "传、帮、带" 的合理人才梯队，使有 600 多年历史的沈氏女科在祖国大江南北皆有了传薪火种，为更多的百姓提供健康服务。传承人中现有来自中国中医科学院和北京中医药大学的博士 11 人、硕士 4 人，另有本科学历传承人20余人，成为沈氏女科的中坚力量。同时，传承人中的博士生导师和硕士生导师招收的博士和硕士构成了沈氏女科的后备人才队伍。这些高学历人才将为沈氏女科的进一步传承创新提供坚实的基础。

1. 学术经验继承人：2002年，绍功先生被原国家人事部、卫生部、国家中医药管理局指定为第三批全国老中医药专家学术经验继承工作指导老师，沈宁（绍功先生之子）、韩学杰被指定为学术经验继承人，沈氏女科世代由民间传承，首次被政府承认，列入官方名册，首传异姓传人。

2. 硕博培养：绍功先生1992年起在中国中医科学院招收硕士研究生和博士研究生，共培养硕士3人：高峰、韩学杰、张页；博士1人：韩学杰。

3. 师徒传授：绍功先生共收二十代传承弟子35人，这些弟子又收二十一代传承弟子29人（截至2017年1月）。同时，绍功先生通过"名老中医走基层"项目，将沈氏女科学术思想传承示范基地扩展至全国北京、深圳、石家庄、包头、沈阳、鹤岗、霸州、长春、潍坊、济宁等共12个省市，22家基地。

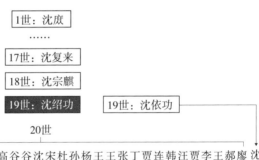

图1　沈氏女科传承脉络图

二、临证方略

绍功先生经过五十年的临床磨炼，积累了丰富的临证经验，在学术上不断突破和升华，既传承了中医的基本理论，又充分吸取沈氏女科的特色病种进行不断创新，扩充沈氏女科诊治范围，不仅治疗妇科疾病，而且男女老幼患者全可诊治，除了手法、手术外，遍及临床各科，使沈氏女科成为全科中医，在北京独具一格，有鲜明的特色，更有可靠的疗效，为中医学术的发展、中医疗效的提高贡献了力量。现将绍功先生的主要临证思路及几个常见病的临证经验简介如下：

1. 证类辨证

绍功先生受物质由化学元素组成的启发，如 H_2O 组成水，H_2O_2 组成过氧化氢，但其化学元素均为 H 和 O，提出"单元组合辨证分类法"，即先确立几个辨证的单元，然后根据临床出现的病变加以组合，做出证候分类。如其将中医心系病分为本虚、标实两个方面。本虚确立 3 个单元，即"心气虚损""心阴不足""心阳不振"；标实也确立 3 个单元，即"痰浊闭塞""心血瘀阻""寒凝气滞"。并确立每个单元以舌象为准，根据主症和 1 项兼症，再根据临证实际加以组合，见病变组合证类。证候分类的排列按轻重主次的顺序，均可入选。这种组合式的辨证分类法，可以客观反映临床病变的实际，比较符合错综繁杂多变的临床证类，相对做到辨证的准确性，也便于实现辨证的实用化。

绍功先生在辨证过程中首辨虚实，尤其重视舌诊。如高血压病在中医疾病分类中属于内伤杂病的范畴，其证类虽然有阴阳寒热之别，但对疗效起控制作用的却是其虚实之异，如果虚实不辨，下药不准，非但乏效，甚至起反作用。然而高血压病临床表现虚实夹杂，患者证类亦多兼夹，其病位在心、肾，以肾阴阳失调为本，以痰瘀互结为标，核心病机为毒损心络。在这种错杂的病证中，要辨别虚实真假，除全面综合分析外，应特别发挥"舍症从脉"和"舍症从舌"的作用，然而舌诊比脉诊更加直观，一目了然，更具有客观性，因此尤以舌象为"金标准"，首观舌苔厚薄以辨虚实，苔薄者为虚证，苔厚者为实证，从而确定治疗大法，一锤定音；次察舌质变化，以助定性或辨兼夹证，并强调舌下络脉望诊的重要性；最后看舌体变化以考虑疾病的预后，如果平时血压较高或变化较大，尤其是舒张压波动明显的患者兼见舌颤或者舌歪，一定要注意预防中风。

2. 虚证辨证

虚证辨证应当采用"单元组合辨证分类法"，以气血阴阳四个基本虚证和五脏定位症共九个单元，加以临证组合便于舍繁从简比较精当地辨清虚证。

2.1 四个基本虚证

气虚证——苔薄白，舌质淡，脉沉细，气短促。

血虚证——舌质淡，脉细数，面晄白。

阴虚证——舌净质红，脉象细数，五心烦热。

阳虚证——苔薄白，质淡胖，脉沉细，尺部弱，形畏寒。

2.2 五脏定位症

心主症——心悸，肝主症——胁痛，脾主症——肢倦，肺主症——咳喘，肾主症——腰酸。

2.3 九种异脏同虚

心肺气虚，心肾阳虚，心脾两虚，心肾不交，肝肾气虚，肺脾气虚，肝肾阴虚，肺肾阳虚和脾肾阳虚。此外，三脏以上同虚也可据此组合。

3. 实证辨证

实证辨证应当采用八大纲目即淫、痰、饮、湿、滞、瘀、食、虫八邪，其中以淫、痰、瘀、滞四邪为主。

3.1 淫即风、寒、暑、湿、燥、火六淫，其中以风、寒、火三邪为主。

（1）风邪有内外之别。外风是外感病的总纲，主要分辨风寒和风热。

鉴别点	风寒	风热
舌 脉	苔薄白，脉浮紧	苔薄黄，脉浮数
寒 热	寒＞热	热＞寒
咳 痰	稀薄	稠黏
汗 痛	无汗，头痛	有汗，咽痛

内风就是肝风，有六个主症三个证类。

内风六个主症：眩晕、麻木、震颤、抽搐、强直、昏迷。

内风三个证类：肝阳化风（舌红，脉弦）；

热极生风（苔黄舌绛，脉象弦数）；

血虚动风（舌淡脉细）。

（2）寒邪也有内外之别。外寒即风寒，又称表寒、伤寒、风寒束肺、表实证、太阳伤寒证。外寒侵入经络筋骨，出现关节拘急凉痛，称为寒痹或痛痹。外寒直中脾胃，出现腹痛吐泻，四肢不温，称为中寒、直中、寒凝于胃或太阴证。内寒即阳虚证，又称虚寒证。

（3）火邪也有内外之别。外火即风热，又称表热，温病，热邪袭肺，卫分证。内火应分清虚实并注意生风动血。虚火同阴虚相关，也称虚热证。实火以热盛，苔黄舌红，脉数为主，热证有八个定位：

心火——口疮、口苦、心烦；肝火——胁满，易怒，目赤；

脾热——消谷善饥，弄舌；　胃火——口渴引饮，龈肿；

肺火——黏痰，鼻干，鼻衄；小肠火——尿频，尿赤，尿痛；

大肠火——肛灼热，结旁流；膀胱热——癃闭，淋浊。

实火兼伤阴，见身热夜甚，斑疹隐现，或扰神，见心烦不寐，舌红绛，脉细数，称火停营分证或少阴热化证。如生风动血，见高热、斑疹、血证、舌紫绛有刺，脉虚数称火停血分证。

3.2 痰

（1）狭义痰潴留肺脏（肺为贮痰之器），主症咳喘喉鸣，以其性别四类。

寒痰——清稀泡沫，畏寒苔；　热痰——稠黏有块，烦渴苔黄；

燥痰——难咳带血，咽干苔燥；湿痰——痰多易咳，纳呆苔腻。

（2）广义痰流窜全身（脾为生痰之源），主症苔腻脉滑，头重胸闷，口黏纳呆，以其部位分五类：

痰迷心窍——眩晕心悸，癫痫狂证，中风昏迷；

痰停少阳——寒热往来，胁满易怒，喉如物梗；

痰阻中焦——胸脘堵闷，嘈杂不饥，肢体沉重；

痰窜经络——瘰疬痰核，阴疽流注；

痰注四肢——麻木偏瘫。

3.3 饮

多为局部之邪，关系脾胃，以其所停分四类：

溢饮——停于肌肤，水肿；

支饮——停于膈上，咳喘难卧；

悬饮——停于胸胁，胁胀引痛；

痰饮——停于肠胃，肠鸣纳少。

3.4 湿

指内湿，大多热化，称为湿热证或湿温证。少数寒化，称为寒湿证。内湿多停于中下焦，中焦湿热也称脾胃湿热证或肝胆湿热证。下焦湿热也称大肠湿热证或膀胱湿热证、肝胆湿热证。

3.5 滞

分气滞和气逆两类。气滞主要是肝气郁结，七情为因，胸脘胁腹胀满作痛和情绪变化为主症，常见弦数。气逆有三类：

肺气上逆——咳喘；

胃气上逆——呃逆；

肝气上逆——眩晕。

3.6 瘀血

（1）瘀血判断三个指标：

局部血结证——定处、刺痛、拒按、肿块；

全身血滞证——舌质紫斑，舌下静脉显露，脉涩；

离经血溢证——血块瘀暗。

（2）瘀血六个证类：

气滞血瘀——胀憋刺痛，拒按肿块，脉象沉弦；

痰浊血瘀——满闷眩晕，纳呆苔腻；

寒凝血瘀——拒按色暗，得温可缓，脉象沉迟；

热结血瘀——少腹硬痛，神乱如狂，脉象沉数；

阳衰血瘀——面黑唇青，畏寒心悸，脉沉细迟；

阴亏血瘀——形瘦瘛疭，隐痛烦热，脉弦细数。

（3）瘀血五个定位：

瘀阻于心——心悸刺痛，精神异常，脉细结代；

瘀阻于肝——胁痛痞块；

瘀阻于腹——肿块拒按，痛经闭经；

瘀阻于肺——胸痛咳血；

瘀阻于肢——肿麻肌衄。

3.7 食阻于胃脘

主症为苔厚腻，脉滑实，脘腹胀痛，厌食嗳腐。

3.8 虫积六个指标

五斑显露（眼、面、唇、爪、苔），绕脐阵痛，导食纳差，面黄肌瘦，夜眠磨牙，孔窍瘙痒。

3.9 实证兼夹八证

肝胃不和，肝脾不调，木火刑金，肺胃实热，心热移肠，肝胆湿热，气滞血瘀，痰瘀互结。

4. 巧活论治

4.1 外感病活治有四

风寒者辛温解表，荆防败毒散，主药荆芥穗、防风、苏叶、桂枝、杏仁。风热者辛凉解表，银翘桑菊，主药白菊花、桑叶、连翘、薄荷、板蓝根。

注意透表，选加川芎、桔梗、蝉蜕、桑白皮、芦根。

重视分利，选加车前草、泽兰、生薏苡仁、草决明、全瓜蒌。

强调扶正，选加一味，生黄芪、仙鹤草、白扁豆。

4.2 内伤实证活治，痰瘀同治

温胆汤或桃红四物为主方，竹茹、枳壳、茯苓、陈皮、石菖蒲、郁金为主药。

有痰必致瘀，选加丹参、苏木、泽兰、生山楂、地龙、桃仁、红花、归尾、川芎、赤芍、生地。

有瘀必夹痰，选加莱菔子、天竺黄、竹沥水、胆南星、全瓜蒌。

4.3 内伤虚证活治，健脾不如补肾，补肾不如调肾

杞菊地黄为主方，枸杞子、白菊花、生地、黄精、山萸肉为主药。

阳中求阴，选加生杜仲、桑寄生、仙灵脾、补骨脂、肉苁蓉。

阴中求阳，选加女贞子、旱莲草、阿胶珠、麦冬、芦根。

4.4 间治取效

血为气母，补气佐养血，选加阿胶珠、大枣、桑椹、鸡血藤和石韦、当归、生地、黄精；

气为血帅，养血佐补气，选加生黄芪、仙鹤草、白扁豆、棉花根、黄精；

扶土以抑木，平肝时佐健脾的参类、茯苓、白术；

柔肝以健脾，扶土时佐柔肝的当归、白芍、何首乌；

清肺以润肠，润肠时佐清肺的桑白皮、白菊花、芦根；

润肺时佐通腑的全瓜蒌、草决明、葶苈子；

补肺时佐培土的白扁豆、黄精、生黄芪；

健脾时佐益火的仙灵脾、补骨脂、蛇床子；

柔肝时佐滋肾的枸杞子、生地、何首乌等等均乃增效之策。

4.5 处理好虚实夹杂

先祛邪，后补虚。祛邪时不伤正，补虚时不恋邪。如阴虚痰浊，先以温胆祛痰，免用燥痰的厚朴、法夏等，再以杞菊滋阴，免用滋腻的熟地、玉竹。

4.6 宜用温润，慎用温燥

温肾药可分温燥、温润两类，温燥的附子、仙茅、阳起石、鹿茸、鞭

类，虽可温肾但要伤阴，破坏肾的阴阳平衡，故要慎用，温润药如蛇床子、菟丝子、补骨脂、巴戟天、肉苁蓉、川续断和仙灵脾，温而润可以多用，特别是生杜仲，桑寄生，阴阳双调，可常投之。

4.7 滋阴应少佐清降

滋阴药多腻，阴虚又常伴虚火上炎，故应少佐清降，如虚火扰心，心烦不眠，可选加知母、炒枣仁、远志；

虚火灼肺，咳痰带血，可选加川浙贝母、白茅根、藕节；

相火上扰，潮热汗多，可选加知柏、银柴胡、地骨皮；

肝阳上亢，眩晕耳鸣，可选加白菊花、草决明、珍珠母。

4.8 注意补而不滞，防止虚不受补

健脾时佐开胃醒脾的陈皮、木香、砂仁、生鸡内金、山楂；

滋肾时佐淡渗利湿的泽泻、茯苓、生薏苡仁、泽兰、冬瓜皮。

4.9 丸药善后

虚证难愈，常多复发；要强调丸药善后，巩固疗效。其法有二：一是以获效之方，共研细末装入胶囊，每次 3g，每日 2 次，连服 2~3 个月；二是服健脾的香砂六君、香砂养胃或健胃消炎颗粒，调肾的杞菊地黄胶囊或精乌胶囊，连服 2~3 个月。

4.10 实证祛邪要先调中焦

《素问·平人气象论》云"胃气为本"，说明脾胃的运化至关重要，运化失常，既生百病，又阻药效。中焦邪阻，首推痰湿食积，其祛邪有四法：祛痰投莱菔子、竹茹、茯苓；开胃用焦三仙、生鸡内金；醒脾用陈皮、木香、砂仁；清热佐连翘、蒲公英、生栀子。

4.11 给邪出路

祛实邪要给出路，使邪能排出体外。出路有四条：微汗由肌表出，选用防风、桔梗、蝉蜕；缓泻从腑行出，选用全瓜蒌、草决明、制大黄；淡渗从溲溺出，选用车前草、泽泻、生薏苡仁；凉血从营血出，选用生地、丹皮、赤芍。

4.12 祛邪疏通为宜

其法有四：透窍，选用川芎、石菖蒲；理气，选用柴胡、郁金；活血，选用泽兰、王不留行；温通，选用桂枝、川椒。

4.13 祛邪应中病即止

一是避免用攻伐太过之烈品，如法半夏、厚朴之燥性，附子、肉桂之烈性，龙胆草、白头翁之寒性，虫类药之毒性；

二是取效即止，不宜久用长服；

三是以和胃善后，如餐后服加味保和丸3g。

4.14 重视反佐

反佐能缓其烈性，防止偏差。

寒性反佐选用蒲公英、连翘、生栀子、黄柏、苦参、白花蛇舌草；

热性反佐选用肉桂、乌药、干姜、高良姜、仙灵脾、鹿角霜。

4.15 善使引经

注意引经使药达病所，增强祛邪之力。

分部引经：上行取少量升麻、桑枝、葛根、姜黄、柴胡、蝉蜕；下行取重量川牛膝、木瓜、独活、泽泻、生薏苡仁。

分脏引经：入心用黄连、远志、琥珀；入肝用川楝子、薄荷、柴胡；入脾用砂仁、法半夏、干姜；入肺用桔梗、橘红、桑白皮；入肾用黄柏、肉桂、川牛膝。

4.16 运用升降理论

升降出入是人体重要的生理功能，所谓升清降浊。升降失调是人体重要的病因病机，所谓气机不利和气机逆乱。

气机升降的枢纽在于中焦脾胃，脾主升清运化，胃主降浊纳谷，病理状态便是脾失健运，胃失和降。升清的主方为补中益气汤，主药有生黄芪、参类、白术、仙鹤草、升麻、柴胡、桔梗、川芎、葛根；降浊的主方为镇肝熄风汤，主药有苏子、代赭石、珍珠母。

4.17 注意肝脾制化乘侮的关系

一者"木乘土"，肝旺横逆胃土，形成肝胃不和，一方面疏肝，另一方面降胃，使肝胃得和，方宜《伤寒论》的"四逆散"柴胡为君，枳壳为臣，白芍、甘草为佐使，还要配上清肝火的黄连，升清止眩的川芎，降浊止呕的生赭石和开胃导滞的莱菔子。

二者"土侮木"，脾虚失健，肝郁不舒，形成肝脾不调，一方面健脾和血，另一方面疏肝理气，方用《和剂局方》的"逍遥散"，炒白术、茯苓健脾，柴胡疏肝，当归、白芍柔肝和血，薄荷引入肝经（甘草滋腻碍胃，生姜辛燥助热均可免用），肝火加丹栀，脘痛加金铃子散，便溏加木香、煨葛根，开胃加焦三仙、生鸡内金，乳胀加蒲公英、夏枯草，月经不调加益母草、鸡血藤。

4.18 祛风不忘和胃

治风上逆在于祛之，祛外风名为解表，祛内风名为熄风，无论内外祛风时均应"和胃"，乃增效之举，和胃即调和胃气，常用保和丸、二陈汤、平胃散，主药系茯苓、陈皮、木香、砂仁、苍术。

4.19 注意心肾的对立统一

心属火，肾属水，互相制约，互相关联，形成对立统一。交通心肾也是临证的取效之举，可用《韩氏医通》的交泰丸，黄连、肉桂3比1，滋肾水可选加生地、枸杞子、黄精，降相火可选加知母和黄柏，宁心神可选加炒枣仁、夜交藤，摄精元可选加金樱子、芡实。

4.20 通则不痛，止痛八法

行气——柴胡梢、郁金、香附、木香、橘核；

和血——三七、苏木、泽兰、蚕沙、丹参；

散寒——良姜、乌药、砂仁、小茴香、沉香；

温通——鹿角霜、桂枝、川椒、薤白、苏梗；

补中——仙鹤草、白芍、生黄芪、白扁豆衣、炒白术；

消导——莱菔子、大腹皮、生山楂、生鸡内金、神曲；

泻热——制大黄、蒲公英、连翘、生栀子、知母；

驱虫——乌梅、南瓜子、使君子。

4.21 瘀血难除，可用化瘀序贯四法

行气以化瘀——石菖蒲、郁金、川楝子、延胡索；

活血以化瘀——川芎、丹参、赤芍；

剔络以化瘀——地龙、水蛭、土鳖虫；

奇药以化瘀——三七粉[冲]、鸡血藤、泽兰、苏木。

4.22 痰浊难祛，可用祛痰序贯四步

第一步：三竹换用（竹茹、天竺黄、竹沥水）；

第二步：佐以化湿（茵陈后下、泽泻）；

第三步：佐以散结（海藻、昆布）；

第四步：佐以软坚（生龙骨、生牡蛎、海蛤壳）。

5. 冠心病临证经验

中医诊治冠心病颇有疗效优势。以往的重点均放在"瘀血""气虚血瘀"和"寒凝"上，而疏忽于"痰浊"。20 世纪以来，随着人们生活水平的提高、工作节奏的加快、饮食结构的改变，以及气候环境的恶化与污染，冠心病的中医证类谱发生重大改变，"瘀血"少了，"痰浊"多了。我们曾做过 1260 例证候学调研，结果"瘀血"证类只占 17%，"痰浊"证类却占 63%，法随证变，冠心病应当提倡从痰论治。

文献、病因、病理和临床都表明冠心病同痰浊密切相关，提倡从痰论治有根有据，符合证候谱的改变，是增效的重要途径。

冠心病的有效祛痰方剂有 6 首：《金匮要略》的"瓜蒌薤白白酒汤""瓜蒌薤白半夏汤""枳实薤白桂枝汤"，《伤寒论》的"小陷胸汤"，《三因极一病证方论》的"温胆汤"，《太平圣惠方》的"瓜蒌枳实半夏汤"。

冠心病的有效祛痰中药有 18 味：全瓜蒌、薤白、半夏、竹茹、天竺黄、枳壳、桔梗、浙贝母、海藻、昆布、莱菔子、石菖蒲、郁金、苍术、陈皮、茯苓、茵陈、泽泻。

冠心病从痰论治要抓住"痰浊闭塞"的 6 个主症：苔腻脉滑，胸闷满痛，头重肢困，口黏纳呆，形胖痰多，其中尤以苔腻为重，但见苔腻便是，他证不必悉具。

冠心病从痰论治的主方是"温胆汤"合"三参饮"化裁。主药有 7 味：竹茹、枳壳、茯苓、陈皮、党参（或人参、西洋参、太子参、玄参等参类）、丹参、苦参。

为增效，应有四助：

一是分辨寒热，痰形立法——热痰苔黄痰粘，选加黄连、天竺黄、浙贝母；寒痰苔白痰稀，选加桂枝、法半夏、生姜；狭义之痰重在消导，选加莱菔子、葶苈子、生山楂、海藻；广义之痰重在透豁，选加石菖蒲、郁金、桔梗、蝉蜕。

二是根据痰性，伍用四法——气虚必生痰浊，伍补气药，选加仙鹤草、白扁豆衣、生黄芪；气滞必凝痰浊，伍理气药，选加柴胡、延胡索、佛手；寒凝必结痰浊，伍温通药，选加桂枝、川椒、鹿角霜；痰瘀常常互结，伍化瘀药，选加三七粉、苏木、泽兰。

三是给痰出路，分利两便——利尿选加石苇、车前草、白花蛇舌草；

润肠选加草决明、白菊花和全当归。

四是遵循古训——加全瓜蒌、薤白，并用酒类浸泡 1 小时。

6. 高血压病临证经验

在新世纪中，高血压患者苔腻多见，而血循不畅的舌质紫斑、舌下静脉显露的瘀证亦并非少见，痰和瘀的致病在高血压病中日趋增多。回首古训，朱震亨的"无痰不作眩"，虞抟的"死血迷闭心窍"的瘀血致眩说，对当前临证十分切中。痰和瘀是病因，又是病理产物，乃为毒邪，高血压是心络受邪所致。"毒损心络"观是中医诊治高血压病的新思路。高血压病从"络病学说"来诠释是一种新角度、新观点、新途径。

因此，治疗高血压病不能一味"平肝熄风"，要法随证变，重视痰瘀同治。祛痰主药有：莱菔子、海藻、泽泻、夏枯草、茵陈，化瘀主药有：丹参、川芎、水蛭、丹皮、延胡索、生山楂。

7. 中风临证经验

治疗中风，历代常法有二：一是着眼于"肝风"而投《杂病诊治新义》的"天麻钩藤饮"；二是针对"气虚血瘀"而投《医林改错》的"补阳还五汤"。常常疏忽"痰浊蒙窍"的病机，而脑中风者的痰浊随时可见，故苔腻的患者要治重"豁痰醒神"并佐"化瘀"和"通腑"。恢复期则应治重"滋水涵木"。

"豁痰醒神"以温胆汤为主方化裁：方用竹茹、枳壳、茯苓、陈皮，去半夏、大枣、甘草和生姜，虑其甘腻助痰生热。痰蒙清窍宜豁宜行，加开窍化湿的石菖蒲，行气活血的郁金；痰浊化热，宜清宜化，加清热祛痰的胆南星、僵蚕，或以天竺黄易竹茹；蒙窍者必蒙神，宜醒宜宁，加醒神的炙远志、生龙骨、生牡蛎。

痰与瘀互为因果，常常互结。脑中风有痰必致瘀，配用化瘀或辅以活血，是增效措施。化瘀法常选 6 味中药：川芎、丹参、丹皮、赤芍、地龙、水蛭。

中风多见便秘，此乃腑实壅热证，反过来腑实便秘又是脑中风病情恶化的重要诱因。所以通腑法也是增效的重要措施。通腑法常选 6 味中药：元明粉、制大黄、番泻叶、全瓜蒌、桃仁、火麻仁。

中风恢复期痰热祛后，苔腻化薄，肝风内动之本必然显露，故中风恢复期应治重"滋水涵木"，方以杞菊地黄汤为主方。用枸杞子、白菊花、生地、黄精4味为主药,再辅以"活血透络"和"健脾和胃"。

活血透络,利于肝风之熄和肢体的功能恢复,常用6味中药:泽兰、苏木、三七、鸡血藤、地龙、水蛭;健脾和胃,可从源头上防止痰浊再生,另外脾主四肢,也利于肢体恢复功能,常用5味中药:生山楂、莱菔子、神曲、生薏苡仁、茯苓。

8. 糖尿病临证经验

2型糖尿病多见,也称成年型糖尿病。此时"三多症"并不明显,主要表现气短乏力,苔薄白,脉沉细,气虚为主,故其治应当由传统的"养阴清热"转到"养阴补气"上来。治重补气并随证加味。

补气基本方:西洋参(或人参)10g,生黄芪30g,生地30g,黄精15g,知母15g,葛根15g。

随证加味:肺燥胃火选加生石膏、生薏苡仁、玄参;肝火旺盛选加生栀子、当归、白芍;心火上炎选加炒枣仁、夜交藤、黄连;水不涵木选加钩藤、天麻、生石决明;脾肾阳虚选加肉桂、肉苁蓉、炒白术。还可配加"玉锁丹"(茯苓、五倍子、生龙骨)。

9. 痛证临证经验

痛证是常见病中的急症之一,涉及内外妇儿五官骨伤、肛肠、皮肤肿瘤等多种科目、多个病种。中医镇痛颇具特色,又富有优势。镇痛按性质、部位、病种进行分类论治,既符合临床实践,又利于提高疗效,是中医镇痛的新思路、新观点、新方法。

9.1 疼痛性质

(1)隐痛——以虚证多见,分气虚和阴虚2类。气虚治当补益中焦脾气,兼顾血运,主药:生黄芪、炒白术、茯苓、陈皮、赤芍、白芍、当归;阴虚治当补益下焦肾水,兼滋营阴,主药:生地、黄精、山药、泽兰、川楝子、延胡索。

(2)胀痛——以实证多见,分肝郁、痰浊、食阻3类。肝郁治宜疏肝开郁,主药:柴胡、香附、丹皮、石菖蒲、郁金、川芎、薄荷;痰浊治宜祛痰降浊,主药:竹茹、天竺黄、枳壳、茯苓、陈皮、全瓜蒌、丹参;食阻治宜消导畅中,主药:木香、焦三仙、生鸡内金、连翘、蒲公英、茯苓、陈皮、莱菔子。

(3)刺痛——以瘀血多见,治当活血化瘀。主药:丹参、当归、赤芍、川芎、郁金、苏木、地龙、水蛭。

（4）绞痛——除气滞血瘀外，还在寒凝中诱发，治宜疏肝化瘀外，还重温通散寒。主药：高良姜、炮姜、鹿角霜、桂枝、乌药、细辛、制川乌、制草乌。

9.2 疼痛部位

（1）头痛——分风邪、肝阳、痰蒙、气虚4类。风寒治当祛风散寒。主药：防风、荆芥穗、川芎、白芷、桂枝、白芍、细辛；风热治当祛风清热。主药：连翘、白菊花、薄荷、蝉蜕、桑白皮、葛根；肝阳治当平肝潜阳。主药：天麻、白菊花、草决明、珍珠母、生石决、生栀子、川楝子；痰蒙治当豁痰开窍。主药：胆南星、天竺黄、川芎、莱菔子、石菖蒲、郁金、枳壳、生薏苡仁、车前草；气虚治当升清降浊。主药：党参、黄精、升麻、当归、延胡索、葛根。

（2）目痛——以肝火多见。治当清肝泻火。主药：夏枯草、生栀子、草决明、野菊花、制大黄、车前草。

（3）齿痛——分胃火和肾虚2类。胃火治当清胃泻火。主药：生石膏、知母、生薏苡仁、升麻、川牛膝；肾虚治当滋肾降火。主药：生地、黄柏、玄参、怀牛膝、丹皮、徐长卿。

（4）咽喉痛——分风热和虚火2类。风热治当疏风清热。主药：连翘、金银花、蝉蜕、僵蚕、露蜂房、野菊花、苏梗；虚火治当滋阴降火。主药：生地、麦冬、黄连、肉桂、马勃。

（5）胸胁痛——分胸痹和肝郁2类。胸痹治当温通胸阳。主药：生黄芪、桂枝、全瓜蒌、薤白、川芎、乌药；肝郁治当疏泄肝郁。主药：柴胡、香附、枳壳、赤白芍、川楝子、延胡索、金钱草、丹皮。

（6）脘腹痛——分寒积、气滞、痰食、中虚4类。寒积治当温通散寒。主药：高良姜、香附、乌药、木香、白豆蔻、小茴香、云南白药；气滞治当疏肝和胃。主药：柴胡、枳壳、炒橘核、青皮、川楝子、延胡索、当归、白芍；痰食治当消导通腑。主药：莱菔子、枳壳、焦三仙、制大黄、蒲公英、全瓜蒌、草决明；中虚治当补气健脾。主药：生黄芪、桂枝、白芍、炒白术、生杜仲、陈皮。

（7）腰背痛——分肾虚和风湿2类。肾虚治当补肾通络。主药：鹿角霜、桂枝、生地、山药、鸡血藤、老鹳草、川续断、生杜仲、桑寄生；风湿治当祛湿通络。主药：生薏苡仁、地龙、防风、防己、陈皮、鸡血藤、伸筋草、豨莶草、木瓜。

（8）四肢痛——又称痹证，参见关节炎诊治。

9.3 疼痛病种

（1）炎症性——分8类。

阑尾炎责之于湿热壅积，治当清利湿热通腑导滞。主药：生薏苡仁、丹皮、制大黄、红藤、赤芍、蒲公英、川楝子、延胡索；

胰腺炎责之于气滞湿热，治当疏泄清利。主药：柴胡、枳壳、香附、木香、丹参、生薏苡仁、丹皮、陈皮、白花蛇舌草；

胆囊炎责之于胆气不通，利胆为主。主药：茵陈、泽泻、金钱草、黄柏、生栀子、姜黄、郁金、车前草；

胃炎责之于中焦虚寒，治当健脾温中。主药：生黄芪、桂枝、炒白术、茯苓、高良姜、香附、白芍、蒲公英；

胸膜炎责之于肝阴不足，脉络失和，治当柔肝和血。主药：当归、白芍、葶苈子、薄荷、丹参；

腹膜炎责之于寒气凝结，气机受阻，治当温通散寒。主药：桂枝、木香、乌药、炒白术、干姜、生黄芪、大腹皮；

盆腔炎责之于胞宫虚寒，治当补虚暖宫。主药：炮姜、桂枝、党参、当归、艾叶、蛇床子、仙灵脾、鸡血藤、伸筋草；

心肌炎责之于痰浊痹阻，治当豁痰通痹。主药：党参、丹参、苦参、全瓜蒌、薤白、川芎、石韦、石菖蒲、郁金。

（2）神经性——分三叉、肋间、坐骨3类。

三叉神经痛责之于风袭阳明，治当祛风通络。主药：白芷、葛根、僵蚕、延胡索、薄荷、红花；

肋间神经痛责之于痰阻胁络，治当祛痰通络。主药：苏木、姜黄、莱菔子、全瓜蒌、炒橘核、丹参、郁金、三七粉；

坐骨神经痛责之于寒湿阻络，治当温中通络。主药：制川乌、制草乌、桂枝、生薏苡仁、地龙、鸡血藤、老鹳草、川续断、木瓜、汉防己。

（3）外伤性——分扭伤、劳损、脱出3类。

扭伤责之于瘀血内停，治当活血化瘀。主药：红花、赤芍、云南白药、川续断、川牛膝、陈皮、鸡血藤、路路通、生栀子；

劳损责之于肾虚阳衰，治当补肾温阳。主药：蛇床子、女贞子、补骨脂、狗脊、生杜仲、桑寄生、鹿角霜、桂枝、川续断；

脱出责之于肾虚血瘀，治当补肾活血。主药：补骨脂、鹿角霜、生地、菟丝子、丹参、桃仁、老鹳草、川续断、地龙、三七粉。

（4）占位性——分结石、增生、肿瘤3类。

胆结石责之于胆汁瘀阻，治当利胆化瘀。主药：金钱草、泽泻、车前草、郁金、生鸡内金、川楝子、丹参；

泌尿系结石责之于湿热下注，治当清热利湿。主药：炒苍术、生薏苡仁、黄柏、川牛膝、金钱草、王不留行、白花蛇舌草、海金沙、泽兰、桑白皮；

骨质增生责之于肾亏，治当调补阴阳。主药：蛇床子、补骨脂、女贞子、生白芍、威灵仙、木瓜、川续断；

肿瘤责之于气滞瘀毒，治当疏导解毒。主药：丹参、白花蛇舌草、山豆根、蒲公英、郁金、柴胡、桃仁、红花、三七粉。

10. 支气管炎临证经验

支气管炎常见咳喘痰炎热五个主症，必须抓住祛痰这个环节。祛痰药分清寒热，其辨不在色而在质，稀薄属寒，黏属热，以"三子养亲汤"为主方。热痰以葶苈子易白芥子。重视"脾为生痰之源"要配以治脾。寒痰配健脾，热痰配醒脾。还要给痰以出路而分利二便，利尿润肠利于痰浊的排出。木火刑金，常因激动而诱发，木火也能致瘀，化瘀也是祛痰增效之策，化瘀应从清肝和活血着手。分寒热，顾脾运，利二便，化瘀血，便是支气管炎的巧活治法。

温肺——苏子、白芥子、杏仁、桔梗、紫菀、白菊花；

清肺——葶苈子、牛蒡子、桑白皮、竹茹、浙贝母、全瓜蒌；

健脾——木香、白扁豆、白术、陈皮、法半夏、白豆蔻；

醒脾——砂仁、生薏苡仁、莱菔子、茯苓、陈皮、竹茹；

利尿——车前草、白花蛇舌草、冬瓜皮、竹叶、芦根；

润肠——草决明、桃仁、全瓜蒌、莱菔子、白菊花、当归；

清肝——夏枯草、薄荷、生栀子、蝉蜕、黛蛤散、白菊花；

活血——川芎、丹参、苏木、泽兰、花蕊石、三七粉。

11. 胃炎临证经验

胃炎以胃脘疼痛为主症。诊治胃炎，据舌脉和主症分辨虚寒、湿热、气滞、食积和瘀血 5 个证类。虚寒者投香砂六君子汤、良附丸；湿热者投温胆汤、三仁汤；气滞者投逍遥散、四逆散；食积者投保和丸、平胃散；瘀血者投桃红四物汤、膈下逐瘀汤。

治疗胃炎，总以调理气机，健脾和胃为大法，以柴胡、香附、白扁豆、木香、蒲公英为主药，再随证加味：虚寒选加生黄芪、党参、炒白术、桂枝、生白芍、高良姜；湿热选加竹茹、黄芩、黄连、连翘、生薏苡仁；气滞选加川楝子、枳壳、青皮、石菖蒲、郁金；食积选加莱菔子、焦三仙、生鸡内金、炒苍术、茯苓、陈皮；瘀血选加丹参、川芎、红花、桃仁、赤芍。

治疗胃炎特别要注意退腻苔，这是取效的关键，可以 4 步序贯：第一步三竹换用，竹茹、天竺黄、竹沥水；第二步加利湿的茵陈、泽泻；第三步加散结的海藻、昆布；第四步加软坚的生龙骨、生牡蛎、海蛤壳。

萎缩性胃炎是慢性胃炎的一种，常常寒热错杂，气血不畅，挟浊阻络，久治难愈，甚至癌变，可投自拟"蛇蜂汤"有效。蛇蜕 5g 入肝祛风，解毒定惊，露蜂房 10g 入肝祛风，解毒止痛为主药，辅以活血调气而止痛的丹参、延胡索，清热渗湿而排毒的生薏苡仁、茯苓、天花粉、蒲公英，温中行气而止痛的荜澄茄，酸涩生津、和胃止血的乌梅，祛瘀生新、补阴利尿的血余炭，辛温祛风、解毒止痛的白芷。共 12 味药合成温中祛风，和胃解毒，调畅气血，寒热兼施之剂，但应用时过敏体质者慎之。

12. 肝炎临证经验

中医认为"肝炎"系湿热为患。大多从湿热论治，投用"茵陈蒿汤"。殊不知，肝炎的证类绝非单一的"湿热证"，有的夹痰瘀，有的脾胃失健，有的肾亏失调，故诊治肝炎不可只顾湿热，只有辨证论治方可获效。

痰瘀互结证，祛痰化瘀，清利湿热，血府逐瘀汤合温胆汤；脾胃失健证，健脾和胃，清利湿热，香砂六君子汤；肾亏失调证，调肾阴阳，清利湿热，杞菊地黄汤。

肝炎诊治，急性期虽以清利湿热为主，但不要疏忽痰瘀互结的存在。清利湿热重用茵陈、板蓝根、黄柏、生薏苡仁、车前草。祛痰主药是莱菔子、竹茹，化瘀宜投丹参、桃仁。慢性期湿热已非主要，出现脾肾之虚，要重视扶正，健脾调肾，健脾用参芪、白术、白扁豆、仙鹤草，调肾用枸杞子、女贞子、生地、蛇床子、补骨脂、生杜仲、桑寄生，当然也要辅以清利湿热。肝炎诊治的这套新思路，对各类肝炎，特别是乙肝转阴常获良效。

13. 肾炎临证经验

大凡肾炎之治，框于"健脾温肾"之中，大多投"肾气丸""真武汤"之类。殊不知，肾炎的中医证类决非单纯的"脾肾阳虚"，在急性期"风水束肺"有之，在慢性期"湿热下注"更有之，故肾炎之治不能单纯健脾温肾。

13.1 风水束肺证——治当宣肺利尿，越婢加术汤。宣肺：桔梗、白菊花、蝉蜕、桑白皮、葶苈子。利尿：车前草、白术、泽泻、冬瓜皮、茯苓。升降：川芎、川牛膝。

13.2 湿热下注证——治当清利湿热，滋肾通关合四妙丸。清热：知母、黄柏、肉桂、白花蛇舌草。利湿：生薏苡仁、泽泻、泽兰、炒白术、车前草。

治疗肾炎还应配用利尿解毒和活血化瘀之品，可以增效。利尿解毒选用车前草、白花蛇舌草、生薏苡仁、茯苓、冬瓜皮、桑白皮、海藻。活血化瘀选用丹参、益母草、王不留行、川芎、地龙、泽兰、生山楂、三七粉。

14. 结肠炎临证经验

结肠炎经久难治，口服药难达病所，是临床治疗的难题。采用辨证中药保留灌肠，则可取效。辨证分脾虚、湿热两类：

14.1 脾虚证——异功散加减

白人参 3g	炒白术 15g	茯苓 15g	陈皮 15g
生杜仲 15g	桑寄生 15g	炒白芍 15g	仙鹤草 15g
木香 10g	煨葛根 15g	生地榆 30g	乌梅 15g

14.2 湿热证——葛根芩连汤加减

煨葛根 30g	川连 15g	黄芩 10g	木香 10g
生薏苡仁 15g	生地榆 30g	马齿苋 30g	蒲公英 15g
苦参 30g	川楝子 10g	延胡索 10g	白扁豆 15g

以上两方浓煎 2 次，取汁 200ml，每晚灌肠 1 次，每次 100ml，肛管插到 15cm 处，保留 3 小时以上，保留时间越长疗效越好。10 次为 1 疗程。

15. 关节炎临证经验

关节炎在中医归于痹证范畴。"痹"者闭也。因气血不畅引发筋骨、肌肉、关节处的疼酸重麻木。涉及颈项痛、腰背痛、肩痛、肘痛、手痛、膝痛、足痛、身痛各部，包括风湿、类风湿及肌肉风湿症。

15.1 痹证可分 5 类诊治

（1）痛痹：散寒活络，附子细辛汤。制川乌、制草乌、鹿角霜、桂枝、细辛、赤芍、白芍、威灵仙、伸筋草、五加皮、丹参、云南白药。

（2）湿痹：利湿活络，茵陈四逆散。茵陈、柴胡、枳壳、生薏苡仁、防己、木瓜、赤白芍、路路通、海桐皮、豨莶草。

（3）热痹：清热活络，苍术白虎汤。炒苍术、生石膏、知母、生薏苡仁、忍冬藤、车前草、地龙、黄柏、秦艽、络石藤。

（4）瘀痹：化瘀活络，活络效灵丹。丹参、当归、红花、苏木、片姜黄、川芎、乳没、郁金、三七粉、水蛭粉。

（5）久痹：补虚活络，独活寄生汤。生黄芪、当归、生杜仲、桑寄生、鸡血藤、桂枝、白芍、天麻、川续断、老鹳草。

15.2 痹证还宜随症加味

（1）止痛：选加野木瓜、延胡索、丹皮、松节、寻骨风、徐长卿、蚕沙、五灵脂。

（2）除麻：泽兰、海风藤、丝瓜络、路路通、土鳖虫、赤芍、陈皮。

（3）退热：青蒿、地骨皮、银柴胡、白菊花、竹叶、白薇、秦艽、车前草。

（4）降血沉：忍冬藤、车前草、黄柏、生薏苡仁、秦艽、川牛膝、鸡血藤、生黄芪、苍术、防己。

（5）降抗 O：金银花、连翘、生甘草、马勃、玉蝴蝶、蝉蜕、板蓝根、僵蚕。

15.3 痹证还要善用引经药

（1）颈椎——葛根、升麻；

（2）胸腰椎——狗脊、川续断；

（3）上肢——桑枝、羌活；

（4）下肢——牛膝、独活；

（5）足跟——骨碎补、鹿角霜。

16. 月经病临证经验

月经病的巧治有二：四大治法和分期论治。

16.1 四大治法

（1）必先理气——"调经而不理气，非其治也"。理气有行气、破气、补气之分。

行气多选用柴胡、香附、木香、乌药、佛手、陈皮、炒橘核。

破气多选用青皮、枳壳、大腹皮、川厚朴、沉香。

补气多选用生黄芪、党参、白术、黄精、仙鹤草、太子参、山药、白扁豆衣。

（2）调养脾胃——"脾气一旺，胃气自兴，新血化生，月经自调"。调养脾胃有健脾、醒脾二法。

健脾多选用党参、白术、茯苓、白扁豆、干姜。

醒脾多选用木香、砂仁、生鸡内金、山楂、神曲。

（3）固本培精——"肾气为天癸之本"。固本培精有滋阴填精二法。

滋阴多选用生地、枸杞子、女贞子、黄精、玄参、何首乌。

填精多选用阿胶、龟板、鳖甲、河车粉。

（4）兼养心血——"妇人百病，皆自心生"。兼养心血有补气、养心、宁神三法。

补气多选用莲肉、茯苓、山药、生黄芪、仙鹤草。

养心多选用炒枣仁、远志、大枣、龙眼肉、柏子仁、当归、桑椹、鸡血藤。

宁神多选用琥珀、川芎、夜交藤、五味子、生龙骨、生牡蛎、灵磁石。

16.2 分期论治

（1）经前调气——肝郁疏肝，丹栀逍遥散，选用柴胡、白术、赤芍、白芍、当归、鸡血藤、石菖蒲、郁金、益母草、蒲公英、川楝子、丹皮、生栀子，再选加调整内分泌的泽兰、茜草、龟板、鳖甲、川续断、女贞子。

宫寒暖宫，温经汤。选用党参、阿胶、当归、白芍、桂枝、炮姜、炒橘核、乌药，再选加调整内分泌的枸杞子、蛇床子、菟丝子、仙灵脾、河车粉、鹿角霜、补骨脂。

（2）经期调血——"三则""四类""五加味"。

三个治则：

问量定向（量多补摄，量少通利）。

问凉定性（寒者温之，热者凉之）。

必须调肝（宜加香附、柴胡、炒橘核）。

四类举例：

量多腹凉（胶艾四物汤）：生地、当归、白芍、阿胶珠、艾炭、肉桂炭、生黄芪、党参、炒橘核、赤石脂、荆芥炭、生牡蛎。

量多腹不凉（栀芩四物汤）：生栀子、黄芩炭、生地、当归、茜草、地榆、乌贼骨、薄荷炭、藕节炭、乌梅炭、香附。

量少腹凉（八珍汤）：生黄芪、当归、党参、桂枝、川芎、川牛膝、鸡血藤、炮姜、柴胡、云南白药。

量少腹不凉（桃红四物汤）：生地、归尾、赤芍、川芎、桃仁、红花、泽兰、益母草、香附、地龙。

五个加味：

腹痛——选加延胡索、郁金、蚕沙、五灵脂、川楝子。

便溏——选加生龙骨、生牡蛎、炒白术、山药、煨葛根、余禹粮、补骨脂、金樱子、五倍子、白扁豆。

浮肿——选加防风、防己、桑白皮、泽泻、冬瓜皮、茯苓、车前草。

腰酸——选加鸡血藤、老鹳草、狗脊、生杜仲、桑寄生、川续断。

不孕——选加枸杞子、女贞子、蛇床子、金樱子、菟丝子、川楝子、龟板、黄柏。

（3）平时调肾——交替服用2组丸药。

通用：白凤丸、八珍益母丸、六味地黄丸、杞菊地黄丸。

偏寒：配艾附暖宫丸、女金丹。

偏热：配加味逍遥丸、得生丹。

17. 带下病临证经验

17.1 止带先辨虚实

实者多见湿热下注，其治清热利湿。燥湿选用炒苍术、黄柏、苦参、茯苓、椿根皮。渗湿选用生薏苡仁、车前草、萆薢、桑白皮、白鲜皮、泽泻、白花蛇舌草。

虚者多见脾虚下陷，其治健脾举陷。健脾选用党参、白术、山药、白扁豆、茯苓、生薏苡仁。举陷选用升麻炭、荆芥炭、柴胡、蝉蜕、生黄芪。

17.2 止带要抓住风、寒、湿三邪

散风者用炒苍耳子（现用葶苈子代），祛寒者用蛇床子，化湿者用地肤子。久带宜涩，选用乌贼骨、煅龙骨、煅牡蛎、补骨脂、芡实、金樱子、莲子肉、银杏。

17.3 带下病分色论治可以增效

白带属脾虚偏湿，治重化湿，以山药、生薏苡仁、白扁豆为主；

黄带湿热化火，治重泻火，以黄柏、生栀子、制大黄为主；

赤带热甚入血，治重凉血，以丹皮、茜草、水牛角粉为主；

黑带阴虚内热，治重滋肾，以生地、女贞子、知母为主。

18. 不孕症临证经验

女子不孕先要调经止带。然后可用 4 法调治：

调肾法——蛇床子、金樱子、菟丝子、女贞子、枸杞子、川楝子、五味子、车前子、补骨脂。

和营法——桂枝、白芍、生地、当归、鸡血藤、伸筋草、川续断、泽兰、香附。

开郁法——柴胡梢、橘叶、蒲公英、石菖蒲、郁金、夏枯草、红花、山慈菇。

祛痰法——竹茹、枳壳、茯苓、陈皮、炒苍术、蛇床子、泽兰、莱菔子、丹参、瓜蒌。

19. 不育症临证经验

男子不育治重调肾阴阳，以杞菊地黄丸为主方，用枸杞子、野菊花、生地、黄精，还应"阳中求阴"（选加仙灵脾、蛇床子、菟丝子、补骨脂、肉苁蓉），还要辅助 5 法：

健脾——培土益肾法，主方四君子汤，党参、白术、生黄芪、茯苓、仙鹤草。

清心——交通心肾法，主方交泰丸，黄连、肉桂、炒枣仁、柏子仁、炙远志、夜交藤。

润肺——清金滋水法，主方百合固金汤，百合、北沙参、紫菀、麦冬、白菊花、桑白皮。

清胆——降火滋阴法，主方知柏地黄汤，知母、黄柏、丹皮、生栀子、龟板。

利湿——清利湿热法，主方八正散，萆薢、土茯苓、制大黄、生薏苡仁、车前草。

临证要随证加味：

遗精——知母、黄柏、莲子心、茯苓、炒枣仁、夜交藤、肉桂。

血精——仙鹤草、生栀子、茜草、王不留行、生牡蛎、金银花炭。

精少——蛇床子、菟丝子、补骨脂、川楝子、黄柏、龟板、河车粉、泽泻、泽兰、灵芝。

尿疼——土茯苓、萆薢、生甘草梢、白花蛇舌草。

阳痿——炒苍术、生薏苡仁、黄柏、川牛膝、莱菔子、丹参、韭菜子。

早泄——竹茹、枳壳、茯苓、陈皮、莱菔子、生牡蛎、生山楂。

20. 胎漏临证经验

胎漏即先兆流产，用补中益气汤化裁可定胎漏。

补中用人参（党参）、生黄芪、白术、白扁豆；升提用柴胡 5g，补肾安胎用生地、川续断、狗脊、生杜仲、桑寄生；养血安胎用当归、生地、阿胶珠；胎前宜清用黄芩、蒲公英、黄连、连翘；仍有呕吐用竹茹、苏梗；见红用仙鹤草、生牡蛎、侧柏叶。

21. 更年期综合征临证经验

更年期综合征属中医的脏燥和狐惑病。可以按 5 个证类论治：

肝郁化火——清肝泻火，丹栀逍遥散。生栀子、丹皮、夏枯草、制大黄、薄荷、当归、白芍、柴胡、茯苓、川楝子、夏枯草。

阴虚火旺——滋阴降火，知柏地黄汤。知母、黄柏、生地、野菊花、泽泻、丹皮、肉桂、川牛膝、白花蛇舌草、草决明。

营卫不和——调和营卫，桂枝加龙牡汤。桂枝、白芍、生龙骨、生牡蛎、百合、葛根、浮小麦、桑白皮、鸡血藤、生黄芪、炒白术、防风。

痰湿中阻——豁痰利湿，温胆汤。竹茹、枳壳、茯苓、陈皮、生牡蛎、蒲公英、莱菔子、丹参、全瓜蒌、草决明、车前草。

瘀血阻宫——活血调经，少腹逐瘀汤。当归、赤芍、川芎、丹参、丹皮、香附、益母草、红花、木香、炒橘核、鸡血藤。

还有 2 个辅助：

调整皮层中枢——选加石菖蒲、郁金。

调整内分泌功能——选加蛇床子、女贞子、菟丝子、川续断、补骨脂、肉苁蓉、龟板。

22. 肿瘤临证经验

肿瘤病治疗以"扶正培本为主，保护胃气为先"，主张遵循肿瘤局部与整体相结合，扶正与祛邪相结合，中医与西医相配合的三大防治原则。通过调整肾的阴阳，扶助脾胃正气，采取药物药膳、心理治疗双管齐下的综合疗法，增强患者的免疫功能，提高病人自身抗癌机能，既改善了病人的生存质量，又有效控制和消除癌细胞，争取做到"人瘤同在，人在瘤消"，从而达到扶正以祛邪的治疗目的。

肿瘤难治，但并非不治，其巧治归结为"先开胃口，后调阴阳"。开胃口者视舌苔而论，舌苔腻者投芳香药护胃，以温胆汤、保和丸为主方；舌苔薄者投养阴药护胃，以养胃汤为主方。

调阴阳者投杞菊地黄汤化裁，再佐"阳中求阴"。

选择抗瘤中药要注意苦寒伤胃，应选能苦寒抗瘤，但又少伤胃纳或健胃之品，如蒲公英、连翘、白花蛇舌草、金钱草、板蓝根、黄柏等。

有 1 首肿瘤通用方（加味犀黄丸）

加味犀黄丸

贵重药——麝香、牛黄、西洋参、三七、羚羊角粉、海马、熊胆、灵芝、冬虫夏草、琥珀。

一般药——生黄芪、当归、生杜仲、桑寄生、茯苓、生薏苡仁、山药、仙鹤草、丹参、焦三仙、生鸡内金、炙乳香、炙没药、白花蛇舌草、葛根、蒲公英。

酌加药——肝癌：鳖甲、川楝子、苦参、薄荷、莪术。

　　　　　胃癌：白术、白扁豆、香附、高良姜、生牡蛎。

　　　　　食道癌：生赭石、全瓜蒌、川牛膝、山慈菇、莱菔子。

　　　　　肠癌：生地榆、马齿苋、苦参、生黄芪、当归。

　　　　　肺癌：芦根、鱼腥草、桔梗、北沙参、莱菔子、葶苈子、
　　　　　　　　紫菀、川贝母。

　　　　　乳腺癌：山慈菇、穿山甲、炒橘核、夏枯草、浙贝母。

贵重药单独研末，一般药和酌加药共研细末，两者和匀，装入 1 号胶囊，每日 2 次，每次 10 粒。

23. 郁证临证经验

郁者滞而不通。朱丹溪创"六郁"之说，计有气、血、痰、湿、热、食六郁，组"越鞠丸"治之。六郁中以木郁为先，指情绪抑郁而成的气滞证。气滞是其余五郁之所生，肝郁为其本，治郁证《内经》有"木郁达之"就是治重疏肝理气法。

23.1 "木郁达之"计有6法

疏肝用于肝滞——柴胡、香附、木香、郁金、枳壳。

平肝用于肝阳——钩藤、天麻、草决明、珍珠母、川芎。

柔肝用于肝虚——当归、白芍、何首乌、黄精。

清肝用于肝热——丹皮、生栀子、黄芩、川楝子、夏枯草。

泻肝用于肝火——龙胆草、制大黄、青黛、黄柏、黄连。

温肝用于肝寒——乌药、茴香、肉桂、吴茱萸、沉香。

23.2 郁证初实久虚

虚有3类：伤神、伤脾、伤阴。久郁虽虚，但仍有木郁，要加解郁之品，然理气药每多香燥伤正，应入平和之品，如木香、郁金、香附、佛手、石菖蒲、陈皮。

23.3 郁证的虚实之辨关键在于舌诊

苔薄质黯，气滞为实，逍遥散为主方，抑木为主，佐以扶土；苔薄质淡，气虚为虚，香砂六君子汤为主方，扶土为主，佐以抑木。

23.4 巧治郁证要关注病因和脏腑上的联系

气郁血瘀——理气活血，柴胡疏肝散。选加活血的川芎、赤芍、归尾、丹参、红花、苏木。

气郁痰凝——理气祛痰，半夏厚朴汤。选加祛痰的法半夏、竹茹、生姜、胆南星、全瓜蒌、浙贝母。

气郁火炎——理气清火，丹栀逍遥散。选加清火的丹皮、生栀子、龙胆草、黄芩。

气郁湿阻——理气化湿，半夏泻心汤。选加化湿的二陈、藿梗、车前草、木香、生薏苡仁。

气郁食停——理气消导，保和丸。选加消导的焦三仙、生鸡内金、莱菔子、大腹皮。

气郁伤神——理气养心，甘麦大枣汤。选加宁神的炒枣仁、柏子仁、茯苓、琥珀、夜交藤、合欢皮。

气郁伤脾——理气健脾，归脾汤。选加健脾的参类、白术、山药、白扁豆、茯苓。

气郁伤肾——理气滋阴，六味地黄汤。选加滋阴的生地、黄精、山萸肉、生杜仲、枸杞子、女贞子、知母、龟板、牛膝、生牡蛎。

木郁克土——影响胃纳，造成肝胃不和，宜疏肝和胃，左金丸；影响脾运，造成肝脾不调，宜抑木扶土，逍遥散（肝郁脾湿）。香砂六君子汤（肝郁脾虚）。

木火刑金——清肝润肺，黛蛤散、生栀子、丹皮、百合、麦冬。

肝胆湿热——下中焦湿阻，泻肝利湿，龙胆泻肝汤。

第二部分

沈绍功弟子临证验案

一、心血管系统疾病验案

（一）冠心病

案1 痰浊痹阻 清阳不升

李某，女，67 岁，2005 年 9 月 16 日初诊（秋分）。

病史：冠心病 8 年，常感胸闷胸痛，近日食后腹胀、便溏，于某医院查心电图示：QT 时限延长，ST 段下移。刻下症见：胸闷胸痛，头晕气短，四肢乏力，腹胀纳差，大便溏泻，日行 7~8 次。

检查：舌黯红，苔黄腻，脉弦滑。血压 120/80mmHg，心率 74 次/分。

辨证：痰浊痹阻心阳，不通则痛，故胸闷胸痛；心失所养故头晕气短；湿困脾胃，脾主四肢，故见四肢乏力；痰浊阻于中焦，聚于腹中则腹胀纳差；肝者，木火也，肝木克土，脾土为湿所困则纳差，运化水谷、水液功能失司则便溏；舌黯红，苔黄腻，脉弦滑均系痰浊上犯、痰火亢盛之象。证属痰浊内蕴，清阳不升；病位在心、脾。

诊断：

中医诊断：胸痹，泄泻。痰浊痹阻，清阳不升证。

西医诊断：冠心病心绞痛。

治法：祛痰清火，利湿止泻。

方药：上海沈氏女科经验方"茵陈温胆汤"加减。

茵　陈15g^{后下}	泽　泻10g	竹　茹10g	枳　壳10g
茯　苓10g	陈　皮10g	石菖蒲10g	郁　金10g
川楝子10g	延胡索10g	丹　参30g	金钱草30g
车前草30g	薄　荷10g	连　翘10g	

结果：上方每日1剂，水煎分2次服。连服7剂，二诊，腹胀减轻，便溏减为日行5~6次，舌黯红，苔黄腻，脉弦滑数。痰热犹存，脾运失司，加蒲公英10g，苦寒清热不伤胃；木香10g，煨葛根10g，行气健脾、升发清阳，加强止泄之力。继服7剂，三诊，大便减为日行2~3次，胸闷胸痛减轻。效不更方，稍事加减，心悸时加川芎10g，石韦10g，调畅气机，再服2月余，胸闷胸痛消失，食纳转佳，二便自调。

按语： 胸痹苔腻者，系痰浊痹塞之证，退苔腻乃取效之本。《金匮要略心典》亦云："阳痹之处，必有痰浊阻其间。"治疗应祛痰清火，清利湿热。此案便是：①"温胆汤"加茵陈、泽泻清热祛痰，清利肝经湿热。泽泻与车前草清利湿热，"利小便以实大便"；②石韦引热下行，使湿热从小便而出，配伍川芎，一升一降、调畅气机，为治心悸之特效药对；③《继志堂医案》认为"此病不惟痰浊且有瘀血交阻膈间"，有痰必有瘀，故加丹参，痰瘀同治；④连翘、蒲公英苦寒清热不伤胃，加强清化痰热之力。全方突出祛痰清热、行气化瘀，疗效显著。

（刘颖　韩学杰）

案2　痰浊痹阻　胸阳不展

吴某，男，40岁，2011年7月9日初诊（小暑）。

病史：胸闷发憋2年，加重1天。患者平素体型较胖，烟酒无度，饮食不节。2年来经常胸闷发憋、夜重暮轻，每次发作5分钟左右，在多家医院查心电图示ST段V4~V6下移大于0.05mv，诊为"前壁心肌缺血"。经中西药治疗，其效不显。病友介绍，前来诊治。昨日操劳过度，贪凉饮啤酒2升，就诊时胸憋发作2次。刻下症见：胸闷憋气，夜重暮轻，头重口黏，脘胀纳呆，大便干结，夜寐不实。

检查：舌质红，苔黄腻，脉弦滑。

辨证：中年体胖，饮食不节，遂生痰浊，痹阻盘踞，胸阳不展，胸闷且憋；上蒙清窍，头重如裹；中困脾运，脘胀便干，纳呆口黏；痰浊化热，舌苔黄腻；痰热扰神，夜寐不酣；舌质红，苔黄腻，脉弦滑均系痰浊痹阻，郁而化热之象。证属痰浊痹阻，胸阳不展；病位在心、脾。

诊断：

中医诊断：胸痹。痰浊痹阻，胸阳不展证。

西医诊断：冠心病，劳累型心绞痛，前壁心肌缺血。

治法：清热祛痰，宽胸利气。

方药：《三因极一病证方论》温胆汤加减。

竹　茹 10g	枳　壳 10g	茯　苓 10g	陈　皮 10g
石菖蒲 10g	郁　金 10g	全瓜蒌 30g	薤　白 10g
莱菔子 10g	丹　参 30g	川　芎 10g	草决明 30g
生山楂 15g	白扁豆 10g	蒲公英 10g	车前草 30g

结果：上方每日 1 剂，水煎分 2 次服。7 剂后二诊，腑行已畅，胃口已开，脘胀已除，胸闷明显缓解，头重且晕，口黏依存，苔厚黄腻，脉弦小滑，痰浊渐祛，仍蒙清阳。上方去草决明、生山楂，加天麻、生薏苡仁各 10g。再服 7 剂，三诊，胸闷未作，头重口黏除，苔薄黄，脉弦细。上方改为每晚服 1 煎，1 个月后复查心电图正常，未再复诊。

按语：冠心病常以补气活血为主，而本案痰浊为患，当以祛痰为重，投温胆汤切证。虽未见瘀血，然痰瘀往往互结，有痰必致瘀，故加活血化瘀药生山楂、丹参、川芎，痰瘀同治而获效。仲景列瓜蒌薤白白酒汤类治痰浊胸痹有效，应当伍入，用酒浸泡者更效。痰浊易化热，配蒲公英可清热健胃增食；痰浊要分利，决明子、车前子为治而下导；痰浊上蒙，川芎、天麻最宜；白扁豆、薏苡仁助运祛痰。

（沈宁）

案 3　痰热互结　胸阳被遏

韩某，男，51 岁，2011 年 11 月 18 日初诊（立冬）。

病史：胸闷心痛反复发作 5 年。患者素有烟酒嗜好，常因劳累生气、厚味不节，频发胸憋痞闷，时有胀痛，每天发作 1～2 次，每次持续 5 分钟左右，含硝酸甘油片可暂时缓解。后硝酸甘油片加至 2 片，疼痛缓解之力日益降低，经病友介绍，前来就诊。刻下症见：胸憋痞闷、偶有胀痛，脘胀纳呆，口干心烦，便秘尿黄。

检查：苔黄腻，质较红，脉滑数。心电图示：Ⅱ、Ⅲ、aVFT 波倒置，

$V_3 - V_5$ ST 段下移大于 0.05mv，诊为"下壁、前壁心肌供血不足"。

辨证：《诸病源候论》云："痰瘀生热，故心烦而急，增惧痛也。"痰热互结，痹阻胸阳，气机不畅而有胸憋胀痛之苦；中阻脾运而致脘胀食少，口干便结；干扰神明，见烦心之症。苔黄腻，舌质红，脉滑数均为痰浊化热征象。证属痰热互结，胸阳被遏；病位在心、脾。

诊断：

中医诊断：胸痹。痰热互结，胸阳被遏证。

西医诊断：冠心病，劳累型心绞痛。

治法：清热化痰，宽胸散结。

方药：《伤寒论》小陷胸汤加减。

黄　连 10g	全瓜蒌 30g	生栀子 10g	白菊花 10g
当　归 10g	莱菔子 10g	生山楂 10g	苏　木 10g
石菖蒲 10g	郁　金 10g	桑白皮 10g	车前草 30g
莲子心 5g	丹　皮 10g		

结果：上方每日 1 剂，水煎分 2 次服。7 剂后，二诊，胸闷憋痛缓解，发作时间缩短，每次发作 2~3 分钟；脘胀已除，食纳增加，腑行已畅，口干得除，仍有心烦尿黄，苔薄黄，脉弦细，壅热渐清，心火仍灼。上方去莱菔子、生山楂、苏木，加熟大黄、泽兰。连服近 2 个月，胸闷胀痛解除，二便通调，情绪稳定。复查心电图大致正常。

按语：治疗冠心病应当辨证论治，绝非瘀血一端。本案痰热互结，小陷胸汤证，唯半夏燥性助热，故去之。再佐清心的莲子心，清肝的丹皮，清肺的白菊花，其热得除。热邪要给出路，分利二便，故添白菊花、当归、车前草为治。痰瘀互结则需痰瘀同治，故选莱菔子、全瓜蒌祛痰，山楂、苏木活血。

（沈宁）

案 4　心肾阳虚　胸阳不振

金某，男，78 岁，2011 年 1 月 6 日初诊（小寒）。

病史：胸憋心悸 2 年余，加重 2 天。近 2 年来持续胸憋心悸，经心电图确诊为稳定型冠心病，劳累性心绞痛，前壁心肌缺血，曾经冠状动脉内支架术介入 3 根。2 天前劳累受寒，症状加重，来门诊求治。刻下症见：胸闷心悸，畏寒肢冷，腰酸便溏，不思饮食，夜寐梦多。

检查：面白浮肿，苔薄白，质淡胖，脉沉细，尺部弱。心电图示：Ⅰ、aVL、$V_2 - V_5$T 波倒置。

辨证：年近八旬，阳气衰微，阳虚面白，畏寒肢凉，心阳不足而见胸闷心悸寐梦；脾肾阳虚而致腰酸浮肿，便溏纳差。苔薄白，质淡胖，脉沉细，尺部弱，均属心肾阳虚，胸阳不振之象。证属心肾阳虚，胸阳不振；病位在心、肾。

诊断：

中医诊断：胸痹。心肾阳虚，胸阳不振证。

西医诊断：冠心病心绞痛。

治法：温补心肾，振奋心阳。

方药：上海沈氏女科经验方二仙汤化裁。

仙灵脾 5g	补骨脂 10g	桂　枝 10g	鹿角霜 10g
生黄芪 15g	黄　精 10g	生杜仲 10g	槲寄生 10g
白扁豆 10g	仙鹤草 10g	生山楂 15g	麦　冬 10g
川续断 10g	黄　连 10g	肉　桂 3g	知　母 15g

结果：上方每日 1 剂，水煎分 2 次服。连服 14 剂，二诊，心悸已止，腰酸便溏解除，畏寒肢冷、胸憋均有缓解，食纳仍差，夜寐有梦，苔薄质淡，脉象沉细，心肾之阳渐复，脾运心神仍差，上方加茯苓 10g，炒枣仁 30g，夜交藤 30g。再服 14 剂，三诊，已无明显不适，上方制成水丸，加正心泰胶囊（每日 2 次，每次 4 粒）常服。半年后陪朋友就诊，述未再复发。

按语：中老年冠心病肾亏多见，治当调肾阴阳，二仙汤对证有效，但要化裁：仙茅温燥不宜用，仙灵脾少用至 5g；黄精易当归既滋阴又补气；黄连易黄柏既止心悸又宁神。心肾水火相联，交泰丸、茯苓、炒枣仁、夜交藤均可入心起增效之举。脾肾同本，生黄芪、白扁豆、仙鹤草健脾补气助其温肾。桂枝、鹿角霜温通经脉，为振奋胸阳主药；杜仲、寄生阴阳双调；生山楂既开胃增纳，又可活络助通；麦冬养心，阴中求阳。

（沈宁）

案 5　痰瘀互结　络脉瘀阻

黄某，男，59 岁，2010 年 4 月 30 日初诊（谷雨）。

病史：胸闷气短咳嗽 2 个月。患者胸闷气短伴胸痛 1 年，加重 2 个月，在省某医院做心血管造影示：心血管多处严重狭窄。在北京某医院做冠脉支架手术（3 处）。术后症状缓解 3 个月，后又出现胸闷咳喘痰多，拍胸部 X 线片示右下肺炎，心电图示心肌缺血，多方治疗效不明显，前来就诊。刻下症见：胸憋闷、偶胸痛，轻微活动症状加重，心悸乏力，咳痰黄黏，纳差食少，二便尚调。

检查：行走缓慢，舌苔黄腻，舌质紫黯，舌尖有瘀斑，舌下络脉紫粗，脉细滑。听诊右下肺有湿性啰音，血压正常，胸部 X 线片示右下肺炎，心电图示广泛前壁、侧壁心肌缺血。

辨证：术后伤及元气，心失所养，故心悸乏力；运化无力则纳差。痰浊阻滞，气机不畅见胸部憋闷；肺气上逆，则咳嗽有痰；痰瘀互结，不通则痛，可见胸痛。苔黄腻，舌质紫黯有瘀斑、舌下络脉紫均为痰瘀互结之征。证属痰瘀互结，络脉瘀阻；病位在心、肺。

诊断：

中医诊断：胸痹。痰瘀互结，络脉瘀阻证。

西医诊断：冠心病，冠脉支架术后；右下肺炎。

治法：祛痰化瘀，行气通络。

方药：《三因极一病证方论》温胆汤合《金匮要略》瓜蒌薤白白酒汤加减。

竹　茹 10g	茯　苓 10g	陈　皮 10g	枳　壳 10g
金银花 15g	连　翘 20g	葶苈子 10g	苏　子 10g
莱菔子 10g	瓜　蒌 15g	薤　白 10g	葛　根 10g
蒲公英 10g	黄　芩 10g	芦　根 20g	白扁豆 10g
仙鹤草 10g	苏　木 10g	桂　枝 10g	川　芎 10g
白花蛇舌草 30g			

结果：上方每日 1 剂，水煎分 2 次服。另服胶囊：西洋参 5g，三七 10g，桂枝 20g，仙鹤草 20g，共研细末，装 0 号胶囊，每次 3g，每日 2 次。嘱患者忌烟限酒，忌油腻肥甘辛辣食品，多食洋葱、木耳、芹菜等食品以助降血脂、软化血管。服药 15 剂后，二诊，喘憋轻，偶见鼻出血，舌苔薄，舌尖红，舌尖部有瘀斑，舌下络脉紫粗曲张，腰膝酸软，手足心热，痰浊之邪渐去，肝肾不足证显，故改用沈师调肾阴阳方加减治疗。

枸杞子 10g	野菊花 10g	生　地 10g	黄　精 10g
生杜仲 10g	桑寄生 10g	菟丝子 10g	泽　兰 10g

续　断 10g	车前草 30g	草决明 15g	生山楂 15g
薤　白 10g	瓜　蒌 10g	乌　药 10g	丹　参 30g
苏　木 10g	藕　节 10g	白茅根 10g	芦　根 10g
生牡蛎 30g	葛　根 10g		

上方每日 1 剂，水煎分 2 次服。服用 10 剂，三诊，鼻出血已止，咳嗽消失，胸闷胸痛减轻，胸部 X 线片示双肺纹理稍粗，心电图示心肌轻度缺血。上方加减治疗，去藕节、白茅根、芦根、生牡蛎，胸痛重加三七、延胡索，气虚加生黄芪，心血亏虚加鸡血藤、石韦。经 1~2 个月治疗，患者能参加轻体力劳动，生活完全自理，生活质量明显提高，继续随访治疗中。

按语：冠心病属中医"胸痹"范畴，病位在心，发病与心肝脾肾有关，属本虚标实之病症。本案特色：①分阶段治疗。患者初诊第 1 阶段为痰邪作祟，属痰瘀互结之证，治疗以祛邪为主，选用温胆汤合瓜蒌薤白白酒汤，祛除胸膈痰浊，宽胸理气止痛。在痰瘀之象渐退，肝肾不足之征显现之后，进入第 2 阶段的治疗，此阶段以正虚为主，重在调肾阴阳、滋水涵木，选用调肾阴阳方。②重视反佐，方中桂枝、乌药、苏木性温热，以金银花、连翘、黄芩反佐。③祛邪勿忘正虚之本。患者初诊辨证为痰瘀互结，以祛痰活血为治则，但仍有正虚之象，过度扶正会恋邪，不利于驱邪外出；过度祛邪又恐正益虚，故汤剂治疗以祛邪为主，加上西洋参、三七、桂枝、仙鹤草配制的胶囊，一方面加强祛邪之功，一方面加大扶正之力。如此邪祛正复，痰瘀互结得解。

（崔叶敏）

案 6　痰瘀阻络　心神失养

张某，女，40 岁，2012 年 3 月 16 日初诊（春分）。

病史：患者胸闷、气短 1 年，因劳累加重 3 天。在某医院检查心电图示：T 波倒置，S-T 段下降，诊断为冠心病心绞痛。曾用辅酶 Q_{10}、ATP 等药治疗，效不佳，故来门诊求治。刻下症见：胸闷气短，纳差便干。

检查：面色晦黯。舌淡红，苔白腻，尺脉沉细。血压 135/85mmHg，心率 70 次/分，律齐，心音低钝，心尖搏动不明显，未见心界扩大。

辨证：患者素体虚弱，脾失健运，则纳差、便干；气虚心神失养，可见胸闷气短；舌淡红、苔白腻为痰浊中阻之象；尺脉沉细，为气虚失养之征；证属痰瘀阻络、心神失养；病位在心脾。

诊断：

中医诊断：胸痹。痰瘀阻络，心失所养证。

西医诊断：冠心病心绞痛。

治法：祛痰利湿，益气化瘀。

方药：《三因极一病证方论》温胆汤合沈师经验方三参饮加减。

竹　茹 10g	枳　壳 10g	陈　皮 10g	茯　苓 10g
黄　连 10g	郁　金 10g	丹　参 10g	苦　参 10g
党　参 10g	生黄芪 15g	仙鹤草 10g	车前草 30g
槲寄生 10g	白扁豆 15g	川　芎 10g	石　韦 10g
石菖蒲 10g	生莱菔子 10g		

结果：上方每日 1 剂，水煎分 2 次服。服 14 剂后，二诊，胸闷气短等症减轻，气虚之征缓解，但头昏头晕，此为痰浊未祛，痰蒙清窍，脑失所养，故上方减党参、生黄芪、仙鹤草、槲寄生等益气扶正之品，加瓜蒌 30g，薤白 10g，草决明 10g 加大祛痰通便之力，加生山楂 15g 活血化瘀。服 10 剂后，三诊，头昏头晕减轻，仍感乏力，大便干，舌淡红，苔薄白，脉沉细，为气阴亏虚，改用《医级》杞菊地黄汤加减。

生　地 10g	黄　精 10g	麦　冬 10g	杞杞子 10g
白菊花 10g	女贞子 10g	当　归 10g	白　芍 10g
薄　荷 10g	草决明 30g	川续断 10g	川　芎 10g
川牛膝 10g	桑寄生 10g	杜　仲 10g	车前草 30g

服 14 剂后，四诊，诸症减轻，改服正心泰胶囊巩固治疗。

按语：本案属痰瘀阻络、心失所养，为本虚标实证。本案特色：①针对虚实夹杂之证分阶段治疗。沈师提倡冠心病从痰论治，而且要分辨虚实，虚实夹杂之证，先祛邪、后扶正。本案治疗先祛痰化瘀，选用温胆汤；邪实去后，当以扶正为主，益气养心，投以杞菊地黄汤加减。②莱菔子祛痰，丹参活血，二药同用，痰瘀同治。③三参饮中党参益气健脾，丹参活血化瘀，苦参燥湿祛痰，三药共用益气活血祛痰，改善胸闷。④石菖蒲、郁金开窍豁痰，行气化瘀，配合川芎引经药，治疗头昏头痛。⑤槲寄生较桑寄生养心作用更佳。诸药共用，针对痰瘀与气虚，分阶段治疗达到痰祛瘀化、正气得复之功。

（王敬忠）

案7 气阴两虚 虚火上炎

沈某，男，84岁，2008年8月10日初诊（立秋）。

病史：患者素有烟酒嗜好，患冠心病逾4年，扩张型心肌病病史2年，盗汗1年、加重2周。经中西药治疗，效果不佳，朋友介绍，前来诊治。

刻下症见：胸闷心悸，心慌气短，头晕耳鸣，腰膝酸软，神疲乏力，精神萎靡，五心烦热，全身出汗，醒后汗止，双下肢微肿。

检查：舌红少苔，脉象细数。心电图示窦性心律，完全性左束支传导阻滞。心脏B超示全心扩大。

辨证：患者年老体衰，肾气亏虚，肾为先天之本，主骨生髓，《灵枢·海论》说"脑为髓之海"，髓海不足，则脑转耳鸣，腰膝酸软，精神萎靡；心肾阴虚，虚火上炎，迫汗外泄而见盗汗；气血不足、心虚失养，则有胸闷心悸，心慌气短，神疲乏力；气虚则湿不化，水湿滞留下肢，故见双下肢浮肿；五心烦热，舌红少苔，脉象细数，系心肾阴亏，阴虚内热之象。证属气阴两虚，虚火上炎；病位在心肾。

诊断：

中医诊断：胸痹；盗汗。气阴两虚，虚火上炎证。

西医诊断：冠心病；扩张型心肌病。

治法：滋阴养心，固涩止汗。

方药：《医级》麦味地黄汤加减。

生 地10g	山茱萸10g	山 药15g	丹 皮10g
泽 泻10g	茯 苓10g	麦 冬10g	五味子10g
补骨脂10g	生黄芪30g	浮小麦30g	糯稻根10g
煅龙骨30g	煅牡蛎30g		

结果：上方每日1剂，水煎分2次服。服用7剂后，二诊，盗汗减轻，不湿衣被，仍有心悸气短，腰膝酸软，加白扁豆衣10g，仙鹤草10g，生杜仲10g，桑寄生10g，增强益气调肾之功。再服7剂。三诊，盗汗渐止，腰酸腿软减轻，活动有力，见夜寐多梦，去浮小麦、糯稻根，加夜交藤30g，琥珀粉3g，宁心安神。再服14剂，后亲朋来诊，告知盗汗消失，心悸气短好转，双下肢浮肿减轻。心脏B超示：扩张型心肌病。

按语：《素问·阴阳别论》"阳加于阴谓之汗"。《丹溪心法·盗汗》"汗为津液所化生，血与津液同源，汗为心之液，不可过泄。盗汗属血虚、阴虚"。《临证指南医案·汗》"治当补阴以营内"。本案患者年老体衰，肾气亏虚，加上心病日久，心肾阴虚，虚火内生，热迫津液外泄，汗出不止，故用麦味地黄汤加味，滋阴养心，收涩敛汗。本案特色：①心肾同源，生地、山茱萸、山药滋阴补肾固本以养心；补骨脂、生杜仲、桑寄生，阳中求阴。②气阴同源，生黄芪、白扁豆衣、仙鹤草益气以养阴生津。③标本同治，除滋阴清热外，加浮小麦、糯稻根、煅龙骨、煅牡蛎固涩止汗。诸药合用，补益心肾，固涩止汗，其效甚佳。

（张印生）

（二）冠心病合并高血压

案1　痰浊壅塞　胸阳失展

张某，女，53岁，2005年5月13日初诊（立夏）。

病史：阵发性胸闷胸痛3年。3年前在某医院做冠状动脉造影检查确诊为冠心病，常感胸闷胸痛，痛甚则延及后背，偶有头痛，口服心康胶囊和倍他乐克。后经人介绍来我院求进一步诊治。刻下症见：阵发性胸闷胸痛，头痛气短，尿频便溏，形体肥胖。

检查：舌黯红，苔黄腻，脉弦迟。血压150/100mmHg，心率84次/分，心音低钝，心电图示ST段改变。

辨证：肥人多痰，痰浊盘踞，胸阳失展，阻滞脉络，故胸闷而痛，痛引后背，伴有气短；气机逆乱，上扰清窍，故见头晕头痛；脾阳不振，清阳不升，浊气下降，故尿频便溏；舌黯红，苔黄腻，脉弦迟，均为痰瘀互结之象。证属痰湿内阻，胸阳失展；病位在心、肝。

诊断：

中医诊断：胸痹；眩晕。痰浊壅塞，胸阳失展证。

西医诊断：冠心病心绞痛；高血压2级。

治法：祛痰泻浊，行气化瘀。

方药：投《三因极一病证方论》温胆汤合《金匮要略》瓜蒌薤白白酒汤加减。

竹　茹 10g	枳　壳 10g	茯　苓 10g	陈　皮 10g
石菖蒲 10g	郁　金 10g	仙鹤草 10g	木　香 10g
莱菔子 10g	丹　参 30g	全瓜蒌 30g	薤　白 10g

| 葛　根 10g | 川楝子 10g | 延胡索 10g | 车前草 30g |

结果：上方每日 1 剂，水煎分 2 次服。连服 7 剂后，二诊，胸闷胸痛减轻，血压 120/80mmHg，舌黯红，苔根部微腻，此为痰浊祛而未除，上方加野菊花、川芎增强清热活血之力。连服 7 剂后，三诊，胸闷胸痛不显，二便转调，舌淡红，苔薄白，仍服上方，同时加服正心泰胶囊，2 次/天，4 粒/次。继服 14 剂后，四诊，偶有胸闷胸痛，肢体怕冷，余无不适，血压 150/100mmHg，舌黯红，苔黄腻，脉细弦，方药更换为温胆汤合降压四味汤加减：

钩　藤 15g^{后下}	泽　泻 10g	川　芎 10g	莱菔子 10g
竹　茹 10g	枳　壳 10g	茯　苓 10g	陈　皮 10g
海　藻 10g	生牡蛎 30g	生龙骨 30g	白菊花 10g
桂　枝 10g	白　芍 10g	葛　根 10g	苏　木 10g
生山楂 15g			

结果：连服 7 剂后，五诊，胸闷不显，偶有胸痛头痛，食纳欠佳，血压降为 120/80mmHg，上方加天麻、夏枯草平肝潜阳，焦三仙消导开胃，嘱停倍他乐克。连服 14 剂后，六诊，胸痛未发作，头痛不显，舌质黯红，苔根部腻，血压病情平稳，嘱继续配合口服正心泰胶囊。汤药 2 日 1 剂，再服 7 剂后，未再复诊。

按语：本案属西医冠心病心绞痛，为心肌缺血缺氧所致，多见于 40 岁以上中、老年人，多因情绪激动及劳累诱发，发作时可有心率增快，血压升高症状。中医最早见于《内经》，《灵枢·五邪》曾指出："邪在心，则病心痛。"而《金匮要略》认为："胸痹之病，喘息，咳唾，胸背痛，短气，寸口脉沉而迟，关上小紧数，栝蒌薤白白酒汤主之。"提出了病名及治则，强调以宣痹通阳为主。此案属实证，痰浊壅盛，阻滞心脉，病久则瘀血闭阻，痰浊与血瘀互见，应祛痰通阳，活血化瘀，痰瘀同治。用药特点：①全瓜蒌、薤白祛痰泄浊，宽胸理气，加丹参、生山楂、苏木活血化瘀，痰瘀同治；②仙鹤草扶正祛邪；③痰浊难化，故加生牡蛎、生龙骨、海藻逐痰软坚；④木香、葛根温中升阳止泻，诸药配合，疗效更佳。

（汪永鹏　韩学杰）

案 2　肝郁气滞　瘀血内阻

蔡某，女，55 岁，2006 年 10 月 21 日初诊（寒露）。

病史：胸闷胸痛反复发作1月余。患者平素沉默寡言，3年前因情绪不舒胸闷，偶有胸痛，曾去某医院检查，诊断为冠心病，予西药治疗病情好转。后每遇情绪不佳时胸闷胸痛加重。近1个月来胸闷胸痛反复发作，每日发作1~2次，始服硝酸甘油片、复方丹参滴丸可以缓解，但近来服用无效，曾在医院治疗效果不显，故前来就诊。刻下症见：胸闷胸痛，叹息不止，面色苍白，心悸失眠。

检查：舌质黯淡，苔白有齿痕，舌下静脉曲张，脉细涩。血压150/80mmHg，心率68~75次/分，心律不齐。偶发室性早搏。

辨证：患者因情绪不舒，肝失调达，肝郁气滞，气机不畅，痹阻胸阳，故胸闷胸痛，引及两胁，叹息不止；气滞则血瘀，瘀阻不通，不通则痛，则见胸痛，舌下有瘀斑；气属无形，时聚时散，聚散无常，故胁痛反复发作，并随情绪变化而加重；气机阻滞，心脉不畅，心失所养，故心悸失眠；面色苍白，舌质黯淡苔白有齿痕，舌下有瘀斑，脉象细涩，为瘀阻血脉、气血不足之象。证属肝郁气滞，瘀血内阻；病位在心、肝。

诊断：

中医诊断：胸痹。肝郁气滞，瘀血内阻证。

西医诊断：冠心病；高血压1级。

治法：疏肝行气，活血化瘀。

方药：《金匮要略》瓜蒌薤白白酒汤合《医林改错》血府逐瘀汤加减。

全瓜蒌30g	薤 白10g	枳 壳10g	柴 胡10g
郁 金10g	香 附10g	赤 芍10g	红 花10g
苏 木10g	川 芎10g	丹 参30g	三七粉3g^{冲}
生黄芪30g	当 归10g		

结果：上方每日1剂，水煎分2次服。服药7剂后，二诊，胸闷胸痛减轻，效不更法，前方再加川楝子10g，延胡索10g，加强行气止痛之力。继服14剂，三诊，胸闷已除，胸痛发作次数明显减少，唯心悸不减，偶感气短，夜寐仍差，活血易伤心气，故上方去红花、苏木，加炒枣仁30g，夜交藤30g，宁心安神。再服14剂，四诊，胸痛未发，心悸失眠好转，复查心电图基本恢复正常，且室性早搏消失。为巩固治疗，方药改为每晚服1煎，再服14剂。随访半年，未再复发。

按语：肝郁气滞，瘀血阻络是本病的病机，故采用疏肝解郁，调畅气机，活血化瘀，通络止痛之法。方中全瓜蒌、薤白，宽胸散结，行气祛痰，重在温通；柴胡、香附疏肝解郁，理气止痛；枳壳理气宽胸；赤芍、红花、三七活血化瘀，行气止痛，以苏木易桃仁，加大化瘀止痛之力，丹参养血活血，川芎通达气血。因久服活血化瘀药物必伤心气，故有气短之生，宜中病即止，不可过用，故方中适时加用补气宁心生黄芪、当归防其伤正。临床观察表明，疏肝解郁，化瘀止痛法，治疗气滞血瘀证冠心病心绞痛疗效较好。只要辨证准确，其效必显。

（张印生）

案3　痰浊壅塞　蕴而化热

许某，男，65岁，2007年6月23日初诊（夏至）。

病史：胸闷胸痛3年，加重1周。1个月前因劳作过度而致胸闷憋痛加重，在某医院诊断为冠心病心绞痛，治疗未见好转而来门诊求治。刻下症见：胸部憋闷疼痛，每日至少发作2次，每次持续数秒至5min，活动尤甚，伴头部昏沉，肢体沉重，胃脘痞满，恶心纳呆，口干黏苦，大便干燥。

检查：苔黄厚腻，脉滑弦数。血压157/98mmHg；心电图示窦性心律，V2、V3、V4导联T波倒置，V3、V4导联ST段水平下降0.05～0.10mm，心电轴左偏。

辨证：患者形体肥胖，肢体沉重，为痰湿之体。痰浊壅塞，蕴而化热，阻滞胸阳，故见胸闷憋痛，口干黏苦；痰浊阻滞，清阳不升，湿蒙清窍，故头部昏沉；痰湿困脾，运化不畅，故见胃脘疼痛，恶心纳呆；痰热蕴结大肠，大便干燥。苔黄厚腻，脉滑弦数为痰热内蕴之象。证属痰浊壅塞，蕴而化热；病位在心、肝。

诊断：

中医诊断：胸痹。痰浊壅塞，蕴而化热证。

西医诊断：稳定性冠心病；高血压1级。

治法：清热祛痰，行气宣通。

方药：《三因极一病证方论》温胆汤加减。

竹　茹 10g	枳　实 10g	茯　苓 10g	陈　皮 10g
石菖蒲 10g	郁　金 10g	生龙骨 30g	生牡蛎 30g
海蛤壳 30g	川　芎 10g	丹　参 30g	苏　木 10g

生薏苡仁 15g　　生栀子 10g　　　车前草 30g　　　全瓜蒌 20g

结果：上方每日 1 剂，水煎分 2 次服。服药 7 剂后，二诊，胸部憋闷疼痛虽有减轻，但次数未减，口黏纳呆仍在，脉仍弦滑。痰湿未除，加茵陈（后下）15g，泽泻 10g，加大利湿祛痰之力。再进 7 剂，三诊，舌苔变薄，憋痛减轻，纳食增加，仍有痞满恶心，舌稍红，苔黄稍厚，脉弦滑，痰热渐减，上方去栀子。再服 7 剂，四诊，胸痛明显减轻，心安神宁，头昏沉消失，舌稍红，苔薄黄，脉弦滑，但大便仍不畅，前方加草决明 30g，熟大黄 10g，通腑泄热。再进 7 剂，五诊，症状明显改善，胸痛未作，余症消失，舌苔白，脉弦细。仍以上方巩固治疗，改为每晚 1 煎，再服 14 剂，连服 1 个月，电话告知诸症尽除，精神好转。心电图示窦性心律，心电轴左偏，心电图大致正常。血压 130/80mmHg。

按语：冠心病心绞痛属中医胸痹、真心痛等范畴。大多数学者认为，冠心病心绞痛常规以活血化瘀立法治疗，但本案患者并非瘀血阻滞，而是痰浊为患，痰浊化热，闭塞阻滞，治疗应以祛痰为主。用药特点：①痰浊蕴而化热，选用清热化痰药竹茹，加生栀子加强清热之力；②茵陈清利湿热，泽泻利湿泄浊，加强利湿祛痰之力；③生龙骨、生牡蛎、海蛤壳软坚散结，专祛顽痰；④分利二便，给邪出路，车前草清热利尿，全瓜蒌、草决明、熟大黄通腑泄热，提高疗效；⑤痰瘀同治，川芎、丹参、苏木活血以助祛痰；⑥川芎为引经药，血中气药，行气活血止痛。诸药相配，除湿祛痰，条达气机，使痰浊祛除，血脉通畅，疗效较显。

（张印生）

案 4　痰瘀互结　毒损心络

王某，男，70 岁，2009 年 5 月 16 日初诊（立夏）。

病史：高血压病 10 年，心慌胸闷 1 个月。1 个月前因心慌、胸闷、憋喘在市人民医院就诊，心电图示：房性早搏，完全右束支传导阻滞，诊为冠心病。入院治疗 2 周，出院后给予稳心颗粒、茶碱缓释片、复方卡托普利、倍他乐克等药物治疗，仍感胸闷、憋喘，血压波动在 150～190/90～110mmHg 之间，故来诊。刻下症见：心慌胸闷，活动后憋喘，心前区阵发性疼痛，每日发作 2 至 3 次，每次持续 2～5min，须舌下含服硝酸甘油方能缓解，头痛头晕，头重如裹，胃脘胀满，口黏纳呆，体胖面红。

检查：舌质黯红有瘀斑，苔黄腻，舌下脉络粗大，脉弦滑。血压 170/

100mmHg，心率 72 次/分钟，频发早搏。

辨证：患者形体肥胖，痰湿内盛，痰阻气滞，见胸闷憋喘；痰浊阻滞，清阳不升，则有头晕。痰瘀互结，不通则痛，见胸痛头痛。痰浊中阻，脾失健运，见胃脘胀满，口黏纳呆。苔腻脉滑，舌黯红有瘀斑，为痰瘀互结之征。证属痰瘀互结，毒损心络；病位在心、肝、脾。

诊断：

中医诊断：胸痹，眩晕。痰瘀互结，毒损心络证。

西医诊断：冠心病心绞痛；高血压2级。

治法：祛痰化瘀，通痹止痛。

方药：沈师经验方祛痰平肝汤、《三因极一病证方论》温胆汤合《金匮要略》瓜蒌薤白白酒汤加减。

钩 藤15g后下	泽 泻10g	莱菔子10g	川 芎10g
竹 茹10g	枳 壳10g	茯 苓10g	陈 皮10g
石菖蒲10g	郁 金10g	丹 参30g	全瓜蒌30g
薤 白10g	夏枯草10g	海 藻10g	车前草30g
木 香10g	砂 仁10g		

结果：上方每日1剂，水煎分2次服。服药7剂后，二诊，胸闷减轻，心绞痛次数减少，但每次发作仍持续 3～5min，头痛头晕明显改善，血压150/90mmHg，仍有食纳欠佳，舌尖红，苔腻，脉弦滑，痰浊减而未祛，减夏枯草，加生龙骨30g，生牡蛎30g以增祛痰之力，加焦三仙30g消食健胃，苏木10g化瘀止痛。连服14剂后，三诊，心前区疼痛憋闷明显改善，食纳正常，血压降至130/80mmHg，嘱其续服原方1周后，改为每晚服药1次，加服正心泰胶囊和珍菊降压片巩固治疗，加减治疗9月余，诸症皆除，于2010年2月27日复查心电图，未见异常。

按语： 冠心病的中医治疗，常规重视"瘀血"与"气虚"，以"活血化瘀"或"补气活血"立法；高血压病的治疗也以"肝阳上亢""肝风上扰""肝肾阴虚"为常见辨证。而本案患者属"痰瘀互结"证，治疗上要法随证变，"痰瘀同治"。本案特色：①沈师治疗高血压病痰瘀互结证的效方为"祛痰平肝汤"，由钩藤、泽泻、川芎、莱菔子4味药组成，钩藤平肝治标，莱菔子、泽泻祛痰利湿，川芎化瘀透窍，痰瘀同治。②伍"温胆汤"加强行气祛痰之力。③合"瓜蒌薤白白酒汤"宽胸理气止痛，针对胸闷胸痛之症。④加入木香、砂仁醒脾健脾，以截生痰之源。⑤生龙骨、生牡蛎、海藻软坚散结以祛顽痰。⑥车前草、茯苓、泽泻通利小便，给邪以出路，利于祛痰。本案之治，均以沈师的学术思想为指导，证治相应，其效显著。

（王再贤）

（三）心律失常

案1　心肾阴虚　虚火上炎

孟某，女，36岁，2011年4月21日初诊（谷雨）。

病史：1年前因心绪不畅，生气恼怒而心悸，常因情绪因素而发作并日渐加重。心电图检查：窦性心率过速，频发房性早搏，时有室性早搏，久服中西药未见效而来门诊求治。刻下症见：头晕目眩，心悸心慌，午夜梦多，足心汗出，腰酸腿软，口干咽燥，经来提前，量多色鲜，纳便尚可。

检查：舌质红，苔薄黄，脉细数结代。心率98次/分。

辨证：肾阴不足，见腰酸腿软；心阴虚损，而有心慌心悸；阴虚内热，虚火上炎，见口干咽燥，足心汗出，眩晕梦多；热扰胞宫而致经多色鲜；舌红苔黄，脉象细数，为阴虚内热之征。证属心肾阴虚，虚火上炎；病位在心肝肾。

诊断：

中医诊断：心悸。心肾阴虚，虚火上炎证。

西医诊断：心律失常。

治法：滋阴清热，宁神定悸。

方药：投《医宗金鉴》知柏地黄丸加味。

知　母10g	黄　柏10g	生　地10g	黄　精10g
茯　苓10g	丹　皮10g	泽　泻10g	山　药10g
麦　冬10g	生杜仲10g	桑寄生10g	当　归10g
生白芍10g	生黄芪15g	丹　参30g	

结果：上方每日1剂，水煎分2次服。服药7剂后，二诊，经事已尽，量见转少，心悸缓解，眩晕梦多，手足汗出依存，苔薄黄，脉细结代，心率70次/分，阴虚渐复，内热未清，再增交通心肾之药，上方去生黄芪、

当归、丹皮、山药，加炒枣仁 30g，夜交藤 30g，黄连 10g，肉桂 3g，生龙骨 30g。再服 14 剂，三诊，心悸已止，心烦汗出、眩晕均除，夜寐亦安，苔薄黄，脉弦细，未见结代，心率 68 次/分，心电图查偶见房性早搏。

按语：苔黄质红，脉象细数，五心烦热，阴虚为患；心悸腰酸，定位心肾；情绪诱因，时常生气，相火妄动。其治同清君相之火，共滋心肾之阴兼以引火归原。本案特色：①知母、黄柏清降相火而滋肾为主药，再以"六味"滋肾。②用黄精易山萸肉，可脾肾兼顾，提高滋阴之效。③黄连清心降火，肉桂引火归原，交通心肾。④益气可助滋阴，芪归之投适宜。⑤白芍柔肝有助相火之降。⑥杜仲、寄生有助阳中求阴，槲寄生止心悸配合麦冬效果更佳。

（沈宁）

案 2　痰瘀互结　心脉失养

岳左，29 岁，2005 年 6 月 9 日初诊（芒种）。

病史：心肌炎 6 年，阵发性心悸。心电图示频发室性早搏。刻下症见：心悸频作，胸闷气短，牵及左腋，夜间更甚，入睡困难，眠后易醒，食纳欠佳，呃逆连连，大便干燥。

检查：舌尖红，质黯红，苔黄腻，脉细弦。血压 130/80mmHg，心率 66～84 次/分，心律不齐，频发早搏，10 次/分。

辨证：痰浊壅阻，瘀滞心脉，胸阳不展，则有心悸频作，胸闷气短；不通则痛，见左腋隐痛，夜则阳入阴，气血运行迟缓，壅滞尤甚，则疼痛加重；痰热阻遏气血，扰于心神，故见眠差易醒；痰瘀互结，阻于中焦，气机逆乱，则食纳欠佳，呃逆连连；痰浊化热，热结肠道，则大便干燥。舌黯红，苔黄腻系痰瘀互结之象。证属痰瘀互结，心脉失养；其病位在心脾。

诊断：

中医诊断：心悸。痰瘀互结，心脉失养证。

西医诊断：心律失常；心肌炎。

治法：祛痰化瘀，活血通脉。

方药：《三因极一病证方论》温胆汤化裁。

竹　茹 10g	枳　壳 10g	茯　苓 10g	陈　皮 10g
石菖蒲 10g	郁　金 10g	川　芎 10g	丹　参 30g

生牡蛎 30g	蒲公英 10g	刘寄奴 10g	生栀子 10g
草决明 30g	藿 香 10g	珍珠母 30g	仙鹤草 10g
泽 兰 10g	鸡血藤 10g		

结果：上方每日 1 剂，水煎分 2 次服。服用 14 剂后，二诊，心悸胸闷减轻，食纳变佳，呃逆减少，仍偶有早搏胸痛，寐差便干，舌黯红，苔薄黄，痰湿之证渐退，心气不足渐显，改为益气养阴，活血通脉之法。

太子参 10g	苦 参 10g	丹 参 30g	生 地 10g
黄 精 10g	石菖蒲 10g	郁 金 10g	川 芎 10g
丹 皮 10g	生栀子 10g	刘寄奴 10g	珍珠母 30g
肉 桂 2g	黄 连 10g	夜交藤 30g	石 韦 10g
制大黄 10g	车前草 30g	野菊花 10g	生牡蛎 30g

结果：连服 30 剂后，三诊，早搏消失。后因工作紧张，偶感胸闷心悸，头晕失眠，时发早搏，上方加天麻清利头目，炒枣仁养血安神，胸闷时加全瓜蒌清热祛痰，苏木疏通心脉；失眠，便溏时加黄连、肉桂交通心肾，引火归原；咽痛时加射干、马勃解毒利咽；外感时加荆芥、蔓荆子、连翘祛风解表，清利头目。再服 3 个月，胸痛胸闷，心悸气短消失，夜寐转佳，早搏未发作，腋下隐痛消失，病情稳定，无不适之症，查心电图正常。

按语： 心肌炎属中医心悸范畴，《素问·至真要大论》："心澹澹大动，病本于心。"《丹溪心法·惊悸怔忡》篇有"痰因火动"之说。患者初为本虚标实之证，急则治其标，当以祛痰化瘀，疏通心脉为先。痰祛瘀化，则治本，以益气扶正为主。本案特色：①温胆汤化裁祛痰，加丹参、川芎、刘寄奴活血化瘀，痰瘀同治。②后期邪实已去，当以补虚为治，三参饮（党参、丹参、苦参）为治疗心律不齐常用方剂，其中苦参清热燥湿，药理研究证实苦参有显著的抗心律失常效果，但其苦寒伤胃，药量宜小，且不宜久服。③祛痰活血方中加一味仙鹤草补益心气，扶正以助祛邪。④配合饮食调养，嘱患者低盐饮食，少食多餐。

（刘颖 韩学杰）

案 3 痰阻心窍 心阳不振

王某，男，49 岁，2006 年 5 月 29 日初诊（小满）。

病史：胸闷心悸，气短憋喘 5 年，在某县级医院就诊，经心脏彩超、心电图检查，确诊为扩张型心肌病，口服单硝酸异山梨酯、美托洛尔、地高辛等药物，并静脉给药速尿注射液、生脉注射液、生黄芪注射液等效果不佳，数次住院治疗，病情反复发作，遂来求诊。刻下症见：胸闷气短，心悸憋喘，动则喘甚，冷汗淋漓，口唇青紫，全身水肿、下肢尤甚，畏寒肢冷，不欲饮食。

检查：舌质紫黯，苔薄腻，脉沉细促。血压60/40mmHg，心率126次/分，频发早搏。心脏彩超示：全心增大；左心功能减低；二尖瓣关闭不全；主动脉瓣关闭不全。

辨证：痰湿内阻，心阳不振，而见心悸胸闷，畏寒肢冷；久病正虚，心气不足，则气短憋喘，动则喘甚；津随气脱则见冷汗淋漓；阳虚水停，痰饮内盛，则全身水肿；饮趋下行，则下肢肿甚；口唇青紫，舌质紫黯，苔腻为痰瘀内阻之征。证属痰阻心窍，心阳不振；病位在心。

诊断：

中医诊断：心悸。痰阻心窍，心阳不振证。

西医诊断：心律失常；扩张性心肌病；全心衰。

治法：祛痰逐水，温通心阳。

方药：《三因极一病证方论》温胆汤合三参饮加味。

西洋参10g^{另煎兑服}	苦　参10g	丹　参30g	生黄芪15g
三七粉3g^{冲服}	竹　茹10g	枳　壳10g	茯　苓10g
陈　皮10g	石菖蒲10g	郁　金10g	车前草30g
炒葶苈子10g	桔　梗10g	桂　枝10g	焦三仙30g

结果：上方水煎分2次服，每日1剂。连服7剂后，二诊，心悸气短大减，身面部水肿消退，食欲已增，仍有双下肢肿胀，睡眠不佳，身倦无力，畏寒肢冷症状。上方加黄连10g，肉桂3g交通心肾，鹿角霜10g温肾以助心阳。续服14剂，三诊，诸症皆缓，血压100/60mmHg，心率86次/分，心衰已控制。后随证加减经半年调治，患者已能做轻体力劳动，步行3公里已无心悸、胸闷、气短等症。嘱患者间歇服药，平时加服正心泰胶囊和生脉饮口服液，注意休息，不可过劳，低钠饮食，保持心情舒畅，继续调治5年，病情稳定，无反复。

按语：本案属中医心悸、怔忡，证属痰阻心窍，心阳不振，选用"温胆汤"合"三参饮"治疗。本案特色：①"三参饮"原方为党参、丹参、苦参，本案患者病情险重，以西洋参易党参增补气强心之效。②"久病入络"，以丹参、三七、郁金活血化瘀。③桂枝、鹿角霜振奋阳气，温通心阳，助祛痰活血。④葶苈子与车前草相伍，利尿通调水道，引邪外出，利水消肿。⑤桔梗上行宣肺利气，葶苈子、车前草下行利水，升降配合，调畅气机，上通下达是为"提壶揭盖"之功。

（王再贤）

（四）高血压

案1　肝阳上亢　痰浊阻滞

王某，男，45岁，2009年1月23日初诊（大寒）。

病史：患高血压10年，自服西药控制，血压维持在130/90mmHg，常于情绪激动后或血压升高后头晕头痛。近3个月来，症状加重，血压持续在160/100mmHg左右，来门诊求进一步诊治。刻下症见：头晕头痛，头重脚轻，性躁易怒，大便干燥。

检查：舌黯红，苔白腻，脉弦滑。血压160/100mmHg。

辨证：忧郁恼怒，肝失调达，肝阳上亢，故头晕头痛；痰浊内生，阻遏清阳，则头重脚轻；肝火灼伤阴液，则见大便干燥；舌黯红，苔白腻，脉弦滑，亦为肝阳上亢，痰浊阻滞之象。证属肝阳上亢，痰浊阻滞；病位在肝脾。

诊断：

中医诊断：眩晕，头痛。肝阳上亢，痰浊阻滞证。

西医诊断：高血压2级。

治法：平肝潜阳，祛痰除湿。

方药：沈氏降压四味汤合《三因极一病证方论》温胆汤化裁。

钩　藤15g^{后下}	泽　泻10g	川　芎10g	莱菔子20g
竹　茹10g	枳　壳10g	茯　苓10g	陈　皮10g
白菊花10g	夏枯草10g	丹　参30g	生石决明30g
车前草30g	葛　根15g	生龙牡各30g	草决明30g

结果：上方每日1剂，水煎分2次服。连服10剂后，二诊，头晕头痛明显减轻，大便转调，血压140/90mmHg，舌质红，苔薄白腻，脉滑，肝火痰湿渐轻，上方去草决明，加茵陈、泽泻增强利湿之功。再服10剂后，

三诊，诸症不显，血压 130/80mmHg，舌红，苔薄，脉沉，肝火已熄，痰湿已去，患者要求吃中成药，故将上方研末，装入 1 号空心胶囊，每次 5 粒（3g），每日 2 次，同时嘱患者注意调节情绪来配合治疗。

按语： 高血压病属中医"眩晕""头痛"范畴。本案属实证，为肝阳上亢，痰浊阻滞，治疗以平肝泻火，祛痰除湿为主，故投降压四味汤以平肝潜降，祛痰化湿，再合温胆汤增强祛痰利湿之力。本案特色：①证属痰浊阻滞，故治疗从脾胃入手，取"脾胃乃生痰之源"之意。②方用钩藤、石决明、生龙牡、夏枯草以平肝泻火。③用白菊花、川芎、葛根引药上行，清利头目；再加车前草、草决明、莱菔子通利二便，利邪外出；一升一降，调畅气机，调节上逆之证。④诸药中钩藤、泽泻、莱菔子、川芎、生石决明、白菊花在现代药理研究中均有降压作用，莱菔子、白菊花又有降脂作用，故可提高疗效。

（汪贵和　汪永鹏）

案 2　肝阳上亢　痰热内蕴

曹某，男，36 岁，2002 年 10 月 18 日初诊（寒露）。

病史：患高血压 3 月余，平素口服西药洛汀新，1 片/次，1 次/天。近 3 日感头晕加重，速前来就诊。刻下症见：头晕不清，伴后背疼痛，急躁易怒，心烦多梦，食纳尚可，大便通畅。

检查：舌尖红，苔黄腻，脉弦滑。血压 160/100mmHg，心率 70 次/分。

辨证：怒则伤肝，肝阳偏亢，肝火上炎，则头晕头胀；痰浊壅塞，阻滞脉络，故见后背疼痛；痰郁化热，内扰心神，故见心烦多梦；舌尖红，苔黄腻，脉弦细，为痰热内蕴之象。证属肝阳上亢，痰热内蕴；其病位在肝、脾。

诊断：

中医诊断：眩晕。肝阳上亢，痰热内蕴证。

西医诊断：高血压 2 级。

治法：平肝潜阳，祛痰清热。

方药：《三因极一病证方论》温胆汤化裁合沈氏降压四味汤。

钩　藤15g^{后下}	泽　泻10g	川　芎10g	莱菔子10g
海　藻15g	竹　茹10g	枳　壳10g	茯　苓10g
陈　皮10g	天　麻10g	葛　根10g	夏枯草15g

珍珠母 30g　　　白菊花 10g　　　生栀子 10g

结果：上方每日 1 剂，水煎分 2 次服。服用 7 剂，二诊，头晕心烦减轻，睡眠转安，颈部发紧，咽部痰多，血压 130/90mmHg，舌红，苔根腻，此为痰浊难化，故上方去珍珠母、生栀子，加生牡蛎、生龙骨增强祛痰之力，兼可重镇潜阳，加葶苈子清肺祛痰，车前草清热利尿。再配合脑立清胶囊，2 次/日，3 粒/次。续服 14 剂，三诊，偶有轻微头晕及口干，血压 120/80mmHg，舌质淡红，苔根薄腻，此痰浊大去，不宜重伐，上方去生龙骨、生牡蛎、海藻、葶苈子。继服 7 剂后，四诊，患者无明显不适，血压 120/80mmHg，舌红苔薄，故停汤剂，嘱继服脑立清胶囊，3 次/日，3 粒/次，未再复诊。

按语：高血压病属中医"眩晕"范畴，《丹溪心法·头眩》"无痰不作眩"。本案即是肝风挟痰证，治则为平肝潜阳，清热化痰，故以降压四物汤平肝潜阳，又可降压；以温胆汤祛实邪为主，杜绝生痰之源。用药特点：①升降出入法，天麻、川芎行血中之气，上升行头目，白菊花平肝潜阳，葛根升举清阳，引众药上行；莱菔子引气下行，车前草降浊阴，珍珠母重镇安神，引众药下行。如此升降之药相配，调畅气机，气机畅达则痰浊易祛。②生栀子泄热除烦，清肝火同时不碍祛痰。③痰浊壅盛加海藻祛痰，现代药理研究海藻有很好的降收缩压的作用。众药配合共达平肝潜阳，祛痰清热之效。

（汪永鹏　韩学杰）

案 3　痰瘀互结　肝火上炎

王某，男，47 岁，2004 年 11 月 4 日初诊（立冬）。

病史：高血压 8 年，口服降压西药维持，血压波动不稳定，最高时达 160/110mmHg。刻下症见：头晕头痛，入睡困难，多梦易醒，饭后腹泻，胃胀呃逆。

检查：舌尖红、有瘀斑，苔黄腻，脉弦滑。血压 145/100mmHg，心率 90 次/分。

辨证：患者平日嗜食肥甘厚味，伤于脾胃，聚湿生痰，随肝气上犯，蒙蔽清窍故头晕呃逆；痰阻络道，血行不畅，病久生瘀，故见头痛；痰浊中阻，脾失健运则腹胀腹泻；痰浊郁久化热，内扰心神，故多梦易醒；舌尖红、边瘀斑，苔黄腻，脉弦滑，皆为痰瘀互结之象。证属痰瘀互结，肝火上炎；病位在肝脾。

诊断：

中医诊断：眩晕，头痛。痰瘀互结，肝火上炎证。

西医诊断：高血压2级。

治法：祛痰清热，清肝降火。

方药：投沈氏降压四味汤加味。

钩　藤15g^{后下}	泽　泻10g	川　芎10g	莱菔子10g
天竺黄10g	枳　壳10g	茯　苓10g	陈　皮10g
石菖蒲10g	郁　金10g	川牛膝15g	天　麻10g
红　花10g	木　香10g	砂　仁10g	葛　根10g
夜交藤30g	珍珠母30g	车前草30g	

结果：上方每日1剂，水煎分2次服。服7剂后，二诊，头晕头痛减轻，血压降至140/95mmHg，心率72次/分，仍感心烦眠少，舌质黯红、边瘀斑，苔根部腻，双脉弦滑。此为痰瘀胶结难祛，加生牡蛎、生龙骨、海藻加大祛痰之力，加地龙、丹皮、丹参增强活血之功，加肉桂、黄连清热除烦，引火归原，加炒枣仁、远志养血安神，加熟大黄泻热；配合中成药脑立清胶囊，3次/日，3粒/次。连续服用14剂后，三诊，大便通畅，头晕头痛减轻，腹泻呃逆消失，血压135/95mmHg，睡眠仍差，伴腰酸乏力，舌黯红、瘀斑减小，苔薄腻，脉细弦。此为痰浊渐去，瘀血有所减轻，而正虚渐显，见肝肾不足之征，故方改"降压四味汤"合"调肾阴阳方"。

钩　藤15g^{后下}	泽　泻10g	川　芎10g	莱菔子10g
枸杞子10g	白菊花10g	桑寄生10g	生杜仲10g
川牛膝10g	天　麻10g	海　藻10g	红　花10g
车前草30g	夜交藤30g	草决明30g	葛　根10g

结果：上方每日1剂，分2次服，随证加减治疗2个月，头晕头痛不显，睡眠改善，舌黯红，舌上瘀斑变为瘀点，血压120/80mmHg，嘱停西药。再治疗2个月后，血压平稳于120/80mmHg，余无明显不适，舌淡红，苔薄白，嘱停汤剂，将中药研成粉末制成1号空心胶囊，3次/天，3粒/次。3个月后复诊，血压保持在120/80mmHg，嘱继续服用胶囊巩固，未再复诊。

按语：《丹溪心法·头痛》"头痛多主于痰，痛甚者火多。"提出了"无痰不作眩"。《景岳全书》："无虚不作眩。"本案虚实夹杂，首诊以邪实为主，痰瘀互结，肝火上炎，治以祛痰活血，清肝降火。邪实去则应及时扶正，见正虚不足则应以滋阴补虚为主。本案特色：①先祛实邪，而后扶正，分阶段治疗。祛邪时少佐扶正之品，扶正时兼顾祛邪，分清主次，大病乃除。②白菊花平肝潜阳，引药上行；川牛膝引血下行，莱菔子引气下行；升降相伍，气机调达。现代药理研究证实川牛膝、莱菔子、白菊花均具有降压作用。③痰瘀互结，肝火内炽，丹皮、丹参凉血活血，既化瘀又清热。④病情平稳之后，以粉剂缓图，巩固疗效。

（汪永鹏　韩学杰）

案4　痰瘀互结　毒损心络

胡某，男，33 岁，2011 年 12 月 23 日初诊（冬至）。

病史：头晕半年，半年来常因劳累生气眩晕且重，时有后背掣痛，血压波动在 160～190/100～110mmHg，曾经中医药治疗效果不佳，经病友介绍，来门诊求治。刻下症见：头晕头重，胸闷纳呆，口黏便干。

检查：舌质较红，舌下静脉显露，舌苔黄腻，脉弦滑。血压 160/100mmHg。

辨证：患者平素嗜食肥甘厚味，伤于脾胃，聚湿生痰，随肝气上犯，蒙蔽清窍，故头晕且重；痰浊中阻，胸阳不振，则见胸闷；痰阻中焦，脾失健运，则口黏纳呆。舌质较红，舌下静脉显露，舌苔黄腻，脉弦滑为痰瘀互结之征。证属痰瘀互结，毒损心络；病位在心肝脾。

诊断：

中医诊断：眩晕。痰瘀互结，毒损心络证。

西医诊断：高血压 2 级。

治法：祛痰化瘀，解毒通络。

方药：《三因极一病证方论》温胆汤与《和剂局方》四物汤加减。

钩　藤 10g^{后下}	泽　泻 10g	川　芎 10g	莱菔子 10g
海　藻 10g	竹　茹 10g	枳　壳 10g	茯　苓 10g
陈　皮 10g	丹　参 30g	草决明 30g	石菖蒲 10g
郁　金 10g	生山楂 15g	夏枯草 10g	当　归 10g

结果：上方每日 1 剂，水煎分 2 次服。服 7 剂后，二诊，食纳增加，

腑行已畅，头晕减轻，血压 140/90mmHg，胸仍憋闷，苔仍黄腻。痰浊祛而未尽，去钩藤、草决明、夏枯草，加茵陈 15g（后下），生龙骨、生牡蛎、海蛤壳各 30g，加强祛痰之力。续服 14 剂，三诊，血压 120/80mmHg，苔薄黄，舌下静脉瘀阻减轻，脉弦细，改服全天麻胶囊，加味保和丸巩固，未再复诊。

按语：常规治疗高血压以平肝潜阳，滋水涵木之则，本案痰瘀互结，毒损心络，以平肝潜阳常法论治不能取效，应从祛痰化瘀论治，温胆汤是效方。本案特色：①温胆汤祛痰力不显著时，可以加用茵陈、生龙骨、生牡蛎、海蛤壳，加大祛痰之力。②痰瘀同治，祛痰的同时加当归、川芎、丹参、生山楂等活血之品。③生山楂既活血，痰瘀同治；又开胃消食，助脾健运，以绝生痰之源。④降压须通腑，莱菔子、草决明、当归均有通便之效。

（沈宁）

案5 气血亏虚 清窍失养

李某，男，68 岁，2012 年 2 月 16 日初诊（立春）。

病史：素有高血压病史，血压波动在 180 ~ 190/100 ~ 110mmHg 之间，旬前生气，头晕加重，门诊求治。刻下症见：眩晕发作，头呈空痛，心慌气短，纳谷不香，便溏尿调。

检查：面色㿠白，舌质淡，苔薄白，脉弦细。血压 170/100mmHg。

辨证：李东垣《脾胃论》明言："内伤脾胃乃伤其气。"脾虚失健，运化无力，气血不足，清阳不升，乃生眩晕；脾气虚弱，纳少便溏；气虚损血，心慌气短。舌质淡，苔薄白，脉弦细，气血不足征象。证属气血亏虚，清窍失养；病位在心脾。

诊断：

中医诊断：眩晕。气血亏虚，清窍失养证。

西医诊断：高血压 2 级。

治法：益气养血，升清止眩。

方药：《脾胃论》补中益气汤出入。

党 参 10g	炒白术 10g	生黄芪 10g	当 归 10g
白扁豆 10g	仙鹤草 10g	柴 胡 10g	木 香 10g
生杜仲 10g	桑寄生 10g	补骨脂 10g	川 芎 5g

天　麻 10g　　　莱菔子 10g　　　葛　根 10g　　　川牛膝 15g

结果：上方每日 1 剂，水煎分 2 次服。连服 14 剂，二诊，精神振作，大便成形，眩晕心慌缓解，血压降为 140/90mmHg，苔薄白，脉弦细。头仍发眩，脾运渐健，升清仍差，再增温阳，加桂枝 10g，白芍 10g。连服 14 剂，三诊，血压复常 120/80mmHg，诸症解除，嘱服补中益气丸、杞菊地黄胶囊巩固疗效。

按语：本案高血压证属气血不足，清阳不升，东垣补中益气汤切证获效。本案特色：①遵循升降理论，可增降血压之效。升清者川芎、柴胡宜轻用，降导者川牛膝宜重用 15g。②脾肾同本，佐调肾的杜仲、寄生、补骨脂，可增健脾益气之力。③川芎、天麻是止头痛、头晕药对，加桂枝增温通。④木香、葛根除便溏药对，又能醒脾开胃，增加纳谷。⑤莱菔子并不破气，在健脾方中应用，可补而不滞，又是降压效药。

（沈宁）

案 6　痰湿中阻　蒙闭清窍

赵某，男，56 岁，2008 年 11 月 8 日初诊（立冬）。

病史：患者身体肥胖，嗜食肥甘，头晕目眩，10 余年前被诊断为高血压病。头晕反复发作，时轻时重，未按要求服用降压药物，症状加重时才服用。近 1 个月来，头晕伴沉重感，昏蒙如有物包裹，伴恶心呕吐，血压 160/80mmHg，予静滴碳酸氢钠注射液，口服盐酸倍他司汀氯化钠注射液口服液治疗，效果不佳，经朋友介绍，前来门诊治疗。刻下症见：头晕耳鸣，头重如裹，形体肥胖，胸闷泛恶，时作时休，食欲不佳，食后腹胀，乏力便溏。

检查：舌淡胖有齿痕，苔白腻，脉濡滑。

辨证：患者身体肥胖，多湿多痰，因嗜食肥甘厚味，而致脾胃不和，湿邪停留，久而聚湿为痰，痰湿壅遏，上蒙清窍，故可见眩晕耳鸣，头重如裹；痰湿内阻，气机郁滞，痰气交阻，故见胸闷，食欲不佳，食后腹胀；胃失和降，泛恶不止；舌苔白腻，脉濡滑，为痰湿之象。证属痰湿中阻，蒙闭清窍；病位在脾胃。

诊断：

中医诊断：眩晕。痰湿中阻，蒙闭清窍证。

西医诊断：高血压 2 级。

治法：祛痰化湿，健脾和胃。

方药：《医学心悟》半夏白术天麻汤加减。

法半夏10g	生白术15g	天　麻10g	胆南星10g
竹　茹10g	茯　苓10g	陈　皮15g	泽　泻15g
厚　朴10g	苍　术10g	川　芎10g	代赭石30g
莱菔子15g	石菖蒲10g	木　香10g	砂　仁15g

结果：上方每日1剂，水煎分2次服。服用7剂后，二诊，头晕减轻，恶心消失，仍头重昏蒙，食欲欠佳，食后胀满，乏力便溏，大便每日1～2次，舌胖有齿痕，苔薄腻，脉濡滑，血压150/80mmHg。胃气降，但脾运失健，去生白术，加炒白术30g健脾止泻，大腹皮行气消胀。再服7剂，三诊，头晕消失，胀满减轻，食欲略增，大便基本成形，仍觉乏力，舌胖大有齿痕，苔白腻，脉沉，血压130/80mmHg，加生黄芪15g补气健脾，车前草30g淡渗利湿。继服7剂，四诊，诸症消失，血压120/80mmHg。

按语：本案患者嗜食肥甘厚腻，伤及脾胃，脾失健运，水谷精微不化，聚湿生痰，痰湿中阻，上扰清窍，清阳上升，浊阴不降，发为头晕。《丹溪心法·头眩》指出"无痰则不作眩"，提出"治痰为先"。故选方半夏白术天麻汤出入治疗。本案特色：①半夏燥湿化痰，降逆止呕；天麻平肝熄风，而止头眩；两药合用，为治风痰眩晕头痛之要药。②温化寒痰。患者体胖，多痰多湿，舌苔白腻，寒痰无疑，故用半夏、厚朴、苍术等性温燥湿化痰之品。③健脾祛痰。茯苓健脾渗湿，白术健脾燥湿，尤治生痰之源。④行气祛痰。因痰湿较重，中焦气机不畅，加莱菔子通气调气，陈皮、木香、大腹皮理气行气化痰，使气顺则痰消。⑤升降理论。川芎升提，赭石沉降，一升一降，降浊升清。诸药合用，共奏健脾和胃，祛痰熄风之效，使脾胃得健，风熄痰消，头晕自愈。

（张印生）

案7　痰湿蒙窍　气机不畅

朱某，男，65岁，2012年6月17日初诊（芒种）。

病史：头胀痛，乏力，间断性发作6年，加重3个月。2006年3月体检时发现高血压，当时血压150/90mmHg。曾先后口服复方利血平氨苯蝶啶片、缬沙坦片治疗，血压维持在130/80mmHg。2012年4月因生气及长途劳顿后，血压不稳，最高达到180/110mmHg，加服硝苯地平缓释片、福辛普利钠片治疗后，血压仍然持续在 150/100mmHg 以上。经人介绍来诊。刻下症见：头痛眩晕，身体困重，乏力明显，畏寒肢冷，以腰背部为甚，腰膝酸痛，口舌生疮，晨起口苦，纳呆便黏，夜尿频多。

检查：面色晦黯，舌体胖大，舌质淡白，苔灰腻厚，双脉沉弱，寸尺脉甚。体重指数 31.5kg/m²，血压 165/100mmHg。

辨证：腰膝乃肾所主，太阳经气遍布腰背，肌表四肢需阳气的温煦，"阳气者，精则养神，柔则养筋"。花甲之年，肾府失养，阳气亏虚及痰湿阻滞导致阳气不能外达，则见腰膝酸痛，畏寒肢冷，以腰背部为甚；阳气亏虚，痰湿上蒙，气血运行迟滞则面色晦黯；清阳不利则头晕胀痛；阳气不足又痰湿困阻，则见身体困重，乏力；湿困中焦，运化不利则见纳呆；湿阻肠道则大便黏滞不爽；肾阳不足，膀胱失约，则夜尿频多；痰湿阻内热生，上攻于口，则口疮口苦。舌体胖大，舌质淡白，苔灰腻厚，双脉沉弱，寸尺脉甚，均为本虚标实之证。证属痰湿蒙窍，气机不畅；病位在脾胃肾。

诊断：

中医诊断：眩晕；头痛。痰湿蒙窍，气机不畅证。

西医诊断：高血压 2 级。

治法：祛痰化湿，升降气机。

方药：沈氏降压汤合《三因极一病证方论》温胆汤化裁。

竹　叶 10g	枳　壳 10g	茯　苓 15g	陈　皮 10g
菖　蒲 10g	郁　金 10g	白花蛇舌草 15g	草决明 10g
钩　藤 15g后下	泽　泻 10g	川　芎 10g	莱菔子 10g
天　麻 15g	生石决明 30g先煎	怀牛膝 15g	夏枯草 15g

结果：上方每日 1 剂，水煎分 2 次服，西药服用同前。服 14 剂后，二诊，血压 145/95mmHg，面色晦黯减轻，头晕头痛、口疮口苦消失，身体困重乏力减轻，食欲增加，大便调畅，仍畏寒肢冷，腰膝酸痛，夜尿频多，舌淡苔白，脉沉弱。痰湿之证减轻，肾阳亏虚渐现。治以温阳散寒，祛痰利湿，以沈氏降压汤合四逆汤加减。

钩　藤 15g后下	泽　泻 10g	川　芎 10g	莱菔子 10g
天　麻 15g	生石决明 30g先煎	怀牛膝 15g	生杜仲 15g
桑寄生 15g	黑附子 5g	干　姜 10g	炙甘草 5g
乌　药 10g	益智仁 10g	陈　皮 10g	砂　仁 5g后下

结果：上方每日 1 剂，水煎分 2 次服，西药用缬沙坦片和福辛普利片。服 14 剂后，三诊，血压 135/90mmHg，畏寒肢冷、腰膝酸痛、夜尿频多明显缓解，双目干涩，舌红苔薄白，脉沉。上方去乌药、益智仁，减黑附子到 3g，干姜减为 5g，加白菊花 10g，赤芍 10g。上方每日 1 剂，水煎分 2 次服，连服 30 剂，西药同前。血压维持在 130/80mmHg。

按语：大多数高血压出现阴虚阳亢的征象，而本案突出的特征是阳气亏虚，痰湿阻滞，上盛下虚，故当祛痰化湿，温阳补肾。本案特色：①根据本虚标实之象分步骤治疗，初诊以祛邪为主，二诊和三诊攻补兼施。②沈氏降压汤是治疗高血压的有效方剂，虚实证均可应用。③温胆汤祛湿化痰，以竹叶易竹茹，更起利尿之功，利于口疮的治疗。③以四逆汤温通潜阳，引火归原，是治本之法，随证加乌药、益智仁温肾缩尿或白菊花、赤芍清肝明目。本案标本兼治，不仅降低血压，而且重在调整机体阴阳平衡，以期从根本上解除高血压病。

（谭勇）

案 8　阴阳两虚　阳亢痰瘀

马某，女，31 岁，2008 年 5 月 21 日初诊（小满）。

病史：头晕 10 年，加重 2 年。10 余年前患牛皮癣，经多方治疗效果不佳，定期注射复方倍他米松注射液后病情始稳定，持续应用此药。牛皮癣虽得控制，但血压开始增高到 160/100mmHg，服用复方利血平氨苯蝶啶片，但效不明显，头晕频作，神疲乏力，腰膝酸软，劳累时偶有昏倒。刻下症见：头晕乏力，手足心热，经少色暗，夜寐欠佳。

检查：面白无华，舌淡黯，苔薄腻，舌底脉络瘀紫，脉滑。血压 150/100mmHg。

辨证：肾气亏虚，阳气不足，火不生土，脾胃虚弱，气血化生不足。气虚则清阳不振，清气不升，痰浊内聚发为头晕乏力，面白无华；肾精不足，阴血亏耗，则经少色暗；阴虚内热，而致手足心热；血不养心，则睡眠欠佳；气虚推动无力，血行迟缓则瘀，痰瘀内阻加之阴虚阳亢则眩晕。舌淡暗，苔薄腻，舌底脉络瘀紫，脉滑为痰瘀互结之征。证属阴阳两虚，阳亢痰瘀；病位在脾胃肝肾。

诊断：

中医诊断：眩晕。阴阳两虚，阳亢痰瘀证。

西医诊断：高血压2级。

治法：调肾阴阳，祛痰活血，平肝潜镇。

方药：杞菊地黄汤和沈氏祛痰平肝汤加味。

钩　藤15g^{后下}	泽　泻10g	川　芎10g	莱菔子10g
丹　参30g	葛　根10g	川牛膝15g	天　麻10g
白菊花10g	枸杞子10g	生　地10g	黄　精10g
生杜仲10g	桑寄生10g	生龙骨30g	生牡蛎30g

结果：上方每日1剂，水煎分2次服。服7剂后，二诊，症状无明显好转，且头晕加重，血压不稳，由家人陪伴来复诊。考虑患者长期使用激素，导致内分泌调节轴的功能失常，肾之阴阳俱虚，故改选用沈氏二仙汤调肾之阴阳。

钩　藤15g^{后下}	泽　泻10g	川　芎10g	莱菔子10g
丹　参30g	葛　根10g	川牛膝15g	天　麻10g
白菊花10g	知　母10g	黄　柏10g	当　归10g
益母草10g	补骨脂10g	蛇床子10g	川续断10g
泽　兰10g	海　藻10g	生龙骨30g	生牡蛎30g

结果：上方每日1剂，水煎分2次服。服14剂后，三诊，头晕消失，乏力、手足心热、睡眠等均有改善，血压稳定在140/90mmHg左右，唯患者情绪时有急躁，加川楝子10g，延胡索10g，夏枯草10g，以达到疏肝泻火而助血压平降作用。续服14剂，四诊，心情愉快，言及无不适，并述每日加倍服药，血压稳定在130/80mmhg左右，加三七粉以助化瘀。

按语：《素问·至真要大论篇》"太阴司天，湿淫所胜……时眩……病本于肾"，《灵枢·口问》"上气不足，脑为之不满，耳为之苦鸣，头为之苦倾，目为之眩"，本案既以肾虚为基本病机，治当调补肾气。本案特色：①调补肾气需辨肾之阴阳偏盛偏衰，一诊时以杞菊地黄汤为主方偏补肾阴，而致病情不稳；二诊时从调补肾之阴阳入手，改用沈氏二仙汤，于阳中求阴，起效明显。②久病入络，络脉瘀阻，故需加入活血通络之品，加入三七粉，以增活血之力。

（贾海骅）

案9　痰瘀互结　肝阳上亢

李某，男，48岁，2010年8月17日初诊（立秋）。

病史：患者 2 年前生气后出现头晕、头痛，查血压 170/110mmHg，口服降压药，血压稳定在 140～150/90～110mmHg。1 个月前醉酒后出现头痛、头晕加重，伴恶心、左侧肢体麻木，血压升至 170～180/100～120mmHg，西医降压药控制不佳，前来就诊。刻下症见：头痛头晕，恶心欲吐，胸闷纳呆，口黏便干，肢体麻木，心烦多梦。

检查：舌尖红，舌质淡，苔黄腻、根部甚，舌下络脉紫粗，脉细弦。

辨证：怒则伤肝，肝阳上亢，则头痛头晕；痰浊阻塞，络脉受阻，则胸闷纳呆，肢体麻木；肝火上炎，痰郁化热，内扰心神，故心烦多梦；热伤津液则便干；舌尖红，舌质淡，苔黄腻为痰浊阻塞，痰火扰心之证；病位在肝，证属痰瘀互结，肝阳上亢。

诊断：

中医诊断：眩晕。痰瘀互结，肝阳上亢证。

西医诊断：高血压 3 级。

治法：祛痰化瘀，平肝潜阳。

方药：《三因极一病证方论》温胆汤合沈氏祛痰平肝汤加减。

竹　茹 10g	茯　苓 10g	陈　皮 10g	枳　壳 10g
钩　藤 15g^{后下}	川　芎 10g	泽　泻 10g	莱菔子 10g
车前草 30g	草决明 20g	生山楂 15g	夏枯草 10g
海　藻 10g	川牛膝 10g	丹　参 30g	升　麻 10g
葛　根 10g	石决明 30g	珍珠母 30g	白菊花 10g

结果：上方每日 1 剂，水煎分 2 次服，3 煎加花椒 15 粒水煎待水温后泡足，忌食辛辣油腻食品。服用 14 剂，二诊，头痛、头晕、心烦减轻，睡眠稍有好转，仍有便干，血压 140/80mmHg，舌尖红，舌苔根部腻，去竹茹、茯苓、陈皮、枳壳、车前草，加胆南星 10g 清热祛痰，夜交藤 30g，生牡蛎 30g 养血安神。加减治疗 2 个月，三诊，血压稳定在 110～120/70～80mmHg 之间，纳寐尚可，头痛头晕消失，二便正常，舌质淡红，舌苔薄白，舌下络脉稍紫，停服水煎剂，改为中成药：杞菊地黄丸，每次 1 丸，每日 3 次；脑立清胶囊，每次 3 粒，每日 3 次口服，巩固治疗。后其家属来诊，告知其血压稳定，已停服药物。

按语：治疗高血压取效关键在于辨证论治，本案属痰瘀互结，肝阳上亢，治宜祛痰化瘀，平肝潜阳，故以温胆汤祛痰邪，绝生痰之源，祛痰平肝汤平肝潜阳,为降压的通用方。本案特色:①痰瘀为患,首治痰瘀,莱菔子、丹参为治痰瘀互结之药对,莱菔子配海藻祛痰浊效佳。②运用升降理论,川芎行血中之气,升麻上行头目,葛根升举清阳,白菊花平肝潜阳,清头明目,引诸药上行;莱菔子引气下行,车前草、草决明分利二便,导邪外出,引药下行,升降相配,调畅气机。③降压须通腑降压,草决明通腑降压。④珍决汤(珍珠母、草决明)平肝潜阳,增加降压效果。⑤病稳后用杞菊地黄丸、脑立清胶囊收功。诸药配合,祛痰、化瘀、清火、平肝、潜阳,使患者病情稳定。

(崔叶敏)

案 10 肾阳亏虚 阴阳失调

宋某,女,70 岁,2013 年 3 月 6 日初诊(惊蛰)。

病史:患者 40 年前妊娠后血压时有升高,最高达 240/140mmHg,诊断为高血压病,未经治疗。直至 2008 年因血压升高,头胀乏力于某社区医院就诊,予口服非洛地平缓释片、氯沙坦钾片,每日各 1 粒,血压控制在 130~140/70~76mmHg,经朋友介绍前来求诊。刻下症见:眩晕头痛,心前区紧缩不适,怕冷腿凉,腰背凉痛,盗汗口干,神疲气短,夜眠易醒,遇凉腹泻,小便频数,夜尿 2 次。

检查:舌淡红,舌薄黄,脉沉细。

辨证:患者年逾古稀,肾阳不足,胸阳不振,则见心前区紧缩不适,怕冷腿凉,腰背凉痛;阳气不足,清气不升,脑失所养,可见眩晕头痛;心失所养,则神疲气短,眠中易醒;命门火衰,脾失温煦,运化失司,则遇凉腹泻,小便频数;阳虚日久,损及阴津,则见盗汗口干;舌淡红,苔薄黄,脉沉细为肾阴阳失调之象。证属肾阳亏虚,阴阳失调;病位在心肾脾。

诊断:

中医诊断:眩晕。肾阳亏虚,阴阳失调证。

西医诊断:继发性高血压(妊娠高血压)。

治法:调肾阴阳,调和营卫。

方药:《医级》杭菊地黄汤合《伤寒论》桂枝汤加减。

枸杞子 10g	白菊花 10g	生 地 10g	黄 精 10g
生杜仲 10g	桑寄生 10g	桂 枝 10g	白 芍 10g

葛　根 10g	天　麻 10g	钩　藤 30g^{后下}	续　断 10g
老鹳草 10g	鸡血藤 10g	红　花 10g	白花蛇舌草 30g
草决明 15g			

结果：上方每日 1 剂，水煎分 2 次服。服 14 剂后，二诊，眩晕头痛减轻，血压 120/70mmHg，仍有腰椎及后背凉痛，怕冷腿凉，眠中易醒，舌质黯红，苔薄黄，脉细弦，加仙灵脾 10g，补骨脂 10g 温补肾阳，夜交藤 30g 宁心安神。续服 14 剂，三诊，血压 120/70mmHg，仍有腰痛，前胸后背疼痛，大便溏稀，2～3 次/日，怕冷，舌质淡红，苔薄白，脉细弦，阳虚寒凝明显，去草决明、桂枝、白芍，加附子 10g（先煎），细辛 3g 温通止痛，白豆蔻 10g 温中和胃，豨莶草 10g 祛风止痛。续服 14 剂，四诊，血压 130/70mmHg，仍有腰痛腰凉，足跟疼痛，前胸疼痛，夜尿频，大便溏稀，2～3 次/日，舌质黯红，苔薄白，脉弦，肾阳未复，加蚕沙 15g（包），乌药 10g，益智仁 10g，白芍改为 30g 增柔肝止痛之力。续服 14 剂，五诊，血压 120/70mmHg，仍有肝区疼痛，左足跟疼痛，舌黯红，苔薄白，脉细弦，此为虚久必瘀，加赤芍 10g，生蒲黄 10g（包），延胡索 10g 活血理气止痛。续服 14 剂，之后以一诊方随证加减，胸痛气短选加苏木、蚕沙、山萸肉、刘寄奴；胃脘凉痛，选加木香、砂仁、高良姜、白豆蔻、乌药；眩晕头痛选加白芷、蔓荆子、荆芥。随访 3 个月，血压稳定在 120/70mmHg，诸症皆减，仍在门诊治疗中。

按语：本案患者年逾古稀，病久体弱，舌脉均为阴阳失调之证，治疗当选用沈师经验方"调补阴阳方"。本案特色：①"善补阴者，必于阳中求阴；善补阳者，必于阴中求阳"。本案阴阳双补，选用枸杞子、生地、黄精、生杜仲、桑寄生。②眩晕头痛，心前区发紧，怕冷腿凉，腰背凉痛，既有阴阳两虚，又有营卫不和，故合桂枝汤调和营卫，温通心肾之阳。③前胸后背疼痛，腰痛腰凉重，便溏怕冷，舌淡红，苔薄白，脉细为心肾阳虚，阴寒凝滞之象，非大热大补之品不能解除，故用麻黄附子细辛汤辛热之剂温通经脉，然而麻黄具有升压之弊，故弃而不用，用辛热之剂时间过长则易耗伤阴液，故中病即止。④虚久必瘀，故选加红花、赤芍、鸡血藤等活血化瘀药改善血瘀状态，增加血脉运行，以增其效。方证相应，阴阳平衡，血压自调。

（韩学杰　王凤）

（五）高血压合并心肌缺血

案1 痰热内蕴 气郁上逆

李某，女，40岁，2012年12月12日初诊（大雪）。

病史：患者于2006年因生气致血压升高至150/100mmHg，头晕头痛，时有心慌胸闷，在某西医院诊断为高血压病，给予苯磺酸氨氯地平，晨服1片，缬沙坦胶囊，睡前服1粒治疗，血压维持在130/90mmHg。近期血压时有升高，胸闷气短加重，心电图示：心肌缺血。经友介绍，来门诊求治。刻下症见：头晕头痛，胸闷气短，胃胀呃逆，泛酸烧心，口干咽干，手足冷凉。

检查：舌黯红，苔黄腻，脉弦。血压130/90mmHg。

辨证：患者因情志不舒，肝失条达，气机不畅，郁而化火，上扰头目，故见头晕头痛，口干咽干；化火炼液为痰，阻于心脉，则见胸闷胸痛，心慌气短；痰浊中阻，脾失健运，胃气上逆，则见胃胀呃逆、泛酸烧心；痰阻络脉，清阳不展，则见手足冷凉。舌黯红，苔黄腻，亦为痰热内蕴之象。证属痰热内蕴，气郁上逆；病位在心肝脾。

诊断：

中医诊断：眩晕；胸痹。痰热内蕴，气郁上逆证。

西医诊断：高血压2级；心肌缺血；胃炎。

治法：清热祛痰，理气降逆。

方药：《三因极一病证方论》温胆汤加减。

竹 茹 10g	枳 壳 10g	茯 苓 10g	陈 皮 10g
石菖蒲 10g	郁 金 10g	生牡蛎 30g	蒲公英 10g
苏 梗 10g	山萸肉 10g	刘寄奴 10g	夜交藤 30g
生薏苡仁 10g	草决明 10g	白花蛇舌草 30g	丹 参 30g

结果：上方每日1剂，水煎分2次服。服用14剂后，二诊，血压下降至120/85mmHg，烧心泛酸已无，胸闷气短减轻，仍觉胃胀不舒，咽部有痰不易咳出，偶有心前区疼痛，反射后背疼痛，怕冷，舌黯红，苔黄腻，脉弦，去石菖蒲、郁金、生牡蛎、蒲公英，加杏仁10g，白豆蔻10g，厚朴10g增强降气祛痰利湿之力，苏木10g活血化瘀，温通止痛，天花粉10g，钩藤30g（后下）清热平肝。加服中成药正心泰胶囊，每日2次，每次4

粒。续服 14 剂，三诊，血压稳定在 120/80mmHg，胸痛、胃胀呃逆减轻，仍有胸闷气短，腰痛，大便偏稀，因有荨麻疹病史，偶有皮肤瘙痒，舌尖红，舌质黯红，苔黄腻，脉细弦，去草决明，加蚕沙 15g（包）化浊止痛，川牛膝 15g 活血化瘀，引血下行，紫草 10g 清热凉血，中成药服用同前。续服 14 剂，四诊，血压稳定在 120/80mmHg，胃胀胸痛减轻，呃逆已无，见咳嗽，舌尖红，舌黯红，苔黄腻，脉细弦，以一诊方去石菖蒲、郁金，加苏木 10g，天花粉 10g，蚕沙 15g（包），川贝粉 4g（冲），紫草 10g，丹皮 10g，中成药服用同前。续服 14 剂，五诊，胃胀咳嗽减轻，时有胸痛气喘，去丹皮、石菖蒲、郁金、生薏苡仁，加厚朴 10g，苏子 10g。续服 14 剂，苯磺酸氨氯地平自行减为每日半片，随证加减治疗，头晕、血压不稳选加钩藤 30g（后下），海藻 10g，天麻 10g，葛根 10g，配合强力定眩胶囊；心前区及后背疼痛，加全瓜蒌 10g，薤白 10g；胃胀不适，选加白豆蔻 10g，生鸡内金 30g。西药已减半，血压稳定在 110/70 ~ 120/80mmHg，胸闷气短明显减轻，仍在门诊治疗中。

按语：本案患者舌黯红，苔黄腻，胸闷气短为痰浊壅盛，阻滞心脉之征，祛痰为取效之本，故用温胆汤祛痰化浊。痰浊蕴久，气机不畅则瘀血闭阻，痰浊与血瘀互见，应痰瘀同治，选加丹参、苏木、丹皮、赤芍。本案特色：①钩藤平肝，治肝风之标，肝主气，行气亦助祛痰，现代药理研究证实钩藤后下有明显的降压效果。②石菖蒲豁痰开窍，郁金理气解郁，一透一行，以增祛痰之力。③生牡蛎、蒲公英为治疗胃胀胃酸的有效药对。④山萸肉、刘寄奴为治疗心病的效药。⑤在辨证论治的前提下，参考现代药理研究，选用有降压作用又与辨证相符的中药，如钩藤、葛根、草决明、海藻以增其效。本案诸药合用，效果显著，西药减半后血压仍稳定。

（韩学杰　王凤）

（六）高血压合并妇科疾病

案 1　痰瘀阳亢　胞脉闭阻

陈某，女，42 岁，2009 年 8 月 24 日初诊（处暑）。

病史：高血压 5 年余，闭经半年。血压在 140 ~ 160/100 ~ 110mmHg 波动，长期服用硝苯地平、卡托普利。在安阳市某医院查左侧附件小囊肿，大小约 37mm × 37mm。由病友介绍，于门诊求治。刻下症见；头晕头痛，心烦易怒，少腹胀满，白带量多，下肢乏力。

检查：形体肥胖，舌质淡红，苔白腻，舌下瘀斑，脉象沉细。血压 150/100mmHg，心率 78 次/分，心律齐，血总胆固醇 5.96mmol/L，甘油三酯 2.05mmol/L。

辨证：患者形体肥胖，痰湿偏盛，气滞阳亢，痰浊蒙蔽清窍故头晕头痛；痰滞化热，气郁化火，热扰心神，则心烦；肝郁化火则易怒；湿瘀阻于胞脉，则少腹胀满，白带量多；舌苔白腻为痰湿之征，舌下瘀斑为血瘀之象。证属痰瘀阳亢，胞脉闭阻；病位在心、肝、胞脉。

诊断：

中医诊断：眩晕；闭经；癥瘕。痰瘀阳亢，胞脉闭阻证。

西医诊断：高血压 2 级；卵巢囊肿；高酯血症。

治法：祛痰化瘀，平肝通经。

方药：《三因极一病证方论》温胆汤化裁。

竹　茹 10g	枳　壳 10g	陈　皮 10g	茯　苓 10g
石菖蒲 10g	郁　金 10g	当　归 10g	赤　芍 10g
泽　兰 10g	白花蛇舌草 30g	生薏苡仁 10g	海　藻 10g
川牛膝 10g	钩　藤 30g^{后下}	泽　泻 10g	浙贝母 10g
生莱菔子 10g	草决明 30g	珍珠母 30g	

结果：上方每日 1 剂，水煎分 2 次服。服药 14 剂后，二诊，月经来潮且量适中，心烦消失，自感头晕、腰酸乏力，血压 145/95mmHg。舌质黯红，舌苔薄白，舌下仍有瘀斑，脉沉细，此为痰浊已去，阴阳两虚之象渐显，治则应改调肾之阴阳，扶正祛邪，改方为调肾阴阳方加味。

枸杞子 10g	野菊花 10g	生　地 10g	黄　精 10g
生杜仲 10g	桑寄生 10g	香　附 10g	鸡血藤 10g
夏枯草 10g	山慈菇 10g	伸筋草 10g	钩　藤 30g^{后下}
泽　泻 10g	浙贝母 10g	生莱菔子 10g	草决明 30g
珍珠母 30g	生山楂 10g	丹　参 30g	

结果：上方每日 1 剂，水煎分 2 次服用。服用 30 剂，三诊，月经正常，头晕消失，血压 135/85mmHg，纳寐调，无明显不适。于 2009 年 10 月 16 日查总胆固醇和甘油三酯均降为正常，复查 B 超提示双侧附件部位

未见异常。汤药改为每晚服 1 次，续服 3 个月，患者体重有所减轻，血压稳定，西药降压药物已停用。

按语：痰浊和瘀血既为病理产物又为致病因素，积于胞脉，致使经脉不畅，积聚于附件部位见囊肿。患者脉虽沉细，但舌苔白腻，舌脉不符，遵沈师教诲，舍脉从舌，先祛邪后扶正，用温胆汤祛痰浊，用调肾阴阳方补虚扶正。本案特色：①患者阴虚为主，在养阴的同时加生杜仲、桑寄生，从阳求阴。②鸡血藤与伸筋草相配，一则疏经活络，二则引诸药到达胞络，直中病位。③夏枯草既能降压又能消肿块，生山楂既可活血又可降血脂减肥，一举三得。分阶段治疗，精准选药，使患者血压下降，血脂转常，月经来潮，诸症消失。

（王敬忠）

案 2　痰瘀互结　心肾不交

娄某，女，59 岁，2013 年 3 月 9 日初诊（惊蛰）。

病史：患者 1982 年行乳腺纤维瘤手术，1998 年因子宫平滑肌瘤行子宫全切术，2011 年 11 月查出反流性食管炎，2012 年 12 月检查脑膜瘤 2.5cm×1.8cm，均未给予药物治疗。2 年前因过度劳累后，自觉眩晕，头重脚轻，血压 150/90mmHg，某西医院诊断为高血压 1 级，口服奥美沙坦，每日半片，血压控制在 110~130/80~90mmHg。刻下症见：眩晕头昏，视物模糊，怕冷腰酸，偶有心悸耳鸣，入睡困难，醒后不易入睡。

检查：舌质紫黯，苔黄腻，脉沉细。血压 150/90mmHg，心率 82 次/分。

辨证：痰浊蒙窍则见眩晕头昏；痰阻络脉，气机郁滞，眼失濡养则见双眼视物模糊，腰腑失于温煦则见怕冷腰酸；心脉失养，心肾不交则见心悸耳鸣，入睡困难；痰瘀互结，阻于乳络则生乳癖，滞于胞宫则生癥瘕；舌质紫黯，苔薄黄腻，为痰瘀互结之象。证属痰瘀互结，心肾不交；病位在心、肾。

诊断：

中医诊断：眩晕；不寐；乳癖；癥瘕。痰瘀互结，心肾不交证。

西医诊断：高血压 1 级；失眠；乳腺纤维瘤；子宫平滑肌瘤；脑膜瘤。

治法：祛痰化瘀，交通心肾。

方药：《三因极一病证方论》温胆汤合《韩氏医通》交泰丸加减。

| 竹　茹 10g | 枳　壳 10g | 茯　苓 10g | 陈　皮 10g |

石菖蒲 10g	郁 金 10g	肉 桂 2g	黄 连 5g
夜交藤 60g	天 麻 10g	葛 根 10g	钩 藤 30g^{后下}
三七粉 6g^冲	生薏苡仁 10g	浙贝母 10g	赤 芍 10g
赤灵芝 3g			

钩 藤 30g后下

三七粉 6g冲

结果：上方每日 1 剂，水煎分 2 次服。服用 14 剂，二诊，血压 125/80mmHg，心率 78 次/分。心悸耳鸣明显减轻，入睡好转，仍有眠中易醒，头晕昏蒙，视物模糊，腹胀矢气多，大便不成形，日 1~2 次，舌质紫黯，苔薄黄腻，脉沉细，效不更法，加大痰瘀同治之力，上方去石菖蒲、郁金，加丹参 30g 活血化瘀，生牡蛎 30g 软坚散结。续服 14 剂，三诊，血压 120/80mmHg，心率 74 次/分，二便自调，腹胀矢气已无，心悸耳鸣、腰酸均明显减轻，仍有头晕昏蒙，视物模糊，偶有入睡困难，眠中易醒，舌质紫黯，苔薄黄微腻，脉细弦，去生牡蛎，加红花 10g 活血化瘀，炒枣仁 30g 宁心安神，白豆蔻 10g 温中行气。配合服用中成药强力定眩胶囊，每日 2 次，每次 6 粒。续服 14 剂，四诊，血压 120/70mmHg，心率 72 次/分，心悸耳鸣已无，睡眠转佳，唯有早醒，仍有头晕昏蒙，视物模糊，偶有手足麻木，手麻甚，舌质黯红、边有瘀斑，苔薄黄，脉细弦，去生薏苡仁、白豆蔻，加桑枝 10g 祛风通络，引药入上肢，合欢皮 10g 和血宁神，中成药服用同前。续服 21 剂，五诊，血压 120/80mmHg，心率 72 次/分，自行停服奥美沙坦 2 周，头晕已无，视物模糊减轻，手足麻木减轻，早醒已无，偶有入睡困难，舌质黯红、边有瘀斑，苔薄黄，脉细弦，去合欢皮，加远志 10g 安神定志、交通心肾，地龙 10g 活血通络。续服 14 剂，唯有视物模糊，遇事偶有入睡困难，余症皆除，加生石决明 30g 清肝明目，合欢皮 10g 宁心安神，中成药服用同前。续服 14 剂，未再复诊。

按语：沈师认为高血压病不能框于"肝火上扰""水不涵木"等证类，不可一味"平肝熄风""滋水涵木"，还应辨证论治。此案便是例证，患者眩晕头昏，舌质紫黯，苔薄黄腻，为痰瘀互结，蒙蔽清窍之象，脉虽沉细，但无症舌以验，不能视为虚证。治当以痰瘀同治，透窍行气。本案特色：①痰蒙清窍宜豁宜行，选用石菖蒲开窍化湿，广郁金行气活血。②瘀阻常致癥瘕积块，且患者有乳癖癥瘕病史，治宜活血化瘀，和血通络，选加三七粉、丹参、赤芍、红花、地龙等，以防肿块再生。③活血化瘀药久服必伤心气，加赤灵芝、炒枣仁养心防其伤正。④交泰丸中黄连清心降火，肉桂引火归原，二药合用，交通心肾，使肾水上承，心火下降，为治疗失眠的效药，配伍夜交藤、炒枣仁、远志、合欢皮，增加安神之效。本案辨证论治，药证对应，西药已停，血压正常，痰瘀同治，收效显著。

（韩学杰　王凤）

案3　阴阳失调　冲任不固

张某，女，46岁，2013年3月21日初诊（春分）。

病史：患者2009年9月与2011年5月因子宫平滑肌瘤手术2次，之后月经紊乱，淋漓不尽，经期血压升高至160/100mmHg左右，头痛难忍，经期过后血压140/90mmHg左右，症状加重3个月，彩超检查子宫肌瘤复发，不愿再次手术，经友介绍，随来门诊求治。刻下症见：眩晕头痛，经期眩晕、头痛加重，月经淋漓21天，量少色黯红，有血块，偶有心慌胸闷，多梦易醒，畏寒怕冷，腰痛腰凉，手足心热。

检查：舌质淡黯，舌苔薄黄，左脉沉细，右脉细弦。血压160/100mmHg，彩超子宫平滑肌瘤1.7cm×2.6cm×1.5cm。

辨证：术后正气受损，营血亏虚，不能上荣于脑，脑失所养故眩晕头痛；经行时精血下注冲任，清窍失养益甚，故经期头痛加重；气血亏虚，冲任不固，故月经淋漓不止；气虚血行无力，瘀阻胞脉，故见月经量少、色黯红、有血块；气阴亏虚，心神失养，则见心慌胸闷，多梦易醒；阴虚及阳，阳损及阴，阴阳失调，故见畏寒怕冷，腰痛腰凉，手足心热；阴阳失调，胞脉损伤，瘀血阻滞，故生癥瘕。舌质淡黯，舌苔薄黄，左脉沉细，右脉细弦，亦为正虚不足之征。证属阴阳失调，冲任不固；病位在心、肝、肾、胞宫。

诊断：

中医诊断：眩晕；头痛；癥瘕；崩漏。阴阳失调，冲任不固证。

西医诊断：高血压2级；子宫平滑肌瘤；功能性子宫出血。

治法：调肾阴阳，固崩止漏。

方药：《医级》杞菊地黄汤调肾阴阳方。

枸杞子10g	白菊花10g	生　地10g	黄　精10g
生杜仲10g	桑寄生10g	升　麻10g	葛　根10g
仙鹤草10g	生牡蛎30g	茜　草10g	白花蛇舌草30g
莱菔子10g	天　麻10g	佩　兰10g	夜交藤30g

钩　藤 30g^{后下}

结果：上方每日 1 剂，水煎分 2 次服。服 14 剂后，二诊，血压 150/100mmHg，眩晕头痛减轻，胸闷已无，偶有心慌，仍有腰痛腰凉，畏寒怕冷，月经淋漓未止，眠中易醒（凌晨 4~5 点），舌质淡黯，舌苔薄黄，脉右寸弦滑、余细弦，去升麻，加山萸肉 10g，赤灵芝 5g 补气养心，三七粉 3g（冲服）活血止血，川续断 10g 补肾止血。加服中成药强力定眩胶囊，每日 2 次，每次 6 粒。续服 14 剂，三诊，血压 130/90mmHg，月经淋漓已止，腰痛腰凉减轻，仍有眩晕头痛，多梦易醒，舌质淡黯，舌苔薄黄，左脉沉细，右脉弦，去茜草、生牡蛎、山萸肉，加海藻 10g 软坚消瘰，夜交藤改为 60g 宁心安神，中成药服用同前。续服 21 剂，四诊，血压 140/90mmHg，3 月 28 日行经，量少色黯，行经 10 天止，仍有眩晕恶心，多梦易醒，舌质淡黯，苔薄黄，左脉沉细，右脉弦，去佩兰、仙鹤草，加苏梗 10g 行气宽胸，生石决明 30g 清利头目，平肝潜阳，中成药服用同前。续服 28 剂，五诊，血压 128/75mmHg，头晕头胀减轻，仍有腰痛腰凉，多梦易醒，舌质黯红，苔薄黄，脉细弦，一诊方去茜草、仙鹤草、生牡蛎，加香附 10g，鸡血藤 10g 行气调经，老鹳草 10g 舒筋活络，赤灵芝 5g 补心气，夜交藤改 60g 宁心安神。续服 14 剂，随访 3 个月，血压控制在 106~130/64~80mmHg，时有月经淋漓不尽，仍在门诊治疗中。

按语：本案患者证属阴阳失调，治疗宜阴阳双调，用沈氏"调补阴阳方"，由枸杞子、野菊花、生地、黄精、杜仲、寄生 6 味药组成。"阳中求阴""阴中求阳"，阴阳平衡，其虚乃除。本案特色：①白菊花含挥发油和氨基酸，现代药理证实其可扩张冠状动脉而明显增加冠脉流量，扩张周围血管而降血压，故白菊花易野菊花以增降压之效。②升清降浊，调畅气机，升麻、葛根升阳举陷，白花蛇舌草、莱菔子利尿通腑，且现代药理研究葛根、莱菔子均有明显降压作用。③漏证夹瘀，不能一味止漏，应"祛瘀生新"，化瘀时不可伤气，不用破瘀伤正药，巧配活血生血药。三七粉活血止血，仙鹤草补气止血，生牡蛎收敛止血，茜草凉血止血、止血而不留瘀。方证相应，证药相符，血压正常，崩漏得止，疗效显著。

（韩学杰　王凤）

案 4　阴阳两虚　经脉瘀滞

刘某，女，63 岁，2012 年 10 月 18 日初诊（寒露）。

病史：高血压 20 年，血压最高 180/130mmHg，口服苯磺酸氨氯地平片每日 1 次，每次 1 片，富马酸比索洛尔每日 1 次，每次 1 片，血压控制在 120～130/60～70mmHg。3 年前停服富马酸比索洛尔，血压偶有升高。2010 年行乳腺癌切除术，术后头晕心悸，经友介绍，前来诊治。刻下症见：头晕心悸，耳内闷堵感，眠中易醒，大便质软，日行 1～2 次。

检查：舌质淡黯，舌苔薄黄，脉象细弦。血压 140/56mmHg，心率 98 次/分。轻度脂肪肝。

辨证：久病阴阳两虚，清阳不升，脑失所养，而头晕不适；心气不足，心失所养，则见心悸易醒；耳窍气血失充，则见耳内闷堵。舌质淡黯，苔薄黄，脉细弦，为虚证之象。证属阴阳两虚，经脉瘀滞；病位在心、肝、肾。

诊断：

中医诊断：眩晕；乳岩。阴阳两虚，经脉瘀滞证。

西医诊断：高血压 1 级；乳腺癌术后。

治法：调肾阴阳，活血通络。

方药：沈氏调肾阴阳方合降压四味汤。

枸杞子 10g	白菊花 10g	生 地 10g	黄 精 10g
生杜仲 10g	桑寄生 10g	钩 藤 30g后下	泽 泻 10g
川 芎 10g	莱菔子 10g	山萸肉 10g	赤灵芝 5g
三七粉 3g冲	丹 参 30g	浙贝母 10g	赤 芍 10g
灵磁石 30g	蝉 衣 5g	天 麻 10g	夜交藤 60g
白花蛇舌草 30g	芦 根 10g	苦 参 5g	

结果：上方每日 1 剂，水煎分 2 次服。服用 30 剂，二诊，血压 122/65mmHg，头晕减轻，耳内闷堵感已无，心率 81 次/分，舌质淡黯，苔薄黄，脉细弦，去蝉蜕、灵磁石、芦根，加佩兰 10g，生薏苡仁 15g 清热利湿以助祛痰。续服 30 剂，三诊，血压 118/59mmHg，头晕减轻，心率 78 次/分，仍有早醒，新见口腔溃疡，肝区胀痛，舌质淡黯，苔薄黄，脉细弦，去枸杞子、野菊花、生地、黄精、杜仲、寄生、泽泻、川芎、佩兰，三七粉改 6g 冲服，加玄参、枳壳、茯苓、陈皮滋阴清热，连翘 10g 清热解毒。续服 30 剂，四诊，血压 108/63mmHg，心率 84 次/分，头晕已无，肝区胀痛减轻，口腔溃疡反复，舌质淡黯，苔薄黄，脉细弦，加金银花 10g

清热解毒，薄荷 10g（后下）清泻疏肝，白豆蔻 10g 行气化湿，蚕沙 15g（包）化浊通经，嘱苯磺酸氨氯地平片减半。随访 3 个月，血压稳定，控制在 100～125/70mmHg。

按语：《景岳全书》"无虚不作眩"，本案属阴阳两虚，治疗应补虚。补虚之法沈师主张调肾，自拟"调肾阴阳方"，"阳中求阴""阴中求阳"，阴阳平衡，其虚乃除。体虚日久，气机不畅，易致血脉瘀滞，痰瘀互结，应痰瘀同治以增效，故合"降压四味汤"祛痰平肝，升清降浊。本案特色：①标本同治，枸杞子、野菊花、生地、黄精、杜仲、寄生调肾阴阳治本，天麻、钩藤平肝，治肝风之标。②痰瘀同治，川芎化瘀、升清透窍，莱菔子、泽泻祛痰利湿，痰瘀同治增强疗效。③选用三七粉、丹参、赤芍活血化瘀，浙贝母软坚散结，以防乳腺癌术后复发。④蝉蜕、天麻、灵磁石升降气机，为治疗耳鸣耳聋的有效药对，证药相符，效果显著，西药减量，血压正常。

（韩学杰　王凤）

案 5　阴虚火旺　热扰心神

孙某，女，50 岁，2012 年 12 月 29 日初诊（冬至）。

主诉：头晕头痛阵发性发作 4 月余。

病史：患者 2009 年体检时发现甲状腺功能低下，口服"优甲乐"治疗。2011 年 9 月行乳腺癌切除术，化疗后口服抗癌药巩固治疗。2012 年 9 月出现阵发性头晕头痛，查血糖升高，服二甲双胍每日 2 次，每次 0.25g。监测血压在 140～150/80～90mmHg 波动，诊断为 2 型糖尿病，高血压 1 级。刻下症见：头晕头痛，心慌胸闷，神疲乏力，入睡困难，烦躁易怒，口黏口苦，咽干口渴，大便不成形，1～2 次/日，量少不畅。

检查：舌尖红、质黯红，苔薄黄，脉细弦。血压 130/90mmHg，心率 78 次/分，空腹血糖 6.1mmol/L，餐后血糖 9.0mmol/L，糖化血红蛋白 7.3mmol/L。

辨证：阴虚火旺，水不涵木，阴不维阳，阳亢于上而发为眩晕头痛；热扰心神，则心慌胸闷，烦躁难眠；热伤津液，则口黏口苦，咽干口渴。舌尖红、质黯红，苔薄黄，脉细弦，为阴虚内热之象。证属阴虚火旺，热扰心神；病位在心、肝、肾。

诊断：

中医诊断：眩晕；不寐；消渴；乳岩。阴虚火旺，热扰心神证。

西医诊断：高血压 1 级；失眠；2 型糖尿病；乳腺癌术后；甲状腺功能低下。

治法：滋阴清热，宁心安神。

方药：沈氏玄参汤加减。

玄 参 10g	枳 壳 10g	茯 苓 10g	陈 皮 10g
石菖蒲 10g	郁 金 10g	山萸肉 10g	刘寄奴 10g
夜交藤 60g	炒枣仁 15g	赤灵芝 5g	苏 木 10g
佛 手 10g	丹 参 30g	生薏苡仁 30g	生山楂 10g
连 翘 10g	白花蛇舌草 30g	草决明 10g	芦 根 10g
钩 藤 30g^{后下}			

结果：上方每日 1 剂，水煎分 2 次服。同时服用中成药强力定眩胶囊，每日 2 次，每次 4 粒；诺迪康胶囊，每日 2 次，每次 2 粒。服用 14 剂后，二诊，血压 120/80mmHg，心率 72 次/分，心悸胸闷、咽干口渴、口黏口苦均已消失，乏力明显减轻，偶有头晕头痛，入睡困难同前，仍觉腹胀不适，大便不成形，量少不畅，舌尖红，苔薄黄，脉细弦，去石菖蒲、郁金、连翘，加丹皮 10g 清热泻火，苏梗 10g 行气宽胸，中成药服用同前。服用 7 剂后，三诊，血压 135/90mmHg，心率 72 次/分，偶有头晕头痛，入睡困难，腹胀不适，大便成形，量少不畅，余症皆除，舌尖红、质黯红，苔薄黄，脉细弦，去佛手、丹参、苏梗，加肉桂 2g 引火归原，黄连 5g 清心泻火，草决明改 30g 润肠通腑，炒枣仁改 30g 增加安神之效，中成药服用同前。服用 14 剂后，四诊，血压 120/80mmHg，心率 72 次/分，头晕头痛已无，入睡困难减轻，但觉多梦，仍有腹胀，大便转畅，舌尖红，苔薄黄，脉细弦，去苏木、生山楂，加生栀子 10g 清心泻火，合欢皮 10g 宁心安神，丹参 30g 活血化瘀，中成药服用同前。续服 14 剂，五诊，血压 120/80mmHg，心率 72 次/分，入睡快，多梦减少，大便通畅，腹胀已无，舌尖红，苔薄黄，脉细弦，去合欢皮，加生鸡内金 30g 消食化坚，中成药服用同前。续服 7 剂，未有不适，自行停药。随访 2 个月，血压稳定在 120/80mmHg 左右。

按语： 本案患者舌症均为阴虚火旺，热扰心神之象，治疗宜滋阴清热。以玄参为主药。本案特色：①交泰丸中黄连清心降火，肉桂引火归原，二药合用，为治疗失眠的效药，配合夜交藤、炒枣仁、合欢皮宁心安神，专治虚烦不得眠。②山萸肉、刘寄奴为治疗心病的有效药对。③虚久必瘀，故加丹参、生山楂、苏木、丹皮等活血化瘀之品，且现代药理研究生山楂有强心、降压、降脂之效。③现代药理研究钩藤有明显降压作用，但其活性成分为钩藤碱，不宜久煎，要后下取效。④采用扶正活血祛痰之法，防癌复发。扶正选用赤灵芝，祛痰利湿选用生薏苡仁、白花蛇舌草，现代药理研究这 3 味药均有抗癌之功。本案证药相符，血压正常，症状消失，疗效显著。

（韩学杰　王凤）

案 6　痰湿瘀结　邪实正虚

徐某，女，62 岁，2013 年 3 月 7 日初诊（大寒）。

主诉：眩晕 7 年余。

病史：患者于 2006 年行畸胎性卵巢癌切除术，自 2007 年无明显原因出现眩晕，血压 140/90mmHg，偶有头晕头痛，长期服用富马酸比索洛尔片、苯磺酸氨氯地平片等降压药控制。刻下症见：头晕头痛，心悸胸闷，情绪急躁，口渴乏力，少气懒言，腰酸耳鸣，手指疼痛，外阴瘙痒，带下量多色黄，食后胃胀，入睡困难，夜尿 2 次。

检查：舌质黯红，苔薄黄腻，脉沉细。血压 140/90mmHg，心率 83 次/分。实验室检查：甘油三酯 1.78mmol/L，高密度脂蛋白 1.60mmol/L，血小板 31 × 10^9/L。

辨证：脾胃素虚，脾失健运，则痰湿内生，则见胃胀纳差；痰浊上蒙清窍，则头晕头痛；湿热下注，见外阴瘙痒，带下量多色黄；痰瘀互结，瘀血阻闭经络，不通则痛，见手指疼痛；痰瘀互结于心，则心脉不畅，见胸闷心悸；郁而化热，则情绪急躁；气虚则乏力少气；肾虚则腰酸耳鸣。舌质黯红，苔薄黄腻，脉沉细为正虚痰瘀之征。证属痰湿瘀结，邪实正虚；病位在心、肝、肾、脾胃。

诊断：

中医诊断：眩晕；癥瘕。痰湿瘀结，邪实正虚证。

西医诊断：高血压 1 级；畸胎性卵巢癌术后。

治法：祛痰化瘀，解毒通络。

方药：《三因极一病证方论》温胆汤合止痒三子汤、定悸汤加减。

竹　茹 10g	枳　壳 10g	茯　苓 10g	陈　皮 10g
石菖蒲 10g	郁　金 10g	地肤子 10g	炒葶苈子 10g

莱菔子 10g	山萸肉 10g	刘寄奴 10g	赤灵芝 3g
生薏苡仁 10g	丹 参 30g	天花粉 10g	白豆蔻 10g
生鸡内金 30g	桑 枝 20g	白花蛇舌草 30g	

结果：上方每日 1 剂，水煎分 2 次服。服 21 剂，二诊，血压稳定，外阴瘙痒已消除，眩晕、心悸、胸闷、手指疼痛减轻，仍感胃胀纳差，耳鸣腰酸，且全身浮肿，带下量多色黄，舌黯红，苔薄黄，脉细弦。效不更法，上方云地肤子、炒葶苈子、莱菔子、石菖蒲、郁金，加炒苍术 10g，肉桂 2g，黄柏 10g，生黄芪 10g，红花 10g，泽兰 10g，增强益气活血，清热利湿之力。加服中成药诺迪康胶囊每日 2 次，每次 4 粒。续服 21 剂，三诊，血压稳定，停服苯磺酸氨氯地平片，仍服富马酸比索洛尔片，每日半片。手指疼痛已消除，纳食转佳，眩晕、全身浮肿减轻，新见晨起心律不齐，心悸胸闷频发，全身乏力，气短懒言，舌质淡黯，苔转薄白，脉细弦。痰浊已去，肝肾不足之征渐显。法随证变，制宜调肾阴阳，宁心活血，易方《医级》杞菊地黄汤加减，中成药服用同前。

枸杞子 10g	野菊花 10g	生 地 10g	黄 精 10g
生杜仲 10g	桑寄生 10g	地肤子 10g	葶苈子 10g
莱菔子 10g	山萸肉 10g	刘寄奴 10g	赤灵芝 3g
连 翘 10g	生薏苡仁 10g	丹 参 30g	天花粉 10g
苦 参 10g	白花蛇舌草 30g		

结果：上方每日 1 剂，水煎分 2 次服。续服 21 剂后，四诊，血压稳定，自行停服富马酸比索洛尔片。全身浮肿减轻，心悸胸闷发生频率减少，心律不齐明显缓解。为巩固疗效，继续在门诊治疗。

按语：本案患者属本虚标实证，正虚不足是本，痰湿瘀阻为标。沈师对于虚实夹杂之证的治疗为先祛邪、后扶正，本案的治疗即遵循此原则，先祛痰瘀，后调肾扶正。本案特色：①温胆汤是清热祛痰的主方，其中石菖蒲豁痰开窍，郁金理气解郁，一透一行，以增祛痰之力。②蛇床子、葶苈子、莱菔子合用止痒，为临床治疗湿热内蕴引起皮肤瘙痒的有效方剂。③山萸肉、刘寄奴为治疗心气不足，瘀血阻滞心络而致心悸的有效药对。④祛痰利湿药中配伍连翘，既助清热，又不碍祛痰利湿。诸药有效配合，用药 2 月余，患者血压正常且稳定，用药遣方巧妙，应细心体会。

（韩学杰　刘大胜）

（七）失眠

案1 气郁化火 肝火扰心

张某某，女，40岁，2010年3月25日初诊（春分）。

主诉：入睡困难3个月，加重1个月。

病史：患者平素性情急躁，3个月前因家庭矛盾，精神不畅而出现失眠，夜间难以入睡，睡后易醒，辗转不安。自服"地西泮""枣仁安神液"等药物治疗1个月余，症状无改善，经病友介绍，前来就诊。刻下症见：心烦不寐，躁扰不宁，头晕头胀，口干而苦，目赤耳鸣，不思饮食，小便短赤，大便干结。

检查：舌质红，苔薄黄，脉弦数。血压130/80mmHg。

辨证：情志不遂，肝气郁结，郁而化火，火扰心神，致心烦不寐，躁扰不宁；火热上扰，则头晕头胀，目赤耳鸣；肝气犯胃而不思饮食；热伤阴津，则口干口苦，大便干结；热移小肠，则小便短赤。舌红苔黄，脉象弦数，均为肝火内热之征；病位在心、肝。

诊断：

中医诊断：不寐。气郁化火，肝火扰心证。

西医诊断：神经性失眠。

治法：清肝泻火，镇心安神。

方药：《和剂局方》龙胆泻肝汤加减。

龙胆草5g	蒲公英10g	生栀子10g	薄 荷10g
泽 泻10g	当 归10g	茯 苓10g	枳 壳10g
石菖蒲10g	郁 金10g	生龙牡各30g	车前草30g

结果：上方每日1剂，水煎分2次服。服7剂后，二诊，诸症俱减，心情转佳，惟夜寐不实依存，苔薄白，脉弦减，肝火渐平，守法再进养心宁神之品，加夜交藤30g，炒枣仁30g，琥珀粉蜜调3g，改为每晚临睡前服1煎。继服14剂后，三诊，诉夜眠转酣，心情舒畅，已无明显不适。不愿再服汤药，遂停服汤剂，稳定情绪，用白菊花、枸杞子代茶泡饮，自行调养，未再复诊。

按语：肝火之清，一则泻肝，二则清利，缺一不可，龙胆泻肝汤正合其治。但临诊之时应变通重组，其变有三：①龙胆草苦寒伤胃，再配栀子、黄芩、木通则苦寒之性益甚，更伤胃气，增重纳呆。减其苦寒，龙胆草用量以 10g 以下为妥，并配既能泻火，又不损土的蒲公英，再于栀子、黄芩二味之中选一。本案用生栀子清热除烦，通便利尿，三药合用，清肝而泻火，苦寒不伤胃。临证亦可以丹皮、栀子、熟大黄代替龙胆草。②木通苦寒滑利有毒，不良反应临床屡有报道，"用药如用兵，安全第一"，故弃而不用，清利则用泽泻、车前导热下泄，并配龙牡生用清热宁神，茯苓、枳壳理气健脾，"扶土抑木"。③肝火易亢，柴胡虽可舒畅肝胆，但其性上升，凡见眩晕不宜用之，改用薄荷之清，菖蒲之透，郁金之利。不用生地之滋，只用当归活血以行气，而助畅肝。如此重组，清肝泻火之力更著，而毒副作用则大为减去，更符合方剂安全有效的原则。

（沈宁）

案 2　心肾不交　水火不济

吕某，男，37 岁，2012 年 5 月 25 日初诊（小满）。

病史：失眠 2 载，服西药用量逐渐加大，但效不明显，求治中医。刻下症见：入眠困难，寐则多梦，醒后难睡，腰酸背痛，神疲心烦，手足汗多。

检查：舌质红，苔薄黄，脉细数。

辨证：心主君火，肾主真阴，肾水上润，心火下降。本案肾水不足，不济心火，心肾不交致失眠难寐，心烦多汗，腰背酸痛等证。舌质红，苔薄黄，脉细数为肾水不济、心火独亢之征。证属心肾不交，水火不济；病位在心、肾。

诊断：

中医诊断：失眠。心肾不交，水火不济证。

西医诊断：神经衰弱。

治法：交通心肾。

方药：守《韩氏医通》交泰丸加味。

黄　连 10g	肉　桂 3g	生　地 10g	黄　精 10g
炒枣仁 30g	知　母 10g	茯　苓 10g	川　芎 10g
生龙骨 30g	夜交藤 30g	生栀子 10g	川牛膝 15g

结果：上方每日服 1 剂，水煎分 2 次服。连服 14 剂，二诊，夜寐明显改善，已可酣睡 5 小时左右，夜梦减少，仍有腰酸、心烦、汗出，再增补

肾益气之力，加生黄芪、生杜仲、桑寄生、川续断各 10g。再服 14 剂，三诊，诸症皆除，苔薄黄，脉弦细，汤药减为每晚服 1 煎，连服 1 个月巩固疗效，未再复诊。

按语：心主火，肾主水，互相制约，互相关联。心阳下降，温养肾阳；肾阴上升，滋养心阴，水火相济。一旦肾水不济，心火独亢便会出现心烦失眠，交泰丸是效方。本案特色：①生地、黄精滋肾阴，生杜仲、桑寄生、川续断从阳求阴。②气阴两生，生黄芪益气以滋阴。③知母、生栀子助清心火。④川芎、牛膝升清降浊，利于安眠。⑤炒枣仁、夜交藤、生龙骨乃安眠效药。⑥失眠易反复，每晚服 1 煎，可资巩固。

（沈宁）

案 3　肝胃不和　痰热扰神

患者，女，45 岁，2008 年 3 月 9 日初诊（惊蛰）。

病史：失眠病史 3 年，常需服用地西泮方能入睡，平素性情急躁，近 1 周因家事纷扰致难以入睡而使病情加重，出现心烦失眠，恶梦不断，甚则通宵不能入寐，辗转反侧，虽加大地西泮用量，亦仅入睡 2～3 小时，次日头目眩晕，经当地医院诊断为更年期综合征，服用琥珀安神丸及大剂量地西泮未见好转，经朋友介绍，前来就诊。刻下症见：心烦不寐，急躁易怒，口苦目赤，胸脘痞闷，纳差肢倦。

检查：舌质红，苔黄厚腻，脉滑数。

辨证：患者平素性情急躁，复因家事纷扰，情志内伤，肝失条达，气机不畅，郁而化火，上扰心神则不寐目赤，急躁易怒；肝气犯胃，胃失和降，痰热郁于胸中，则口苦烦热；肝木乘脾，脾失健运，则胸脘满闷，纳差肢倦。舌质红，苔黄厚腻，脉滑数，为痰热内扰之征。证属肝胃不和，痰热扰神；病位在心、肝、脾胃。

诊断：

中医诊断：失眠。肝胃不和，痰热扰神证。

西医诊断：更年期综合征。

治法：清热祛痰，清肝安神。

方药：《三因极一病证方论》温胆汤合《丹溪心法》交泰丸加减。

竹　茹 10g	枳　壳 10g	茯　苓 10g	陈　皮 10g
石菖蒲 10g	郁　金 10g	黄　连 10g	肉　桂 3g

| 柴　胡 10g | 木　香 10g | 生龙骨 30g | 夜交藤 30g |
| 炙远志 10g | 莱菔子 15g | 焦三仙 30g | 车前草 30g |

结果：上方每日 1 剂，水煎分 2 次服，并进行心理疏导，避免情绪激动。服用 7 剂后，二诊，诸症略有改善，每晚能睡 3～4 小时，但大便干燥，仍舌红，苔黄腻，脉弦滑，痰热未除，腑气不通，加大祛痰通便之力，加草决明 30g，熟大黄 10g 清热通便。继续服用 14 剂，三诊，情绪好转，大便通畅，睡眠仍差，舌苔变薄，痰热渐祛，心神未安，加炒枣仁 30g 养心安神。再服 14 剂，四诊，失眠改善，可熟睡 5～6 小时，夜寐安，纳食增，舌脉基本正常，改服加味逍遥丸继续调理，1 年内未见复发。

按语：患者平素性情急躁，复因家事纷扰，情志内伤，肝气犯胃，胃失和降，痰热中阻，上扰心神而不得眠。《素问·逆调论篇》"胃不和则卧不安"，《古今医统大全卷七十·梦遗精滑门·精梦门·不寐侯》分析失眠的病因："痰火扰乱，心神不宁，思虑过伤，火炽痰郁而致不眠。"因此，清热祛痰为本案治疗失眠的关键。本案特色：①清热祛痰以治寐。对于情志引起的失眠，一般要疏肝理气用逍遥散加减治疗，而本病是痰热内扰所致的失眠，故清热祛痰为主，疏肝理气为辅。竹茹、枳壳清热祛痰，茯苓、陈皮化痰降逆，石菖蒲、郁金开窍行气，莱菔子、焦三仙消食健胃，生龙骨潜镇安神，远志、夜交藤、酸枣仁养心安神，车前草清热利尿、使热从小便而出，熟大黄、草决明通腑泄热，柴胡、木香疏肝理气。②黄连清心火，心与小肠相表里，车前草清热利尿，可以提高清利心火的作用，肉桂引火归原，使水火相济，助于安眠。③丸药缓图以调寐。加服逍遥丸，疏肝调情绪，使气顺痰清热除，睡眠好转。诸药合用，使肝疏利而火降，痰热清则神安，药证相符，故获良效。

（张印生）

案 4　阴阳两虚　心神失养

张某，女，43 岁，2009 年 11 月 1 日初诊（霜降）。

病史：失眠 10 余年，加重 2 年，伴眼睑及面部浮肿，手足有肿胀感。多年来持续治疗，但效不明显。刻下症见：入睡困难，睡后易醒，夜寐多梦，每晚睡眠 2～3 小时，晨起疲劳，面部浮肿，手足肿胀，精神不振，反应迟钝，情绪低落，疲乏健忘，畏寒腰酸，下肢沉重。

检查：面色少华，舌质淡红，舌苔薄白，双脉沉弱。

辨证：肾精不足，心血亏虚，心神失养，则失眠健忘，畏寒腰酸，下肢沉重；精养神，则精神不振，反应迟钝，情绪低落；肾主开阖，为水之下源，肾虚水停，则面部浮肿，手足肿胀。面色少华，舌质淡红，舌苔薄白，双脉沉弱，为阴阳两虚之征。证属阴阳两虚，心神失养；病位在心、肾。

诊断：

中医诊断：不寐。阴阳两虚，心神失养证。

西医诊断：睡眠障碍。

治法：调补阴阳，和血安神。

方药：沈氏二仙汤合《伤寒论》桂枝龙骨牡蛎汤。

桂　枝 10g	白　芍 10g	生龙牡各 30g	川　芎 10g
知　母 10g	胆南星 3g	乳　香 3g	桑白皮 10g
冬瓜皮 10g	黄　柏 10g	当　归 10g	益母草 10g
菟丝子 10g	巴戟天 10g	蛇床子 10g	仙灵脾 10g
夜交藤 60g	川续断 10g	泽　兰 10g	

结果：上方每日 1 剂，水煎分 2 次服。服药 2 周后，二诊，睡眠好转，睡眠时间延长，睡眠质量好转，晨起面部浮肿已消失，手足已无胀感。效不更方，继服 2 周。患者电话回复，睡眠较佳，体力充沛，心情愉快。

按语：本案失眠属肾精亏耗，心血不足，当从调肾阴阳求治，选用沈氏二仙汤为主方。本案特色：①二仙汤以黄柏、知母、菟丝子、巴戟天、蛇床子、仙灵脾、川续断调肾阴阳。②患者失眠且伴有精神不振，反应迟钝，情绪低落，疲乏健忘，面色少华等症状，这些都为神失所养的表现，而心脑所藏之神乃不寐之核心，故方中酌加少许胆南星通于脑，以增加疗效。③《类证治裁·不寐》："不寐者，病在阳不交阴也。"用桂枝龙骨牡蛎汤调摄阴阳，引阳入阴。④在诸多安神药中，尤以夜交藤作用最佳，其善于养血，故用于血虚所致的失眠最为适宜，因性平和，各种原因所致的失眠均可作为佐使药用之。唯用量宜大，少则不效。处方一般恒用 30g，重症失眠则用 60g。⑤桑白皮、冬瓜皮调畅水道，针对面部浮肿，手足肿胀之症。

（贾海骅）

二、脑血管疾病验案

（一）痫症

案1 痰火闭阻 脑窍蒙蔽

罗某，28 岁，2004 年 12 月 10 日初诊（冬至）。

主诉：神智昏蒙，轻微抽搐 3 次。

病史：患者 19 岁时偶因坐位时膝盖疼痛而诱发神志昏蒙，轻微抽搐，于某医院诊断为癫痫。近 1 年 2 次因左膝疼痛、1 次胃痛诱发癫痫发作，现平均 3 个月发作 1 次，末次发作为 9 月 28 日，发作时眼球斜视，神智尚清，未见抽搐。刻下症见：心烦易怒，胃痛不适，眼干灼热，大便溏泄，会阴疼痛。

检查：舌尖红，苔黄腻，脉弦滑。血压 130/85mmHg，心率 78 次/分，律齐。脑电图检查未见明显异常电波，CT 检查无明显异常。

辨证：痰浊蒙窍，故见神志昏蒙；痰注四肢，经脉不通故见膝痛；痰郁胃络，不通则痛，故见胃痛不适；痰瘀阻络，眼脉痉挛，故双眼斜视；痰热内扰，则心烦易怒，眼干灼热；湿热滞于肠道，见大便溏泄；痰阻肝经，经脉不通，故会阴部疼痛。舌尖红，苔黄腻，脉弦滑皆为痰郁化火之征。证属痰火闭阻，脑窍蒙蔽，其病位在肝、脾胃、脑。

诊断：

中医诊断：痫证。痰火闭阻，脑窍蒙蔽证。

西医诊断：抽搐原因待查；斜视待查。

治法：清热祛痰，开窍通络。

方药：《三因极一病证方论》温胆汤加减。

天竺黄 10g	枳 壳 10g	茯 苓 10g	陈 皮 10g
石菖蒲 10g	郁 金 10g	莱菔子 10g	丹 参 30g
葛 根 10g	川楝子 10g	延胡索 10g	生山楂 15g
熟大黄 10g	车前草 30g		

结果：上方每日 1 剂，水煎分 2 次服。连服 14 剂，二诊，抽搐未发，身觉清爽，会阴部疼痛消失，偶感胃胀，时有打嗝，舌尖红，质淡黯，苔黄腻，乃气郁胸腹，故加川芎 10g 理气行血；痰浊未清，加生龙骨、生牡蛎、海蛤壳各 30g 祛除顽痰。继服 14 剂，三诊，舌质黯、边瘀紫，苔薄黄，痰已祛大半，乏力气短之象显现，故改用健脾补气之四君子汤加减，方用炒白术 10g，党参 10g，蒲公英 10g，野菊花 10g，焦三仙 30g，木香 10g，天麻 10g，丹参 30g。继服 1 个半月，四诊，抽搐 6 个月未发，胃脘轻微不适，舌淡苔薄腻，痰浊又起，故用温胆汤加莱菔子 10g，丹参 30g，生龙骨 30g，生牡蛎 30g，生栀子 10g，蒲公英 10g，草决明 30g，车前草 30g，川芎 10g，继服 1 个月，未再复诊。

按语：《古今医鉴·五痫》："痫者有五等，而类五畜，以应五脏。发则猝然倒仆，口眼相引，手足搐搦，背脊强直，……。原其所由，或因七情之气郁结，或为六淫之邪所干，或因受大惊恐，神气不守，或自幼受惊，感触而成，皆是痰迷神窍，如痴如愚。治之不须分五，俱宜豁痰顺气，清火平肝。"本案证属痰浊蒙窍，病久郁而化火，损及脾胃。本案特色：①清热祛痰，利尿透窍并用，天竺黄清热化瘀，车前草清热利尿，菖蒲、郁金透窍豁痰，川芎、葛根引药透过血脑屏障。②生龙骨、生牡蛎、海蛤壳三石并用，祛除顽痰，加大祛痰力度。③痰浊祛后要及时扶正，以炒白术、党参、蒲公英、焦三仙，益气健脾，健胃消食，杜绝生痰之源。④痰已热化加蒲公英、野菊花清热祛痰。本案是用温胆汤化裁清热祛痰透窍，取效较佳。

（刘颖　韩学杰）

（二）神经性晕厥

案 1　痰浊阻滞　肝郁化火

张某，女，43 岁，2005 年 9 月 2 日初诊（处暑）。

主诉：半年来反复发作昏倒。

病史：半年前因情志不遂而突然昏倒，不省人事，移时苏醒，平均每周昏倒 3 次。刻下症见：胸闷气粗，头晕胀痛，心烦易怒，呕吐涎沫。

检查：舌尖红，苔黄腻，脉滑。血压 120/80mmHg，心率 74 次/分。CT 检查脑部无异常。

辨证：怒则气逆，痰随气涌，上闭清窍，故突然昏仆，不省人事；痰阻于中，浊气不降，则胸闷气粗；脾胃失和，则呕吐涎沫。舌尖红，苔白腻，脉沉细，俱为痰火内扰之证。证属痰浊阻滞，肝郁化火。病位在肝、脑。

诊断：

中医诊断：厥证，痰厥。痰浊阻滞，肝郁化火证。

西医诊断：神经性晕厥。

治法：祛痰开窍，调理气机。

方药：沈氏茵陈温胆汤加减。

茵 陈 15g^{后下}	泽 泻 10g	竹 茹 10g	枳 壳 10g
茯 苓 10g	陈 皮 10g	石菖蒲 10g	郁 金 10g
丹 参 30g	川 芎 10g	生牡蛎 30g	生龙骨 30g
川楝子 10g	延胡索 10g	车前草 30g	金钱草 15g
莱菔子 10g	蒲公英 10g		

结果：上方每日 1 剂，水煎分 2 次服。连续服用 7 剂，二诊，晕厥次数明显减少，期间昏倒 1 次，头胀胸闷得以缓解，近日做 B 超，提示肝表面粗糙，加夏枯草 10g，醋鳖甲 15g 清泻肝火，消散郁结。继服 7 剂后，三诊，晕厥未发，头胀胸闷不显，舌质黯红，苔根薄腻，双脉沉细，此为痰浊渐散，正气不足之征显现，去川芎、生龙骨、生牡蛎、蒲公英、丹参，加生黄芪 15g 益气健脾。再进 7 剂，四诊，未见晕厥，大便干燥，偶有腰酸，余无不适，加草决明 30g 润肠通便。再进 7 剂，五诊，未见晕厥，嘱停汤剂，改为口服中成药杞菊地黄胶囊，每日 3 次，每次 5 粒。3 个月后复诊，晕厥未发，继续口服杞菊地黄胶囊巩固疗效，嘱其若见头晕不舒则服末次汤药，未曾复诊。

按语：《素问·厥论篇》指出："厥……或令人暴不知人，或至半日，远至一日乃知人者……"本案属痰厥，由于平素多湿多痰，复因恼怒气逆而致肝气克脾，脾失运化，聚湿生痰，而痰随气逆，上蒙清窍而致晕厥。治宜祛痰开窍，疏肝理气。本案特色：①茵陈温胆汤清热利湿，理气和中，杜绝生痰之源。②丹参养血活血，配合祛痰药，痰瘀同治。③痰浊难化，故加生牡蛎、生龙骨祛痰软坚，兼以重镇安神。④痰阻气机，故用川楝子、延胡索疏肝理气，调畅气机。⑤痰郁化火，故用蒲公英清热不碍祛痰，并有健胃之功。统观全方，用药遣方精妙，药到病愈。

（汪永鹏　韩学杰）

（三）脑血管意外

案1　痰热蒙窍　脑络瘀阻

胡某某，男，61 岁，2011 年 7 月 29 日初诊（大暑）。

病史：1 个月前因暑热心烦，不慎贪凉突感眩晕肢麻，在某医院急诊，查血压 150/100mmHg，右侧脑梗，急诊住院，溶栓治疗 1 周，未见效，出院并来门诊。刻下症见：左侧肢麻不遂，行动不利，眩晕头重，胸闷脘胀，口黏纳呆，大便不畅。

检查：神志尚清，苔黄腻，质红燥，脉弦滑。血压 160/100mmHg。

辨证：痰浊内阻，蒙蔽清窍，则眩晕头重；阻滞经络，则肢麻不遂；内停中焦，见胸闷脘胀，口黏纳，不见腑行。苔黄腻，质红燥，脉弦滑为痰浊化火之征。证属痰热蒙窍，脑络瘀阻；病位在脾胃、脑、经络。

诊断：

中医诊断：中风，中经络。痰热蒙窍，脑络瘀阻证。

西医诊断：脑梗死急性期。

治法：祛痰开窍，清热醒神。

方药：守《济生方》导痰汤出入。

胆南星 10g	天竺黄 10g	枳　壳 10g	茯　苓 10g
陈　皮 10g	石菖蒲 10g	郁　金 10g	全瓜蒌 30g
莱菔子 10g	草决明 30g	丹　参 30g	川　芎 10g
天　麻 10g	海　藻 10g	白扁豆 10g	

结果：上方每日 1 剂，水煎分 2 次服。连服 3 剂，二诊，眩晕头重明显减轻，血压降为 140/90mmHg，左侧肢体活动稍有力，仍有便干，苔腻厚转薄，脉弦细不滑，舌下静脉较显，痰浊渐祛瘀依存，去白扁豆、海藻，加桃仁 10g、地龙 10g、水蛭 10g、白菊花 10g、当归 10g，增通腑活络之力。再服 7 剂，三诊，腑行已畅，左侧肢体活动明显改善，眩晕头重已除，血压 130/80mmHg，痰瘀渐清，正值暑天，加藿香 10g，生薏苡仁 10g。再服 14 剂，四诊，血压 130/80mmHg，眩晕未复，肢体活动已趋正常，苔薄黄，脉弦细，上方研磨水丸，早晚各服 3g。3 个月后，复查 CT

右脑梗面积明显缩小，继续服水丸，未再复诊。

按语：脑中风历代医家大多主张补气活血，常投"补阳还五汤"。本案属痰浊蒙窍，以祛痰为主，清热化瘀为辅，对证效显。本案特色：①通腑是取效之关键，天竺黄、全瓜蒌、莱菔子、草决明、白菊花和当归，均系通腑效药。②海藻祛痰，现代药理研究有降压之效。③白扁豆补气开胃纳，既健脾又扶正祛痰。

（沈宁）

案 2　痰瘀互结　脑络受损

谷某，男，52 岁，2010 年 10 月 17 日初诊（寒露）。

病史：言语迟缓伴肢体功能障碍半月。患者高血压病史 14 年，嗜烟酒，不能正规服用降压药。1 月前晨起活动后突然出现剧烈头痛呕吐，随即昏厥不醒，急送医院诊治。核磁共振检查示脑出血。治疗半月，意识清醒，肢体功能障碍，遂来就诊。刻下症见：行走不便，言语迟缓，右侧肢体功能障碍，头晕乏力，纳差便干。

检查：伸舌偏右侧，鼻唇沟变浅，舌尖红、舌下络脉紫粗，苔黄腻，脉细弦。血压 150/100mmHg，肢体肌力Ⅲ级。

辨证：平素饮食不节，嗜烟酒过度，致聚湿生痰，痰郁化热，肝阳暴盛，内风夹痰，上扰清窍，故半身不遂，偏身麻木，口眼歪斜；风痰阻于舌本，则言语迟缓；痰阻中焦，脾失健运，则纳差；痰热内盛，大肠传导失司，腑气不通，则便秘干结；清阳不升，则头晕乏力。舌尖红，舌苔黄腻，脉弦滑为痰热内盛之象。证属痰瘀互结，脑络受损；病在脾胃、肝、脑。

诊断：

中医诊断：中风，中脏腑。痰瘀互结，脑络受损证。

西医诊断：脑出血；高血压 3 级（极高危）。

治法：清热祛痰，通腑泄热。

方药：《三因极一病证方论》温胆汤加味。

竹　茹 10g	茯　苓 10g	陈　皮 10g	枳　壳 10g
石菖蒲 10g	郁　金 10g	川　芎 10g	泽　泻 10g
草决明 30g	生山楂 15g	丹　参 30g	牛　膝 10g
白扁豆 10g	仙鹤草 10g	石决明 30g	珍珠母 30g

天 麻 10g	钩 藤 15g^{后下}	夏枯草 15g	葛 根 10g

结果：上方每日 1 剂，水煎分 2 次服。服用 15 剂，二诊，纳可，大便通畅，言语较前流利，麻木缓解，肢体功能恢复不明显，血压 140/90mmHg，头晕乏力仍有，苔薄脉细，痰邪已去，肝肾阴虚证显，改用调肾阴阳方加减。

枸杞子 10g	白菊花 10g	生 地 10g	黄 精 10g
生杜仲 10g	桑寄生 10g	石菖蒲 10g	郁 金 10g
升 麻 10g	葛 根 10g	川 芎 10g	泽 泻 10g
白扁豆 10g	仙鹤草 10g	丹 参 30g	石决明 30g
珍珠母 30g	夏枯草 15g	川牛膝 10g	

结果：上方加减治疗 1 个月，言语不利加木瓜、威灵仙；肢体疼痛加徐长卿；清化痰热，活血通络加胆南星、瓜蒌、赤芍、鸡血藤；头晕重加天麻、钩藤；眠差烦躁加生地、麦冬、玄参、夜交藤。三诊，患者能独立行走，伸舌稍偏，言语欠流利，肢体肌力Ⅳ级，嘱正常服用降压药，口服杞菊地黄丸收功。随访半年未复发。

按语： 本案患者脑出血为风痰上扰清窍，痰阻脉络，病情属恢复期，恢复肢体功能为首要。本案特色：①第一步祛痰通腑，治用温胆汤祛其痰邪；第二步用调肾阴阳，滋水涵木法治其本。②石菖蒲、郁金清热豁痰开窍，透邪外出。③川芎为血中气药，载药上行入脑。④升麻和牛膝一升一降，升麻引药上行，川牛膝导药下行，调畅气机。分步骤治疗，先祛邪后扶正，选药配合精当，患者病情稳定，未复发。

（崔叶敏）

案 3 痰瘀蒙窍 化热灼络

刘某，男，56 岁，2008 年 7 月 20 日初诊（大暑）。

病史：高血压病史 30 年，喜食肥甘厚味，嗜烟酒，间断服用治疗高血压西药。半年前开始出现右侧肢体麻木，20 天前突然昏倒，意识不清，右侧肢体不能活动。CT 检查示：小量脑出血。经住院治疗 20 天，神志清楚，右侧肢体不能活动，肢体麻木，言语蹇涩，症状缓解不明显，故寻求中医治疗。刻下症见：半身不遂，偏身麻木，头痛头晕，言语蹇涩，心烦易怒，口眼歪斜，便秘纳可。

检查：伸舌偏左，舌质紫黯、舌下络脉紫粗曲张，苔黄厚腻，脉弦滑。血压170/90mmHg，言语不利，右半身肢体瘫痪，肌力Ⅰ级。

辨证：平素饮食不节，嗜食肥甘厚腻，聚湿生痰，肝阳暴盛，痰郁化热，热灼脑络致脑出血；内风夹痰阻闭经络，则半身不遂，偏身麻木，口眼歪斜；痰热夹滞阻于中焦，中焦传导失司，升清降浊不利，则便秘；清阳不升则头晕；风痰阻于舌本，脉络不畅，则言语塞涩。舌苔黄腻，脉弦滑属痰热之征；舌下络脉紫粗曲张为瘀血之象。证属痰瘀蒙窍，化热灼络；病位在肝、脾胃、脑。

诊断：

中医诊断：中风，中脏腑。痰瘀蒙窍，化热灼络证。

西医诊断：脑出血恢复期；高血压3级。

治法：祛痰通腑，开窍通络。

方药：《重订严氏济生方》导痰汤合沈师经验方祛痰平肝汤加减。

钩　藤30g后下	川　芎10g	泽　泻10g	莱菔子10g
胆南星10g	珍珠母30g	草决明30g	白菊花10g
川牛膝10g	丹　参30g	葛　根10g	鸡血藤15g
赤　芍10g	全瓜蒌10g	茯　苓10g	陈　皮10g
枳　壳10g	白扁豆10g	仙鹤草10g	薄　荷10g

结果：上方每日1剂，水煎分2次服；第3煎加花椒15粒开水煎30分钟，先熏洗后泡足30分钟，每日2次；鲜竹沥每次20ml，日3次口服。服用10剂，二诊，便秘好转，偏身麻木减轻，血压130/80mmHg，见汗出多，去草决明、瓜蒌、薄荷，加生龙骨30g，生牡蛎30g，山萸肉10g敛汗固脱。继服30剂，三诊，血压120/80mmHg，汗出消失，言语较前流利，头晕好转，能下床行走，步态不稳，手足心热，舌质红紫、舌下络脉紫，脉细，痰邪已去，肝肾阴虚证显，改用《医级》杞菊地黄汤加减治疗。

枸杞子10g	白菊花10g	生　地10g	黄　精10g
生杜仲10g	桑寄生10g	菟丝子10g	泽　兰10g
续　断10g	伸筋草10g	路路通10g	牛　膝10g
白扁豆10g	仙鹤草10g	桑　枝10g	地　龙10g
水　蛭5g	丹　参30g	葛　根10g	鸡血藤30g

结果：上方每日1剂，水煎分2次服。继服30剂，四诊，血压120/80mmHg，行走步态稳，上肢能简单拿取物品，言语较流利，头痛头晕消

失，口眼歪斜愈，病情好转，随症加减治疗。继续治疗半年，患者下肢活动自如，上肢活动稍差，言语流利，血压稳定，用上方共研细末，装 0 号胶囊，每次 5 粒，每日 2 次，巩固治疗半年停药。继续随访，病情未见复发。

按语：脑出血属中医"中风""卒中"范畴，病情凶险，预后不良，复发病死率高。本案患者喜食肥甘厚味，嗜烟酒，高血压病史 30 年，猝然昏倒，半身不遂，苔黄厚腻，舌下络脉紫粗，证属痰瘀蒙窍，化热灼络。一般治疗此证，临床多选用活血化瘀通络，平肝熄风法，沈师根据此病证类改变，提出治以化痰通腑开窍，活血化瘀通络为法，并自拟祛痰平肝汤加减治疗，待痰浊渐除，肾虚证显，改沈师调肾阴阳方加减治疗。本案特色：①痰瘀同治。导痰汤加祛痰平肝汤（钩藤、川芎、泽泻、莱菔子）祛痰平肝，配合活血化瘀药水蛭、丹参、地龙等，痰瘀同治，增强疗效。②珍决汤（白菊花、草决明、珍珠母）平肝降压降浊。③运用升降理论，葛根升发清阳，引药入脑，川牛膝引血下行，两药配合，升清降浊，调畅气机以降压。④针对离经之血须配合化瘀之品，如赤芍、地龙、水蛭。但脑出血时需控制水蛭用量，以小量剔络，破瘀消肿，减少脑出血后遗症。⑤脉络瘀阻，需加通络药，如伸筋草、路路通、桑枝、鸡血藤，使络通肢体功能恢复。⑥白菊花、葛根、薄荷、川芎上行至头，使药直达病所。⑦久病必虚，加补气益肾之枸杞子、黄精、生杜仲、桑寄生、续断、白扁豆、仙鹤草。诸药配合，使病情很快稳定，恢复日常生活。

（崔叶敏）

（四）血管神经性头痛

案 1 寒热错杂 热重寒轻

赵某，男，36 岁，2012 年 3 月 9 日初诊（惊蛰）。

病史：偏右头痛近 1 年，常因劳累生气诱发，作则头部发胀跳痛，甚至欲撞墙。短则持续半小时，长则数小时，其苦难言。曾在西医院做各项检查，确诊为"血管神经性头痛"，服西药可暂时缓痛，中药各种治疗均未能解除疼痛。经友介绍，前来就诊。刻下症见：四肢不温，口苦恼怒，心烦意乱，影响入睡，食纳不佳，恶心呕吐。

检查：面色苍白，舌质红，苔薄黄不燥，脉弦细不数。

辨证：足厥阴肝经上头循额，偏头痛与厥阴相关。仲景六经辨证立厥阴病证，乃寒热错杂证：寒者面白肢凉，苔润脉细；热则心烦恼怒，恶心呕吐，口苦失眠，苔黄脉弦。证属寒热错杂，热重寒轻；病位在肝、脑。

诊断：

中医诊断：厥阴头痛。寒热错杂，热重寒轻证。

西医诊断：血管神经性头痛。

治法：温清并用。

方药：拟《伤寒论》乌梅丸原方改为汤剂。

制附片10g^{先煎半小时}　　肉　桂3g　　　　干　姜5g　　　　细　辛2g

川　椒0.5g　　　黄　连15g　　　黄　柏15g　　　党　参10g

当　归10g　　　乌　梅15g

结果：上方每日1剂，水煎分2次服。连服14剂，二诊，偏头痛日渐减轻，肢凉恶心、口苦面白已除，食纳增加，苔薄黄，脉弦细。奏效守方再服14剂，偏头痛已止，情绪稳定，纳寐均调。改服乌梅丸，早晚各1丸，嘱服1个月，未再复诊。

按语：仲景创"乌梅丸"专治厥阴证，近人多用于胆道蛔厥证。用治偏头痛，实属奇法。"乌梅丸"辨证关键系寒热错杂，虚实兼夹，面色苍白，苔黄不燥，脉弦不数。"乌梅丸"10味组成，热药5味，凉药2味，补气的党参、补血的当归和主药乌梅3味用量固定10克，可视寒热偏重调整用量，寒重者制附片15g，肉桂5g，川椒1g，细辛2g，干姜10g，黄连10g，黄柏10g；热重者制附片10g，肉桂3g，细辛2g，川椒0.5g，干姜5g，黄连15g，黄柏15g。经方药精量轻，配伍严谨，只要切中病机，往往奏效显著。

（沈宁）

案2　痰火上扰　瘀血阻窍

李某，女，36岁，农民，2004年5月22日初诊（小满）。

病史：右侧偏头痛反复发作8年，常伴恶心呕吐，每遇劳累紧张及情志抑郁头痛复发。发作时头痛难忍，短则20分钟，长则数小时，心烦意乱，难以入睡，纳便尚调。近2年来头痛发作频繁，每月发作2~4次，每次持续1~3天，发作过后如常人，曾在某医院做颅脑TCD和CT检查，均未发现异常，诊断为"血管神经性头痛"。曾服多种镇痛药仍不缓解，中药服用疏肝解郁，行气止痛诸方，疗效亦不满意，故前来门诊求治。刻下症见：右侧头痛，颞部呈抽掣样剧痛，痛处固定不移，牵及后项，心烦意乱，恶心呕吐，胸闷不舒，口苦咽干，且不欲饮，纳便尚调。

检查：舌紫黯，苔黄腻，脉滑数。

辨证：痰浊内蕴，郁久化火，痰火上扰清窍则偏头痛连及后项，且右侧眼眶发胀；痰阻胸中，胸闷不舒；痰郁中焦，升降失调，则是恶心呕吐，不欲饮；痰郁血滞，瘀血阻窍，则右侧头颞部呈抽掣样剧痛，痛处固定不移。舌质紫黯，舌苔黄腻，脉象滑数，为痰瘀互结之征。证属痰火上扰，瘀血阻窍；病位在肝、脾胃、脑。

诊断：

中医诊断：头痛。痰火上扰，瘀血阻窍证。

西医诊断：血管神经性头痛，合并紧张性头痛。

治法：清热祛痰，化瘀通络。

方药：《三因极一病证方论》温胆汤合《医林改错》通窍活血汤加减。

竹 茹 10g	枳 实 6g	茯 苓 10g	陈 皮 10g
石菖蒲 10g	郁 金 10g	黄 芩 10g	蒲公英 10g
川楝子 10g	延胡索 10g	川 芎 10g	丹 参 30g
全 蝎 6g	蜈 蚣 2 条	地 龙 10g	三七粉 3g^{冲}

结果：上方每日 1 剂，水煎分 2 次服。连服 7 剂，二诊，头痛减轻，唯觉脘闷体倦乏力，纳食不香，舌暗，苔白稍腻，此为痰湿未清，脾失健运，加生黄芪 10g、生白术 10g、厚朴 10g，健脾助运，燥湿化痰。再服 14 剂，三诊，头痛基本痊愈，纳食增加。效不更方，续服 14 剂后，改为每日 1 煎，连服 1 个月。停药观察半年，未再复发。

按语：血管性头痛属于中医"头痛""偏头痛"范畴，其特点是病程较长，呈阵发性反复发作，疼痛程度较剧烈。因为女子以血为用，为多虚多瘀体质，故血管性头痛以女性为多。一般治疗采取疏肝解郁，活血止痛，而本例患者胸闷不舒，舌苔黄腻，为痰浊壅盛，瘀久入络，疼痛不已，痛处不移，故选用温胆汤合通窍活血汤加减治疗甚为贴切。本案特点：①痰瘀同治。温胆汤祛痰，通窍活血汤化瘀止痛。②解郁止痛。女子以肝为用，加川楝子、延胡索，疏肝解郁，行气止痛。③特殊用药。虫类药善通经络，又能止痛，故加全蝎、蜈蚣、地龙通络止痛。④三点注意。

一是由于痰浊易化热，故黄芩、蒲公英清热祛痰；二是化瘀药伤正气，易致气短，加生黄芪以补气；三是虫类药使用要慎重，地龙易致过敏，用量大头痛易止，但易伤肾尿血，故加生黄芪、白术健脾以防伤肾，又可健脾化湿，截断生痰之源。

（张印生）

（五）梅尼埃病

案1 痰瘀化火 上扰清窍

宋某，女，38岁，2009年8月20日初诊（立秋）。

病史：患者无明显诱因，突发头晕耳鸣伴恶心呕吐。刻下症见：阵发性恶心呕吐，呕出白色黏稠性痰涎，语言正常，神志清醒，自述眩晕，耳内如火车轰鸣，伴胀闷感。

检查：双目紧闭，面色苍白，颈项部残留大量黏液性涎沫。舌质红，苔黄腻，脉弦滑数。

辨证：痰浊壅盛，胃失和降，见恶呕痰涎；痰浊日久化火，上犯清窍，而致眩晕、耳部胀闷。舌质红，苔黄腻，脉弦滑数，为痰火内蕴之征。证属痰瘀化火，上扰清窍；病位在肝、脾胃、脑。

诊断：

中医诊断：眩晕。痰瘀化火，上扰清窍证。

西医诊断：梅尼埃病。

治法：祛痰化瘀，平肝清火。

方药：《三因极一病证方论》温胆汤加减。

天　麻10g	钩　藤15g	生石决明30g	生栀子10g
川牛膝10g	生杜仲10g	桑寄生10g	竹　茹10g
枳　壳10g	茯　苓10g	陈　皮10g	石菖蒲10g
郁　金10g	丹　参30g	生龙骨30g	生牡蛎30g
车前草30g			

结果：上方每日1剂，水煎分2次服。连服5剂，二诊，头晕耳鸣减轻，恶心呕吐已止，已能起床行走，又感上腹胀满，食欲不振，大便秘结，此为痰浊渐轻，但热犹盛，减生杜仲、桑寄生，加木香、砂仁健胃醒脾，草决明清热润肠通便。连服7剂后，三诊，头晕耳鸣大减，耳胀闷感

已除。续服原方 7 剂，四诊，头晕已愈，仅感耳鸣如蝉，又见腰膝酸软，双目干涩，口苦口干，失眠多梦，舌淡红，苔薄白，脉细数，此为热伤阴，肝肾阴亏，心肾不交，治以《医级》杞菊地黄汤合《韩氏医通》交泰丸加减。

枸杞子 10g	白菊花 10g	生　地 10g	黄　精 10g
生杜仲 10g	桑寄生 10g	钩　藤 15g^{后下}	川牛膝 10g
菟丝子 10g	黄　连 10g	肉　桂 3g	夜交藤 30g
阿胶珠 10g	蝉　衣 5g	柴　胡 10g	石菖蒲 10g

结果：上方每日 1 剂，水煎分 2 次服。连服 10 剂后，五诊，诸症皆除，生活如常，嘱其改服杞菊地黄胶囊，以巩固疗效，随访 2 年余，病症未再反复。

按语：梅尼埃病主要病理改变为耳膜迷路积水，以头晕、耳鸣、恶心呕吐为主要症状，西医治疗以利尿，增加耳部供血为要点。本病属于中医的"眩晕"范畴，《内经》："诸风掉眩，皆属于肝"，常规治疗以平肝熄风为主。《丹溪心法·头眩》提出了痰火致眩学说："头眩，痰挟气虚挟火，治痰为主，挟补气药及降火药，无痰不作眩，痰因火动。"本案痰瘀化火，上扰清阳，以痰、瘀、火为主，以温胆汤加减清热祛痰，痰瘀同治。痰火郁久伤阴，致肾阴不足，水不济火又致心肾不交，法随证变，以杞菊地黄汤加减治疗而收功。梅尼埃病极易反复，以杞菊地黄胶囊巩固疗效，随访 2 年未再复发。本案特色：①车前草合丹参，具有利尿和扩张血管作用，与西医治疗原则相符。②车前草清热利尿，以利痰、瘀、火之邪从小便排出。③阿胶珠、蝉蜕、柴胡、石菖蒲 4 味名为"开窍散"，具有透窍熄风之功，是沈师治疗耳鸣的经验效方。④黄连、肉桂即交泰丸，有交通心肾之功。

（王再贤）

三、呼吸系统疾病验案

（一）感冒

案1　风寒束肺　太阳伤寒

张某某，女，12岁，2012年2月16日初诊（立春）。

病史：近日结伴踏青，不慎感受风寒，发热、咳嗽1天。刻下症见：入夜发热，形寒无汗，欲盖厚被，鼻塞流涕，咳嗽不断，痰出白沫，头疼如裂，周身节楚。

检查：舌淡红，苔薄白，脉浮紧。查血常规：白细胞5.2×10⁹/L，中性粒细胞70%。胸透示肺纹理粗重。体温38.2℃。

辨证：外感风寒，肺失肃降，遂见寒重热轻，厚被无汗，咳痰稀沫，头痛节楚，鼻塞流涕诸症。苔薄白，脉浮紧，主风寒表证，属太阳伤寒证；证属风寒束肺，太阳伤寒。病位在肺卫。

诊断：

中医诊断：感冒；咳嗽。风寒束肺，太阳伤寒证。

西医诊断：感冒。

治法：辛温解表，宣肺止咳。

方药：《摄生众妙方》荆防败毒散加减。

荆芥穗10g	防　风10g	紫　苏10g	前　胡10g
川　芎10g	桔　梗10g	茯　苓10g	陈　皮10g
白　芷10g	羌　活10g	杏　仁10g	生黄芪10g

结果：上方每日1剂，水煎分2次服，盖被热服取汗。服1剂汗出热减，服3剂热退咳止痛除。

按语：辛温解表，仲景所设为"麻黄汤"。但此方发汗大剂，过汗伤阳，又恐麻黄提升血压、抑制心脏之弊端，改投《摄生众妙方》的"荆防败毒散"。本案特色：①驱风寒需三助，一透者用桔梗，二泄者投茯苓，三扶者生黄芪，乃增效之策。②辨痰不在色而在质，稀沫者无论黄白，均属肺寒，用紫苏既有苏子温肺，又有苏叶散寒。③肺系病祛痰为首，苏子合前胡、杏仁，温肺祛痰力宏。④风寒头疼骨楚，川芎配白芷，又加羌独活系有效药对。

（沈宁）

案2　风热袭肺　宣肃失降

李某某，男，42岁，2012年1月12日初诊（小寒）。

主诉：发热、咳嗽半天。

病史：室内暖气过热，傍晚开窗透气，汗出当风，半夜发热39.5℃。刻下症见：咽干口渴，咳嗽痰黏，黄稠难咯，咳剧时胸痛，怕风少汗，汗出热不解。

检查：舌质红，苔薄黄，脉浮数。体温39.8℃。咽红充血，扁桃体不大。查血常规：白细胞 12.00×10^9/L，中性粒细胞83%。胸透肺纹理粗重。

辨证：清代温病学家叶天士云："温邪上受，首先犯肺。"汗出当风，感受温邪，风热袭肺，清肃失降，故咳痰黄黏难咯，痛引胸膺；风热犯表，发热怕风，汗出热羁；风热灼津，咽干口渴。舌质红，苔薄黄，脉浮数为风热为患。证属风热袭肺，宣肃失降；病位在肺卫。

诊断：

中医诊断：风热外感；咳嗽。风热袭肺，宣肃失降证。

西医诊断：感冒；急性支气管炎。

治法：辛凉解表，宣肺祛痰。

方药：《温病条辨》银翘散化裁。

金银花10g	净连翘10g	白扁豆10g	白菊花10g
莱菔子10g	全瓜蒌30g	桑白皮10g	炙杷叶10g
竹　茹10g	芦　根10g	蝉　衣5g	车前草30g

结果：上方每日1剂，水煎分2次服。连服3剂，二诊，热退咳减，仍有黏痰，加葶苈子10g，牛蒡子10g，射干10g。再服5剂，痰除咳止而瘥。

按语：治疗呼吸道疾患合并细菌感染者，不可一味清热解毒，防止苦寒伤胃，胃气一败，既影响药效又容易伤正。本案特色：①辛凉解表要有三助，方能增效。一要透窍投蝉蜕，二要泄利用车草，三要扶正入白扁豆。②肺系病祛痰为要，痰浊化热多见，莱菔子、葶苈子、射干、牛蒡子、全瓜蒌系效药。③银翘散原方用淡竹叶，本案易用竹茹，保其清热之力，加强祛痰之功，实乃守法易药，增效之举；芦根退热止渴，又不滋腻碍胃，投鲜者更佳。

（沈宁）

案 3　暑与湿合气机阻滞

张某，男，35 岁，2011 年 6 月 25 日初诊（夏至）。

病史：患者平素性躁，盛暑之时贪食生冷，入夜又露天过宿，晨起身热头重，胸闷呕恶，水泻 3 次，自测体温 39℃。刻下症见：汗黏乏力，口渴尿少、但不欲饮，不思饮食，脘腹隐痛，水泻 5 次，泻时腹痛。

检查：舌质红，苔厚黄根腻，脉浮而濡软。体温 39.5℃。

辨证：暑性炎热且多夹湿，露宿感受暑湿，贪食内伤湿滞，卫阳被郁，故发热汗黏；清阳被阻，则头重如裹；运化被碍，则胸闷脘痛，纳谷不香，渴而不饮；升降失司，见上逆下泻，尿量减少。苔腻脉软系暑湿之象。证属暑与湿合，气机阻滞；病位在肺卫、脾胃、肠。

诊断：

中医诊断：暑湿外感。暑与湿合，气机阻滞证。

西医诊断：胃肠型感冒。

治法：清泄暑热，宣化湿邪。

方药：宗《和剂局方》藿香正气散出入。

鲜藿香 60g^{后下}	鲜薄荷 30g^{后下}	鲜芦根 30g^{后下}	六一散 30g^{荷叶包}
炒苍术 10g	茯苓 10g	陈皮 10g	木香 10g
白扁豆 10g	白芷 10g	车前草 30g	连翘 10g

结果：上方每日 1 剂，水煎分 2 次服。服药 1 剂，发热降为 37.6℃，头重止，汗黏除，吐泻缓，连服 3 剂热退泻止，恢复正常。

按语：暑性炎热，每多夹湿，清暑宜凉、寒性恋湿，化湿应燥、燥能助暑，治疗棘手，所幸《和剂局方》以"藿香正气散"处置，两者兼顾，不失暑湿效方。本案特色：①藿香正气散原本散外感风寒，除内伤湿滞，用治暑湿感冒时宜减桔梗、姜朴之温燥，易薄荷、荷叶之清暑。②藿香、薄荷、芦根，鲜品力宏，取汁兑服更佳。清暑再以荷叶包六一散，化湿要佐平胃类。③为防苍术过燥，以连翘之凉制之。连翘凉而不恋湿，又能退热止泻，是味妙药。④白芷既芳香化湿，又除头重；木香行气和中，解腹痛又止泻；车前草清热利湿，使暑湿中消下渗，又可"利小便以实大便"，此为治水泻的有效之策。

（沈宁）

（二）支气管炎

案1 痰浊阻肺 肺失宣降

赵某，男，26岁，2004年5月14日初诊（立夏）。

病史：患者2年前遇寒冷或烟尘后诱发咳嗽，咽部紧涩伴气喘，于某家医院检查诊为过敏性支气管炎，3天前自觉症状加重，前来就诊。刻下症见：咳嗽遇冷则甚，干咳无痰，时觉胸闷，伴有气喘，食纳尚可，大便干燥。

检查：舌质红，苔黄腻，脉细滑。两肺中下野散在哮鸣音。心率80次/分，律齐。胸部X线片示：两肺透亮度增加，心脏外形正常。

辨证：湿聚于肺，遇冷凝重，肺气既不得宣发于外，又不得肃降于下，上逆而为咳喘。舌质红，苔黄腻，脉细滑为湿浊热化之征。证属痰浊阻肺，肺失宣降；病位在肺。

诊断：

中医诊断：咳喘。湿邪阻肺，肺失宣降证。

西医诊断：过敏性支气管炎。

治法：宣肺清热，止咳定喘。

方药：《三因极一病证方论》温胆汤化裁。

竹 茹10g	枳 壳10g	茯 苓10g	陈 皮10g
郁 金10g	石菖蒲10g	芦 根15g	鱼腥草15g
桑白皮10g	紫 菀10g	川贝粉4g^{冲服}	全瓜蒌30g
藿 香10g	茵 陈15g^{后下}	莱菔子10g	生牡蛎30g
牛蒡子10g			

结果：上方每日1剂，水煎分2次服。连服7剂，咳嗽明显减轻。偶有气喘胸闷，加葛根10g续服，减量为每日服1煎，2日服1剂，半月后两肺呼吸音清，余症不显，舌淡红，苔薄白，脉沉细，痰浊已祛，气血不足之征显现，改固表益气之法，《脾胃论》补中益气汤加减。

生黄芪 10g	炒白术 10g	茯 苓 10g	陈 皮 10g
郁 金 10g	石菖蒲 10g	生杜仲 10g	桑寄生 10g
芦 根 15g	鱼腥草 15g	桑白皮 10g	紫 菀 10g
川贝粉 4g^{冲服}	全瓜蒌 30g	藿 香 10g	莱菔子 10g

结果：上方 2 日 1 剂，每日服 1 煎，续服 7 剂，无明显不适，改为口服中成药杞菊地黄胶囊，每次 5 粒，每日 2 次，未再复诊。

按语：本案患者虽干咳无痰，但其舌苔黄腻，此为痰热阻肺之征，故用温胆汤清热化痰。本案特色：①热邪最易伤津，炼液为痰，故用芦根生津止渴而不滋腻。②川贝粉、紫菀为止咳化痰之有效药对，且对各类咳嗽均有效。③时处立夏之时，加藿香祛暑解表，化湿和胃。④桑白皮清热泻肺；全瓜蒌、莱菔子通腑给邪以出路。⑤痰浊祛除，肺气得宣，缓解期以益气健脾补肾为法，培土生金固本，取"金水相生"防其复发。⑥"脾为生痰之源，肺为贮痰之器"，治痰之源必健脾，用生黄芪、白术、陈皮益气健脾，取"培土生金"之意。⑦丸药缓图，巩固疗效。

（刘颖 韩学杰）

案 2　肝火犯肺　肺失宣肃

王某，男，40 岁，2010 年 8 月 19 日初诊（立秋）。

病史：素性急躁，嗜烟近 20 年。1 周前生气咸食，咳嗽阵作，在某医院拍胸部 X 线片，诊为"急性支气管炎"，西药加中成药治疗效不明显，遂来门诊求治。刻下症见：咳嗽阵作，痰白黏难咯，咳甚两胁作痛，脘胀纳差，时有便干。

检查：舌质红，苔厚黄腻，脉弦滑数。

辨证：痰热壅肺，肺失宣降，则咳嗽频作，咯痰白黏，难以咯出；性躁恼怒，见咳甚引及两胁作痛；木火横逆，则纳呆脘胀；肺热移肠，则见便干。舌质红，苔黄腻，脉弦数，为肝火痰热之征。证属肝火犯肺，肺失宣肃；病位在肝肺。

诊断：

中医诊断：咳嗽。肝火犯肺，肺失宣肃证。

西医诊断：急性支气管炎。

治法：祛痰柔肝，清肺通腑。

方药：宗《韩氏医通》三子养亲汤化裁。

苏 子10g	莱菔子10g	葶苈子10g	茯 苓10g
陈 皮10g	全瓜蒌30g	白 芍10g	白菊花10g
当 归10g	炙杷叶10g	黛蛤散30g[包]	川楝子10g
紫 菀10g	大腹皮10g	川贝粉2g[冲]	

结果：上方每日1剂，水煎分2次服。连服7剂，二诊，黏痰明显减少，咳嗽缓解，胁痛已止，腑行已畅，唯感脘胀纳差，苔厚黄，脉弦滑，肝火已清，肺金难润，脾运仍差，加木香10g，砂仁10g，焦三仙30g运脾消食。再服10剂，三诊，纳谷已香，脘胀消失，嘱少烟少咸，稳定情绪，服中成药通宣理肺片，巩固疗效。

按语：肺系疾病，祛痰为先，主方三子养亲汤。本案特色：①白黏痰仍属肺热，三子养亲汤以葶苈子易白芥子，加强清肺泻肺之力。②伍茯苓、陈皮，以截生痰之源且开胃纳。③肝火宜柔，当归、白芍之用，白菊花清肝，当归润肠通便，川楝子引入肝经配白芍可止胀痛，大腹皮通腑消胀，黛蛤散既清肝又祛痰。④紫菀、川贝粉系止咳祛痰有效药对。咳痰得止，肝火得清，肺金得润，何有"木火刑金"之虑！⑤二诊脾运不健，以木香、砂仁健脾，焦三仙和胃而收全功。

（沈宁）

案3 痰热内蕴 灼伤肺络

孙某某，男，36岁，2011年9月29日初诊（秋分）。

病史：嗜烟5年余，患气管炎经常咳痰。3天前酗酒，晨起咳血黄痰，血量50ml左右，胸闷腹胀，遂来门诊。刻下症见：咳痰带血，脘胀纳呆，头晕口黏，四肢沉重，两天未便。

检查：面色潮红，痰血鲜红，苔黄腻，质较红，脉弦滑。胸透两肺纹理粗重，未见阴影。

辨证：酗酒暴食，痰浊内生，化热灼伤肺络，咳血鲜红，痰黄多黏；肺热移肠，因而便秘；痰浊闭阻，可见头重胸满，口黏纳呆。苔黄腻，质较红，脉弦滑为痰热内蕴之征。证属痰热内蕴，灼伤肺络；病位在肺。

诊断：

中医诊断：咳血。痰热内蕴，灼伤肺络证。

西医诊断：支气管炎伴咳血。

治法：祛痰清肺，通腑止血。

方药：投《三因极一病证方论》温胆汤加减。

天竺黄 10g	枳　壳 10g	茯　苓 10g	陈　皮 10g
石菖蒲 10g	郁　金 10g	生牡蛎 30g	仙鹤草 10g
熟大黄 10g	黄　芩 10g	莱菔子 10g	丹　参 30g
全瓜蒌 30g	草决明 30g	车前草 30g	

结果：上方每日 1 剂，水煎分 2 次服。连服 7 剂，二诊，血止痰少，腑行已通，食纳仍差，苔厚黄腻，弦滑脉存，痰浊渐祛，肺火得清，脾运失健，去草决明、全瓜蒌、仙鹤草，加白扁豆 10g，蒲公英 10g，木香 10g，砂仁 10g 健运截痰。再服 14 剂，三诊，食纳转佳，咳痰已少，咳血未复，嘱服中成药通宣理肺片、杞菊地黄胶囊巩固。观察 1 年未复发，气管炎也明显减轻。

按语：苔腻一证便可定为痰浊，温胆汤切证。本案特色：①痰阻肺火而致咳血，伍草决明、瓜蒌、黄芩，清肺止血，肺合大肠，通腑可助清肺。②仙鹤草既扶正又止血。③有痰常夹瘀，莱菔子、丹参痰瘀同治可增效。④丹参养血和血，不影响止血，又可防止血停而瘀。⑤熟大黄不在通便而在泻热，利于清肺止血。⑥二诊伍入诸多健脾之品，旨在培土生金之意。

（沈宁）

案4　湿痰壅肺　肺失宣降

郭某某，男，67 岁，2007 年 11 月 10 日初诊（立冬）。

主诉：咳喘 30 余年，加重 3 个月。

病史：患者反复咳嗽、咳痰、气喘 30 余年，曾在某医院诊断为"慢性阻塞性肺气肿"。近 5 年来几乎每年都要到医院住院治疗 1～2 次，中西药物、丸散汤剂，均曾服用，反复发作。近 3 个月咳嗽气喘加重，咳痰增多，经人介绍，前来求治。刻下症见：咳嗽痰多，清稀色白，口唇紫绀，胸闷腹胀，纳差便稀。

检查：形体较胖，口唇紫绀，舌体适中质紫暗、边有瘀点，舌苔白腻，脉象弦滑。胸部 X 线片示：双肺纹理增粗、紊乱。

辨证：患者因年老体弱多病，中焦虚弱，脾胃运化失常，以致水湿停留，湿聚成痰，痰壅气滞，肺失宣降，故见咳嗽痰多，清稀色白，气喘胸闷；脾阳不足，运化失司，气机不畅，则纳差便稀，食少腹胀。舌苔白腻，脉象弦滑，为湿盛痰多之象。证属湿痰壅肺，肺失宣降；病位在肺、脾胃。

诊断：

中医诊断：咳喘。湿痰壅肺，肺失宣降证。

西医诊断：慢性支气管炎急性发作；慢性阻塞性肺气肿。

治法：燥湿健脾，祛痰止咳。

方药：《韩氏医通》三子养亲汤加味。

苏　子 10g	白芥子 10g	莱菔子 10g	竹　茹 10g
枳　壳 10g	茯　苓 15g	陈　皮 10g	五味子 10g
细　辛 3g	厚　朴 10g	丹　参 30g	泽　兰 10g
浙贝母 10g	紫　菀 10g	桂　枝 10g	桔　梗 10g

结果：上方每日 1 剂，水煎分 2 次服。服药 7 剂后，二诊，咳嗽、胸闷、发绀减轻，但仍有少量白痰，加胆南星、法半夏增加燥湿化痰之功。再服 14 剂，三诊，咳痰减少，腹胀减轻，饭量较前有明显好转。查体双肺呼吸音略粗，可闻及少许哮鸣音。胸部 X 线片示：与原胸片比较，双肺纹理较前清晰。舌紫黯，苔白略腻。守法续进，加生薏苡仁 15g，党参 10g 健脾化痰。继服 14 剂，四诊，偶有咳嗽，气喘止，舌淡苔薄。继续服用上方 1 个月，以资巩固，仍在治疗。

按语： 沈师主张肺病祛痰为先，本案患者痰稀、苔白，为寒痰壅盛，应先祛痰健脾，兼止咳嗽；口唇紫绀，舌质紫黯，边有瘀点，为瘀血之征，需痰瘀同治，选三子养亲汤加味治疗，方证贴切。本案特色：①温化寒痰。苏子降气消痰，止咳平喘，白芥子辛散利气，温肺祛痰，莱菔子除胀行滞，降气消痰，三药合用，是降气祛痰的常用药。伍桂枝，增温化寒痰之力。②健脾祛痰。茯苓健脾渗湿，陈皮理气燥湿，枳壳行气消痰，半夏燥湿化痰，既化已聚之痰，又行气健脾以杜生痰之源。③五味子敛肺气而止咳，与细辛相伍，一散一收，散不伤正，收不留邪。④热性反佐，竹茹、胆南星清热化痰，除烦止咳，反佐以防温燥太过。⑤痰瘀同治。久病必瘀，加丹参、泽兰活血化瘀，瘀去痰散，提高疗效。诸药合用，突出重点，配伍合理，气顺痰消，咳嗽得平。

（张印生）

（三）肺结核

案1 气虚血瘀 血不归经

辛某，女，38 岁，2012 年 3 月 15 日初诊（惊蛰）。

病史：浸润性右肺结核 2 年，经常干咳无痰，纳谷不香。前天劳累过食辛辣，今晨起咳血数口、暗黑有块而门诊求治。刻下症见：咳血色黯、带有瘀块，咳血大约 10ml，右胸定痛，气短乏力。

检查：面黯唇紫，舌质淡，舌下静脉较粗，苔薄白，脉来不畅。胸部 X 线片示右上肺浸润性结核。

辨证：气虚血瘀，瘀血伤络而血不归经，见咳血色黯、带有瘀块，胸膺定痛；气虚津亏，见气短乏力，干咳纳差。面黯唇紫，舌络较粗，脉象不畅，均为血瘀之征。证属气虚血瘀，血不归经；病位在肺。

诊断：

中医诊断：咳血。气虚血瘀，血不归经证。

西医诊断：肺结核，咳血。

治法：补气行血，祛瘀生新。

方药：宗《和剂局方》四君子汤合《医宗金鉴》桃红四物汤化裁。

生黄芪 15g	炒白术 10g	生 地 10g	当 归 10g
川 芎 10g	桂 枝 10g	赤 芍 10g	丹 参 30g
红 花 10g	苏 木 10g	川楝子 10g	延胡索 10g
百 合 10g	生山楂 20g	北沙参 10g	

结果：上方每日 1 剂，水煎分 2 次服。连服 7 剂，二诊，咳血止，胸痛除，干咳减轻，精神好转，瘀血渐化，血循归经，加重健脾之力，以生肺金，加党参 15g，白扁豆 10g，仙鹤草 10g。连服 1 个月，三诊，咳血未复，上方加生牡蛎做成水丸，早晚各服 3g。2 年后复查胸部 X 线片，示结核吸收钙化。

按语：血证不能见血止血，应当辨证论治。本案一派瘀血，单纯止血反而更瘀，故投祛瘀生新之品而咳血得止。本案特色：①肺脾系金土之联，培土以生金，补气化瘀。②桂枝温通，利于化瘀。③干咳润肺，沙参、百合最宜。④金铃子散无论虚实止痛效方。⑤生山楂既化瘀又止痛，加生牡蛎利于结核钙化。以上药方制成水丸常服，既止咳血又使结核钙化。

（沈宁）

案 2 痰湿蕴结 瘀阻于肺

何某，女，29 岁，2010 年 4 月 1 日初诊（清明）。

主诉：咳嗽 2 月余，加重 1 周。

病史：患者 2 个月前因咳嗽 1 周，伴有咯血，体温 38℃，在西医院检查诊断为肺结核，西医治疗 2 个月，效果欠佳，遂来门诊求治。刻下症见：咳嗽咯血，胸闷不舒，食纳欠佳，睡眠尚可，二便自调。

检查：舌质黯红，舌下络脉瘀紫，舌苔黄腻，右寸脉滑。体温正常。胸部 CT 示：右上肺结核增殖硬化，并且空洞形成可能性大。

辨证："肺为贮痰之器"，痰浊蕴结于肺，气机壅滞，宣降失司，可见咳嗽不适，胸闷不舒；痰湿伏肺，胶结不解，则咳嗽缠绵难愈；痰与瘀结，阻于中焦，则食纳不佳。舌质黯红，舌下络脉瘀紫，舌苔黄腻，脉滑为痰瘀互结之征。证属痰湿蕴结，瘀阻于肺；病位在肺。

诊断：

中医诊断：肺痨。痰湿蕴结，瘀阻于肺证。

西医诊断：肺结核。

治法：祛痰化瘀，清宣肺热。

方药：《温病条辨》三仁汤合《三因极一病证方论》温胆汤加减。

杏　仁 10g	白豆蔻 10g	生薏苡仁 10g	竹　茹 10g
枳　壳 10g	茯　苓 10g	陈　皮 10g	石菖蒲 10g
郁　金 10g	丹　参 30g	百　部 10g	黄　芩 10g
赤　芍 10g	生牡蛎 30g	生龙骨 30g	焦三仙 30g

结果：上方每日 1 剂，水煎分 2 次服。服用 7 剂，二诊，咳嗽胸闷减轻，行经 3 天，月经量少，小腹微痛，偶有乏力，舌质黯红，舌苔黄腻，加蚕沙（包煎）15g 活血止痛，香附 10g，鸡血藤 10g 理气活血，芦根 15g 清肺祛痰，仙鹤草 10g 补气止血。续服 14 剂，三诊，咳嗽偶有，心前区疼痛牵扯后背，舌质黯红，苔薄黄微腻，痰湿之象减轻，去杏仁、白豆蔻、生薏苡仁，加葛根 10g 升阳举陷，引药上行，珍珠母 30g 清泻肝火，全瓜蒌 10g 清热祛痰，薤白 10g 通阳散结，热性反佐。再服 14 剂，四诊，已无咳嗽，心前区疼痛减轻，舌质黯红，苔薄黄，脉沉细，加苏木 10g，生蒲

黄（包煎）10g 活血止痛，生黄芪10g 补气健脾。续服14 剂，五诊，心前区疼痛已无，后背疼痛时有，去生蒲黄，加桂枝10g，赤白芍各10g 温通经脉，调和营卫，灵芝补气。随证加减，咳嗽甚，加川贝粉、紫菀润肺止咳；寐差，加夜交藤清心宁神；双胁肋部疼痛，加金钱草清肝胆湿热。连续治疗3 个月，2010 年7 月8 日复查胸部CT 示：与2010 年2 月26 日旧片比较，肺内病灶已基本吸收。2010 年10 月27 日再次复查示：左肺下叶条索影，考虑炎症机化所致。无明显不适，停服中药，未再复诊。

按语：肺痨以咳嗽、咯血、潮热、盗汗为主要症状，各症可以间作，或相继发生，或同时兼见，然《景岳全书》云："凡治病之法，有当舍证从脉者，有当舍脉从证者"。而沈师认为应"舍症从舌"，以舌诊为辨证之金标准，本案患者舌质黯红，苔黄腻为痰湿蕴结之征，故用三仁汤宣上、畅中、渗下，清热利湿，通利三焦。合用温胆汤清热祛痰，黄芩主入肺经，尤善清肺火；百部润肺止咳，又为抗痨效药。本案特色：①肺与大肠相表里，全瓜蒌、杏仁润肠通便，使痰湿从腑行排出。②生牡蛎与川贝粉合用，《得配本草》云"牡蛎和贝母消痰结"，又可补充钙质，利于结核灶的钙化。③肺系疾病法当祛痰，根据中医理论，痰瘀互根，常常互结，加之肺系病常以情绪激动而诱发，所谓"木火刑金"，木火也常致气滞血瘀，故祛痰时常伍化瘀药以提高疗效，化瘀法从清肝和活血着手，加赤芍清泻肝火，丹参、郁金活血化瘀。诸药合用，效果显著。

（韩学杰 王凤）

案3 肺肾阴虚 痨虫内袭

孙某，女，32 岁，2011 年9 月8 日初诊（白露）。

病史：患者3 个月前开始出现咽痒、咳嗽，在当地诊所诊为"上感"，治疗无效。1 个月前咳嗽加重伴咳血、胸痛，在省某胸科医院经检查诊为"肺结核活动期"，血常规检查白细胞2.2×10^9/L，红细胞2.85×10^{12}/L，血小板78×10^9/L，血红蛋白9g，因血常规异常，西医抗结核药不能应用，寻求中医诊治。刻下症见：咳嗽胸痛，痰中带血，身体乏力，腰膝酸软，口渴欲饮，五心烦热，纳差梦多，小便短赤，大便干结，月经量少。

检查：形体瘦小，面色㿠白，舌体瘦小，舌红无苔，舌下络脉稍紫，脉细数。查血常规：白细胞2.4×10^9/L，红细胞2.86×10^{12}/L，血小板90×10^9/L，血红蛋白8.5g。血沉155 mm/h，肝肾功能正常。胸部X 线片示双肺结核活动期。

辨证：形体瘦小，禀赋不足，感受邪气，发为肺痨。肾气不足，不能上滋肺金，阴虚肺燥，故腰膝酸软，咳嗽痰中带血；燥邪灼津伤肺，故口渴欲饮；燥邪伤阴，阴虚火旺，则小便短赤，五心烦热；脾虚，则身体困乏无力梦多；肺脾肾虚，血脉不充，则面色㿠白，月经量少。舌红少苔，脉细数，为阴虚燥热之象。证属肺肾阴虚，痨虫内袭；病位在肺肾。

诊断：

中医诊断：肺痨。肺肾阴虚，痨虫内袭证。

西医诊断：肺结核（活动期）；贫血。

治法：养阴润肺，健脾补肾。

方药：《医级》杞菊地黄汤加减。

枸杞子10g	野菊花10g	生　地10g	玄　参20g
黄　精10g	杜　仲10g	桑寄生10g	菟丝子10g
泽　兰10g	续　断10g	白花蛇舌草30g	蒲公英10g
白扁豆10g	仙鹤草10g	山　药10g	生薏苡仁30g
百　合15g	苦　参10g	丹　参30g	生牡蛎30g

浙贝母粉5g

结果：上方每日1剂，水煎分2次服，银耳加大枣水煎代茶饮。连服14剂，二诊，咳嗽轻，痰中偶带血丝，纳可，腰膝酸软轻，仍有口渴欲饮，身体乏力，梦多，肾虚证轻，脾虚证显，去杜仲、桑寄生、菟丝子、泽兰、续断，加党参20g，生黄芪20g，夜交藤30g，白茅根20g，芦根20g。继服14剂，三诊，偶咳嗽，痰中无血丝，口渴欲饮、梦多、乏力轻，舌红苔薄，舌下络脉稍紫，脉细数。查血常规：白细胞4×10^9/L，红细胞328×10^{12}/L，血小板12×10^9/L，血红蛋白11g，血沉28mm/h。肝肾功能正常。胸部X线片示双肺结核病灶明显缩小。上方加减治疗，咽痒咳，加桑白皮、枇杷叶、射干、牛蒡子；胃脘胀满，加木香、砂仁、香橼；胁肋胀满，口苦，加柴胡、香附；易感冒，加生黄芪、防风、白术、当归；抗痨退虚热，加苦参、地骨皮。继续加减治疗2个月，临床症状消失，舌苔薄，舌下络脉稍紫，脉细数。胸部X线片示肺结核病灶钙化。查血常规：白细胞4.6×10^9/L，红细胞350×10^{12}/L，血小板15×10^9/L，血红蛋白13g，血沉15mm/h。肺结核愈，血常规正常，继续服上方1个月停药。后其家人来诊，告知停药月余怀孕（后孕育一子）。

按语： 近年结核病发病率高，耐药菌株多，西医抗痨药效差，且此患者血常规异常不能应用西医抗痨药，而寻求中医诊治。此肺痨患者病位在肺肾，证属肺肾阴虚，痨虫内袭，治则养阴润肺，健脾补肾，用沈师调肾阴阳方加减治疗。本案特色：①肺肾同病，补肾水，清肺热，调肾阴阳方加减治疗，肺肾同治。②配合应用健脾药山药、生薏苡仁、党参，防补肾药滋腻碍胃。③行气药柴胡、香附、香橼、木香、砂仁疏肝理气，防气滞。④苦参、地骨皮抗痨，生牡蛎促进结核病灶吸收。⑤仙鹤草止咳血，补气，气阴同源。⑥银耳滋阴润肺，大枣补血，药食同源，药食同补。诸药配合食疗，肺结核愈。

（崔叶敏）

（四）支气管哮喘

案1　肺气不足　肾不纳气

何某某，男，65岁，2010年12月22日初诊（冬至）。

主诉：哮喘20年，加重1周。

病史：每于立冬后频发哮喘已近20载，以着凉生气为诱因，作则喉鸣喘剧，难以平卧，喷雾激素稍可缓解。平时气短形寒，腰酸腿软。1周前着凉劳累，哮喘发作，至今未平，遂来门诊。刻下症见：唇紫肢冷，咳白沫痰，夜尿频频，手足不温，气短不息，呼多吸少，腰酸气短。

检查：面色苍白，苔薄白，质淡胖，脉沉细，尺部弱。两肺满布哮鸣音。

辨证：肺为气之主，肾为气之根。花甲哮喘，肺肾不足，劳则更损，喘息即发；命门火衰，则形寒唇紫，腰腿酸软，夜尿肢冷；肺气不足，则气短哮喘，喉鸣白痰。苔薄白，质淡胖，脉沉细，尺部弱为肺肾不足之征。证属肺气不足，肾不纳气；病位在肺、肾。

诊断：

中医诊断：喘证。肺气不足，肾不纳气证。

西医诊断：支气管哮喘。

治法：温肾纳气，敛肺平喘。

方药：宗《景岳全书》右归饮方意。

补骨脂 10g	肉苁蓉 10g	仙灵脾 5g	生　地 10g
生杜仲 10g	桑寄生 10g	黄　精 10g	肉　桂 3g
川牛膝 15g	五味子 10g	枸杞子 10g	桔　梗 5g
黄　芩 10g	紫　菀 15g	蛤蚧粉 5g^{冲}	

结果：上方每日 1 剂，水煎分 2 次服。连服 7 剂，二诊，痰除唇转，哮喘显缓，已能平卧，形寒如故，苔脉如前，加鹿角霜 15g，白扁豆 10g 增强益气温肾之力。再服 30 剂，三诊，哮喘已停，形寒改善，精神振作，嘱常服中成药精乌胶囊和金匮肾气丸巩固，如喘发作，仍服上方，半年余未来复诊。

按语：哮喘难治，老年更难，常反复发作。本案阳衰明显，右归饮对证。本案特色：①右归饮中免用温燥的附子，加从阴求阳的枸杞子、生地之类，以调肾阴阳。②黄精、白扁豆脾肾同治，以增平喘之力。③五味子、紫菀敛肺，肉桂引火归原，黄芩清肺反佐，川牛膝 15g 下导，桔梗 5g 引药上行，升清降浊，有利于平喘。④补骨脂、肉苁蓉、鹿角霜、蛤蚧均为肾亏平喘效药，还可加人参、核桃仁。

（沈宁）

（五）肺心病

案 1　肺肾两虚　痰浊瘀阻

张某，女，86 岁，2010 年 2 月 4 日初诊（立春）。

病史：咳嗽咳痰，气促，活动后心悸，呼吸困难，乏力，已 20 余载。多于冬春季和气候骤变时急性发作，多家医院检查诊为肺心病。近 3 个月病情加重，伴有心衰，经强心利尿、抗感染及氧疗效果不佳，液体不能输入，经人介绍，家属代患者前来就诊。刻下症见：咳喘心悸，呼吸困难，大便秘结，尿量减少。

检查：面色爪甲紫绀，舌质紫，苔黄腻，脉滑涩。两肺呼吸音粗，有干湿啰音；心音遥远，P_2A_2 三尖瓣区可出现收缩期杂音。颈动脉怒张，肝区压痛。面部胸腹、四肢肿胀发硬，无凹陷。

辨证：患者病程日久，正气已伤，现邪气亢盛，又因气血运行无力，痰阻经络，气血瘀滞，故见面部胸腹、四肢肿胀，爪甲紫绀；肺失宣肃，肾失纳气，而见咳喘，呼吸困难无力；痰浊化热，热结肠道，致大便秘结；痰浊中阻，运化无力，则见纳呆；心脉失养，水气凌心，而见心悸。证属肺肾两虚，痰浊瘀阻；病位在肺、肾、心、脾胃。

诊断：

中医诊断：肺胀。肺肾两虚，痰浊瘀阻证。

西医诊断：肺气肿；慢性肺源性心脏病。

治法：祛痰化瘀，平喘利水。

方药：投《三因极一病证方论》温胆汤合《韩氏医通》三子养亲汤等加减。

天竺黄 10g	枳 壳 10g	茯 苓 10g	陈 皮 10g
石菖蒲 10g	郁 金 10g	丹 参 30g	苏 子 10g
莱菔子 10g	葶苈子 10g	全瓜蒌 30g	薤 白 10g
冬瓜皮 10g	桑白皮 10g	车前草 30g	当 归 10g
草决明 10g	桂 枝 10g	川 芎 10g	石 韦 10g

结果：上方每日 1 剂，水煎分 2 次服。服药 7 剂后，二诊，咳喘心悸好转，大便已通，小便正常，四肢胸腹肿胀明显减轻，舌质黯，苔白腻，脉细涩，此为痰热祛其大半，虚象渐显，效不更方，加生黄芪 15g，益母草 10g 益气利水。继服 7 剂，三诊，四肢胸腹肿胀尽退，小腿部有条状红紫纹，食欲大小便正常，活动量大则有轻微喘悸，舌质黯，苔薄白，脉沉涩，实邪已去，虚证已现，治宜益气固本通络，投沈氏补气养血汤和三参饮加味。

西洋参 5g^{另煎、兑服}	三七粉 3g^冲	生黄芪 15g	当 归 10g
苦 参 10g	丹 参 30g	全瓜蒌 30g	川 芎 10g
石 韦 10g	葶苈子 10g	苏 木 10g	车前草 30g
石菖蒲 10g	郁 金 10g	地 龙 10g	桑白皮 10g
鸡血藤 10g	泽 兰 10g		

结果：上方每日 1 剂，水煎分 2 次服。继服 14 剂，四诊，小腿部条状紫纹已消失，咳喘心悸劳累后偶有发作，全身肿胀已除，食欲二便自调。上方改为每日服用 1 煎，续服 2 个月，巩固疗效。嘱患者做对自身有益的活动，增强体质，提高免疫力。

按语：本案病之本为肺脾肾三脏俱虚，失于温化输布，血脉运行迟滞，津聚生痰，痰瘀痹阻，"本虚标实"。本案特色：①"急则治其标"，一诊时痰湿壅滞，先祛痰化瘀，平喘利水以祛邪，投沈氏温胆汤、三子养亲汤。②缓则治其本，待邪祛苔净，虚证渐现，改为益气扶正以治其本，投沈氏补心养血汤、三参饮，使正气恢复。③桑白皮、葶苈子、冬瓜皮相伍，宣肺、泻肺、利水，利于水肿消退。

（郝利民）

（六）扁桃体炎

案1　热毒壅盛　结于咽喉

孙某，男，20岁，2011年4月23日初诊（谷雨）。

病史：患者2天前出现发热、干咳，服用抗生素及中成药牛黄解毒片治疗，自感热退，随后觉咽部疼痛，发热再起，体温最高达38.9℃，咯少许痰，来门诊求治。刻下症见：咽喉肿痛，发热口渴，尿黄便干。

检查：舌质红，苔薄黄，脉浮数。体温38.6℃。咽部充血（＋＋），双侧扁桃体Ⅱ度肿大，喉核红肿胀大，左侧可见小脓点。

辨证：感受风热之邪，邪郁化火成毒，蕴结咽喉而见发热，咽喉肿痛；热毒炽盛，气血凝滞，热盛肉腐，故喉核肿大，可见脓点；热邪伤阴，故见口渴；热移于肠，故小便黄，大便干。舌质红，苔薄黄，脉浮数为外感风热蕴毒之象。证属热毒壅盛，结于咽喉；病位在肺、咽喉。

诊断：

中医诊断：乳蛾。热毒壅盛，结于咽喉。

西医诊断：急性扁桃体炎。

治法：清热解毒，利咽消肿。

方药：《东垣十书》普济消毒饮加减。

黄　芩 10g	黄　连 10g	牛蒡子 10g	板蓝根 10g
玄　参 10g	天花粉 10g	桔　梗 10g	升　麻 10g
柴　胡 10g	马　勃 3g	连　翘 10g	陈　皮 10g
薄　荷 10g^{后下}	僵　蚕 10g	车前草 30g	熟大黄 10g

结果：上方每日1剂，水煎分2次服。嘱休息，多饮水，淡饮食。服药3天后复诊，体温降至37.2℃，症状、体征明显减轻，前方去黄连，加蒲公英10g清热健胃，全瓜蒌30g泻热通便，再服3剂，每晚1煎，以巩固疗效，后未再复诊。

按语：急性扁桃体发炎，一般用银翘散等疏散风热之剂加减治疗，但该方解毒利咽作用较弱。本案咽喉肿痛，双侧扁桃体Ⅱ度肿大，喉核红肿胀大，左侧可见小脓点，属于风热结聚，热毒壅盛，病位在上焦，选用普济消毒饮加减，清热解毒，利咽消肿。本案特色：①清热解毒。黄连、黄芩清热泻火，连翘、薄荷、僵蚕辛凉疏散风热，散结消肿，牛蒡子、玄参、马勃、板蓝根、桔梗解毒利咽止痛。②给邪出路。车前草利尿，大黄、全瓜蒌通腑泄热，使邪从二便而解。③加用引经药。升麻、柴胡、桔梗既能疏散风热，又能使药物直达病所，且寓有"火郁发之"之意，专攻其邪而增强清热解毒、利咽消肿之力。④清热解毒的同时注意顾护脾胃。虽然大量清热解毒药清热解毒利咽疗效较好，但易伤阴伤胃，故加入玄参、天花粉、蒲公英，既能清热解毒，又能滋阴养胃，生津止渴。⑤中病即止，大量清热解毒药易伤脾胃，故须中病即止，不宜久服。⑥用虫类药（僵蚕）要慎重，避免过敏反应。诸药配伍，共收疏散风热、清热解毒利咽之功，收效良好。

（张印生）

案2 肺热壅盛 肺肾阴虚

杜某某，男，13岁，2010年3月6日初诊（惊蛰）。

病史：患者自述从6岁开始，双侧扁桃体反复肿大疼痛，并伴发热，间隔时间长者3个月左右，短者1周即发，当地医院诊断为扁桃体炎。先后使用抗生素治疗，虽能缓解病情，但仍反复发作，建议手术摘除，家人未同意，求中医治疗。刻下症见：精神不振，少气懒言，声音嘶哑，口干咽痛，夜间盗汗，腹胀纳差，腰酸乏力。

检查：舌红，苔薄，脉细数。双侧扁桃体肿大，表面凹凸不平，覆盖白色点状脓性分泌物。体温38.6℃。

辨证：肺热炽盛，必灼肺阴，津不上承，见声音嘶哑，口干咽痛；"子病及母"，脾气虚损，则少气懒言，腹胀纳差；"金水相生"，肾阴亏虚，则腰酸乏力，精神不振；阴虚生内热，则见盗汗。舌红，苔薄，脉细数，均为气阴两虚之征。证属肺热壅盛，肺肾阴虚；病位在肺、肾、咽喉。

诊断：

中医诊断：乳蛾。肺热壅盛，肺肾阴虚证。

西医诊断：慢性扁桃体炎。

治法：益气养阴，清热利咽。

方药：《医宗金鉴》益气清金汤加减。

生黄芪 15g	茯　苓 10g	陈　皮 10g	甘　草 6g
桔　梗 10g	黄　芩 10g	天　冬 10g	牛蒡子 10g
淡竹叶 10g	生栀子 10g	蝉　衣 10g	千层纸 5g
芦　根 15g	焦三仙各 30g		

结果：上方每日 1 剂，水煎分 2 次服。服药 7 剂，二诊，发热已退，体温 36.8℃，扁桃体已缩小近半，声音嘶哑、口干咽痛已除，盗汗已止，仍食纳不佳，腰酸腿软，身倦乏力，近 2 日又干咳少痰，舌红，苔薄，脉沉细，痰热渐退，脾肾不足明显，减黄芩、生栀子、淡竹叶、蝉蜕、茯苓、陈皮、千层纸，加人参 6g（另煎兑服），北沙参 10g，木香 10g，砂仁 10g 加强益气醒脾之力，浙贝母 10g 化痰止咳。继服 7 剂，三诊，扁桃体肿大明显消退，咳嗽已止，食纳转佳，腰酸肢倦已除，上方改为每 2 日 1 剂，每日服 1 煎。继服 10 日，四诊，诸症皆除，食纳大增，改用沈师治疗咽喉肿痛之经验方"抗链丸"以防病复。"抗链丸"组成：金银花 10g，连翘 10g，生甘草 5g，板蓝根 15g，桔梗 5g，玄参 10g，上方按比例共研细末装入 1 号胶囊，每日 2 次，每次 4 粒，口服 1 个月后停药，至今未再复发。

按语：慢性扁桃体炎多见于儿童，以反复发作为主要特点。本案属肺热壅盛、脾肺气虚及肺肾阴虚，以益气养阴、清热利咽治疗，选用益气清金汤加减。本案特色：①以生黄芪补气固表且可托毒外出，天冬润燥养肺肾之阴。②黄芩、栀子清热解毒，现代药理研究其对溶血性链球菌有抑菌作用。③蝉蜕宣肺疗哑，千层纸润肺开音。④病久气阴虚甚，加人参增补气之力，北沙参润肺清肺。⑤木香、砂仁醒脾开胃，防滋阴之品滋腻。

（孙占山）

四、消化系统疾病验案

（一）胃炎

案 1 痰热中阻 痰瘀互结

门某，45 岁，2001 年 8 月 31 日初诊（处暑）。

病史：胃脘灼热 2 年，加重伴疼痛 1 周，于某医院胃镜检查示：食道后壁及下端糜烂，诊为食道炎。刻下症见：胃脘灼热，偶有疼痛，胃胀纳差，头痛头晕，偶有胸闷心悸。

检查：舌黯红，苔黄腻，双寸脉滑，余脉沉细。胃镜示：胆汁反流性胃炎，局部胃黏膜充血糜烂。窦性心动过缓，心率 50 次/分。

辨证：湿阻中焦，郁而化热，故见胃脘灼热；气机阻滞，升降不得，而胃痛胃胀，纳食欠佳；清气不升，故头痛头晕；心脉受阻，则胸闷心悸。舌黯红，苔黄腻，脉双寸滑为痰热之象。证属痰热中阻，痰瘀互结证；病位在脾胃。

诊断：

中医诊断：胃脘痛。痰热中阻，痰瘀互结证。

西医诊断：胆汁反流性胃炎；食道炎。

治法：祛痰清热，化瘀止痛。

方药：《三因极一病证方论》温胆汤加减。

竹　茹 10g	枳　壳 10g	茯　苓 10g	陈　皮 10g
石菖蒲 10g	郁　金 10g	蒲公英 10g	连　翘 10g
川楝子 10g	延胡索 10g	生牡蛎 30g	生龙骨 30g
焦三仙 30g	木　香 10g	白菊花 10g	全瓜蒌 30g
薤　白 10g			

结果：上方每日 1 剂，水煎分 2 次服。连服 7 剂，二诊，胃脘灼热明显缓解，食欲增加，胸闷减轻，苔转薄黄，为痰热渐减，脾胃尚未健运，加生鸡内金 30g 消食开胃气，丹参 30g 活血化瘀。再服 21 剂后，三诊，胸

闷明显缓解，精神振作，苔薄黄，脉沉细，胃脘灼热消失，时觉胃凉脘胀，加高良姜、香附、莱菔子温运脾胃，理气除胀。再服21剂后，四诊，胃凉脘胀消失，胀痛不作，胸闷已无，食量大增，二便正常，舌淡红，苔薄白。6个月后复查胃镜示：食道、胃未见明显异常。嘱其注意饮食，按时作息，未再复诊。

按语：《医学正传·胃脘痛》："胃脘当心而痛……未有不由清痰食积郁于中，七情九气触于内之所致焉。"本案属痰热中阻、痰瘀互结之证，当祛其实邪，投"温胆汤"祛痰利湿，健脾和胃。本案特色：①蒲公英、连翘、白菊花荡涤胃中郁热，苦寒不伤胃，适于痰热之证。②川楝子、延胡索疏理肝气，调畅气机，木不乘土，疼痛不作。③焦三仙、生鸡内金、木香健脾消食和胃。④全瓜蒌、薤白开胸顺气，痰湿得除，郁热得解，则诸症自愈。⑤注意饮食调养，嘱患者饮食清淡，忌过热、过凉，饮食规律，少食多餐。

（刘颖　韩学杰）

案2　痰瘀阻滞　寒邪客胃

吕某，男，51岁，2003年1月10日初诊（小寒）。

病史：慢性胃炎4年，加重1周。刻下症见：胃脘胀痛、食后益甚，得温则舒，遇凉则甚，偶有反酸，食少纳呆，大便不爽，下肢不温，睡眠欠佳。

检查：舌质黯红、边有瘀斑，苔白而腻，双脉弦紧。

辨证：湿阻中焦，运化失健，见胃脘胀闷、食后益甚，食少纳呆；寒性收引，气滞益甚，故得温则舒，遇凉则甚；湿阻气滞，肠道传导失司，则大便不爽；阳气失于敷布，则下肢不温。舌质黯红、边有瘀斑，苔白而腻，双脉弦紧为痰瘀阻滞、气滞寒凝之象。其证属痰瘀阻滞，寒邪客胃；病位在脾胃。

诊断：

中医诊断：胃脘痛。痰瘀阻滞，寒邪客胃证。

西医诊断：慢性浅表性胃炎。

治法：祛痰化瘀，温胃散寒。

方药：《三因极一病证方论》温胆汤合《良方集腋》良附丸加减。

| 竹　茹 10g | 枳　壳 10g | 茯　苓 10g | 陈　皮 10g |

木 香 10g	砂 仁 10g	高良姜 10g	香 附 10g
石菖蒲 10g	郁 金 10g	蒲公英 10g	连 翘 10g
川楝子 10g	延胡索 10g	莱菔子 10g	焦三仙 30g

结果：上方每日 1 剂，水煎分 2 次服。连服 7 剂，二诊，胃脘胀痛明显缓解，食欲增加，苔转薄白，乃寒凝渐祛、中湿欲解之征。效不更法，去焦三仙，加生山楂 10g，生鸡内金 30g 消食开胃，大腹皮 10g 行气消胀。再服 14 剂后，三诊，胃脘胀闷大减，精神振作，舌淡红，苔薄白，脉沉细，湿祛气行，但中气未充，改方《太平惠民和剂局方》香砂六君子加减。

党 参 10g	炒白术 10g	茯 苓 10g	陈 皮 10g
木 香 10g	砂 仁 10g	石菖蒲 10g	郁 金 10g
川楝子 10g	延胡索 10g	莱菔子 10g	蒲公英 10g
连 翘 10g	全瓜蒌 30g	生栀子 10g	桃 仁 10g
丹 参 30g			

结果：继服 21 剂后，四诊，胀痛不作，食量大增，大便正常，舌淡红，苔薄白，加生杜仲 10g，桑寄生 10g，当归 10g，生黄芪 15g 益火补土，以善其后。再服 7 剂，未再复诊。

按语：《脾胃学说淋征心得·胃脘痛》："胃痛骤作，得温则减者，为寒邪犯胃。"《医醇賸义·诸痛·脾湿胀痛》："脾本湿土，寒邪乘之，寒与湿凝，是为重阴，脘下至当脐胀满作痛。"本案即属寒湿，当以祛实为法。本案特色：①温胆汤祛痰利湿，加入高良姜、香附温胃驱寒。②伍木香、砂仁行脾胃郁滞之气，兼以醒脾，利于痰湿之祛。③蒲公英、连翘寒性反佐，以防温燥。④实邪祛后当补虚固本，脾运在于气健，予六君；胃纳在于消导，助以生鸡内金、神曲。⑤间治之法以取效，以生杜仲、桑寄生补火生土。本案施治证法相应，疗效显著。

（刘颖 韩学杰）

案 3 脾虚寒凝 运化失司

吕某，男，65 岁，2012 年 1 月 20 日初诊（大寒）。

病史：慢性胃炎 5 年，常因劳累受寒而反复发作。曾经胃镜确诊为"萎缩性胃炎"。经服多种中西药物，效显不著，门诊求治。刻下症见：胃脘胀痛、喜温喜按，四肢不温，神疲乏力，纳谷不佳，时有便溏。

检查：舌质淡，苔薄白，脉沉迟。

辨证：脾虚失健，则四肢不温，疲惫乏力，纳呆便溏；寒凝中焦，则胃脘胀痛、喜温喜按。苔薄白，舌质淡，脉沉迟，为脾虚寒凝之征。证属脾虚寒凝，运化失司；病位在脾胃。

诊断：

中医诊断：胃痛。脾虚寒凝，运化失司证。

西医诊断：萎缩性胃炎。

治法：健脾补气，温通散寒。

方药：宗《金匮要略》生黄芪建中汤合《良方集》良附丸加减。

生黄芪 30g	桂　枝 10g	生白芍 15g	制香附 10g
高良姜 10g	茯　苓 10g	乌　药 10g	蒲公英 10g
川楝子 10g	延胡索 10g	乌　梅 10g	白扁豆 10g

结果：上方每日 1 剂，水煎分 2 次服。连服 14 剂，二诊，脘痛缓解，四肢转暖，精神好转，嘈杂已除，仍有纳差，苔薄白，脉沉细，寒邪渐散，健运仍差，去川楝子、延胡索、乌药，加生杜仲、桑寄生、木香、砂仁、煨葛根各 10g，焦三仙 30g。再服 14 剂，三诊，食纳渐复，便溏已止，胃脘不痛，嘱服中成药生黄芪片、香砂养胃丸，发作时服上方。半年后，陪亲属到门诊，述胃痛未复，食纳亦佳。胃镜复查正常。

按语：脾虚中寒，生黄芪建中汤是效方。本案特色：①生黄芪建中汤是经方，使用时姜、枣、草、饴糖可去，重用生黄芪、白芍，益气温中止痛。②良附丸温中行气，适于脾虚寒痛。③茯苓、乌梅是治疗萎缩性胃炎有效药对。④蒲公英健胃清热，寒性反佐。⑤二诊开胃止泻，采用益火生土和醒脾行气之法，使难治之症得以解除。

（沈宁）

案 4　肝郁痰浊　胃失和降

何某，男，38 岁，2011 年 5 月 13 日初诊（立夏）。

主诉：两胁胀满 1 年。

病史：素性暴躁嗜酒，年前因家庭纠纷，暴怒心烦，常感两胁胀满，如物撑顶，时有泛酸口苦，纳差恶心。经医院胃镜检查确诊为"肥厚性胃炎"。服中西药无效，门诊求治。刻下症见：两胁胀满，性躁口苦，泛酸恶心，胃痛纳差。

检查：舌质红，苔黄腻，脉弦滑。

辨证：胁为肝之分野，肝郁则有胀满；气有余便是火，肝旺则口苦性躁；肝气犯胃，胃失和降，则泛酸恶心，胃痛纳差。舌质红，苔黄腻，脉弦滑，皆为肝郁痰浊之征。证属肝郁痰浊，胃失和降；病位在肝、胃。

诊断：

中医诊断：痞满。肝郁痰浊，胃失和降证。

西医诊断：肥厚性胃炎。

治法：清肝祛痰，和胃降逆。

方药：宗《三因极一病证方论》温胆汤、《伤寒论》半夏心汤合方化裁。

竹 茹 10g	枳 壳 10g	茯 苓 10g	陈 皮 10g
石菖蒲 10g	郁 金 10g	黄 连 10g	黄 芩 10g
姜半夏 10g	生黄芪 10g	蒲公英 10g	莱菔子 10g
丹 参 30g	生牡蛎 30g	川楝子 10g	延胡索 10g

结果：上方每日 1 剂，水煎分 2 次服。连服 7 剂，二诊，胃痛胁胀缓解，恶心泛酸得止，口苦纳差依存，苔薄黄腻，脉象弦细，痰浊渐祛，肝郁渐疏，脾胃失和，去牡蛎、姜半夏、黄连，加生栀子 10g，白扁豆 10g，木香 10g，砂仁 10g，生鸡内金 30g，和胃健脾，振奋食欲。再服 14 剂，三诊，食纳渐复，口苦已除，苔薄黄，脉弦细，痰热已除，胃逆亦降，服中成药加味保和丸、加味逍遥丸。2 个月后复查，胃镜检查显示正常。

按语：祛痰浊，温胆汤系主方。本案特色：①石菖蒲、郁金一豁一行，利于祛痰。②佐莱菔子，祛痰之力加大。③入丹参，痰瘀同治。④加牡蛎，既祛痰又治酸。⑤半夏泻心汤辛开苦降，治胃逆效方，姜、枣、草温燥滋腻不利于祛痰热，故弃之；人参易生黄芪，健脾力更大且不恋痰，配蒲公英是消胃炎有效药对。⑥半夏降逆，但又温燥，恶心解除，中病即止。⑦白扁豆、木香、砂仁醒脾开胃效药。⑧最后丸药缓图，善后收功。

（沈宁）

案5　肝气犯胃　郁而化热

曾某，女，40 岁，2009 年 6 月 14 日初诊（芒种）。

病史：胃脘部灼痛、胀满 2 月余，恶心呕吐并伴泛酸口苦，纳差便秘。在乡镇卫生院给服吗丁啉、雷尼替丁等药物治疗，呕吐已止，症状稍有缓解，但仍胃脘灼痛，口苦泛酸，欲服中药调理，前来就诊。刻下症见：胃脘灼痛，泛吐酸水，心烦少寐，口干口苦，纳差便秘。

检查：舌黯红，苔黄腻，脉滑数。胃镜检查示：胆汁反流性胃炎。

辨证：患者情志不舒，肝郁横逆犯胃，食阻胃脘，郁而化热，而有胃脘灼热，纳差胀痛；胆属木，为清净之府，木郁犯胃，胃失和降，胆失疏泄，反胃上逆，则恶心呕吐，泛吐酸水；食积最易化热，痰热内扰，心神不安，则心烦少寐；热移下焦，则便秘。舌黯红，苔黄腻，脉滑数为痰热之象。证属肝气犯胃，郁而化热；病位在肝、胆、胃。

诊断：

中医诊断：胃脘痛。肝气犯胃，郁而化热证。

西医诊断：胆汁反流性胃炎。

治法：疏肝和胃，清胆降逆。

方药：《三因极一病证方论》温胆汤合《丹溪心法》左金丸加减。

竹　茹 10g	枳　壳 10g	茯　苓 10g	陈　皮 10g
黄　连 10g	吴茱萸 6g	柴　胡 10g	黄　芩 10g
川楝子 10g	延胡索 10g	莱菔子 10g	焦三仙 30g
车前草 30g	熟大黄 10g		

结果：上方每日 1 剂，水煎分 2 次服。服 7 剂后，二诊，胃脘部灼痛、胀满减轻，纳食稍增，大便已调，仍感恶心吐酸，口干口苦，舌红，苔稍腻，脉滑数，腑气已通，但郁热未除，肝胃不和，去大黄，加代赭石 30g，煅瓦楞 30g，降逆止呕，制酸止痛。再服 7 剂，三诊，诸症皆减，纳食及二便正常；偶感胃脘部隐痛，饮食不慎时感恶心，舌淡红，苔薄白，脉弦细，去川楝子、延胡索、代赭石，加生黄芪 15g，白术 10g，健脾和胃，恢复脾胃功能。继服 7 剂，四诊，诸症消失，饮食、二便正常，仍夜寐欠安，易醒，舌苔薄白，去代赭石，加生龙骨 30g，远志 10g，宁心安神。继服 7 剂，五诊，胃舒寐安，为巩固疗效，上方又进 7 剂，调理善后，服法改为每晚 1 次，每 2 日 1 剂，连服半月。停药半月后复查胃镜示：胃内已无胆汁反流，胃及十二指肠黏膜正常。随访半年，未见复发。

按语：胆汁反流性胃炎属中医"胃脘痛""脘胀""痞满"范畴，其病机如《灵枢·四时气篇》所言："邪在胆，逆在胃"，多由情志失调，肝气郁结，胆失疏泄，胆邪逆胃而致，气郁而易于化火，所以本病以胆胃气逆，郁而化热者居多，治宜清胆和胃，疏肝降逆。本病用药特点：①清胆和胃。温胆汤理气化痰，清胆和胃，主治胆胃不和，痰热内扰；左金丸、煅瓦楞清肝泻火，降逆制酸。②疏肝和胃。柴胡、黄芩疏肝解郁，清肝和胃；川楝子、延胡索清肝泄热，行气止痛。③健脾和胃。生黄芪、白术健脾和胃，莱菔子、焦三仙健脾消食。④通腑泄热。车前草、熟大黄利尿通腑，除湿泄热。⑤重镇降逆。生赭石降逆止呕。诸药合用，恰中病机，胆清胃降，肝气得疏，诸症可除。

（张印生）

案6 湿热互结 壅阻中焦

吴某，女，64岁，2012年1月6日初诊（小寒）。

主诉：胃脘不适、饭后撑胀、疼痛3年余，近日加重。

病史：3年前在某医院诊断为慢性浅表性胃炎，曾用奥美拉唑、庆大霉素等治疗效不佳，故来门诊求治。刻下症见：胃脘胀痛，呕吐泛酸，纳差食少，大便不爽。

检查：舌质红，苔薄黄腻，脉滑数。电子胃镜检查示：胃黏膜充血。

辨证：湿阻中焦，脾胃升降失常，见胃脘胀痛，纳差食少；湿热阻于肠道，则大便不爽；热则胃气上逆，见呕吐泛酸。舌质红，苔薄黄腻，脉滑数为湿热内蕴之征。证属湿热互结，壅阻中焦；病位在脾胃。

诊断：

中医诊断：胃脘痛。湿热互结，壅阻中焦证。

西医诊断：慢性浅表性胃炎，胃黏膜充血型。

治法：清化湿热，理气和胃。

方药：治以《三因极一病证方论》温胆汤合《素问病机气宜保命集》金铃子散加减。

竹 茹 10g	枳 壳 10g	陈 皮 10g	茯 苓 10g
蒲公英 10g	连 翘 10g	木 香 10g	大腹皮 10g
石菖蒲 10g	郁 金 10g	赤 芍 10g	白 芍 10g
延胡索 10g	丹 参 30g	莱菔子 10g	川楝子 10g
生牡蛎 30g			

结果：上方每日1剂，水煎分2次服。连服21剂后，二诊，胃脘胀痛明显缓解，泛酸减轻，苔薄白，乃湿热渐祛之象，效不更方。再服7剂后，三诊，胃脘胀痛大减，大便正常，苔薄白，脉沉细，热除湿化，唯中气不

足，去蒲公英、连翘、生牡蛎，加砂仁、白术、焦三仙、生鸡内金以健脾养胃，巩固疗效。

按语：胃主受纳，脾主运化，患者因饮食伤胃，久而形成胃炎。又年老体虚，胃阴不足，脾胃功能失常，致湿热中阻。首应清化湿热，继则健脾养胃。本案特色：①竹茹、石菖蒲、茯苓和胃化湿。②蒲公英、连翘清胃热，无生寒伤胃助湿之弊。③陈皮、枳壳、木香、砂仁理气醒脾，行气祛湿。④先去邪实，后固正虚，随病机虚实加减，证法相应。以沈师经验为纲，以临床症状为准，灵活用药，缓解患者病痛。

（王敬忠）

案 7 肝胃不和 湿热壅滞

何某，男，43 岁，2012 年 10 月 13 日初诊（寒露）。

病史：3 年前夏天暴食饮酒后出现胃痛，口服三九胃泰 1 周后缓解。自此每逢秋冬、冬春季节交替时出现胃痛，口服三九胃泰、香砂和胃丸、枸橼酸铋钾片症状能够缓解。近 15 天，无明显诱因，胃痛持续，服上药无效，遂来就诊。刻下症见：胃脘胀痛、食后尤甚，泛酸、晨起及卧床时明显，心烦易怒，善叹息、口黏、口苦、口臭，大便黏滞不爽，夜寐梦多。

检查：舌质黯红、边尖红，苔黄腻、中根部为甚，舌下脉络色紫黯、偏长，双脉弦滑。胃镜示：胃黏膜充血肿胀，伴瘀斑或出血点。幽门螺杆菌检测（＋＋）。

辨证：肝郁不舒，气机失畅，则心烦易怒，善叹息；气滞湿阻，肝胃不和，不通则痛，而见胃脘胀痛；酸为肝之味，苦为火之味，肝郁热则返酸口苦；湿热阻滞肠胃则口黏口臭，大便黏滞不爽；热扰心神，则夜寐梦多。舌质黯，舌下脉络紫黯，苔黄腻，脉弦滑，为痰热瘀血之象。证属肝胃不和，湿热壅滞；病位在肝、胃。

诊断：

中医诊断：胃痛。肝胃不和，湿热壅滞证。

西医诊断：慢性浅表性胃炎。

治法：疏肝和胃，化湿清热。

方药：《三因极一病证方论》温胆汤合《医学统旨》柴胡疏肝散加减化裁。

竹 茹 10g	枳 壳 10g	茯 苓 15g	青 皮 10g

白花蛇舌草 30g	草决明 15g	莱菔子 10g	蒲公英 15g
海螵蛸 30g^{先煎}	煅瓦楞 30g^{先煎}	柴 胡 10g	黄 芩 10g
生白芍 10g	川 芎 10g	香 附 10g	延胡索 10g
丹 参 15g	砂 仁 5g^{后下}	檀 香 5g	夜交藤 30g

结果：上方每日 1 剂，水煎分 2 次服。服 14 剂后，二诊，胃脘胀痛缓解，情绪平稳，无泛酸口苦，口黏口臭减轻，夜寐平稳，大便通畅，苔腻减轻，双脉弦滑，肝火渐减，痰热犹存，去青皮、草决明、煅瓦楞、柴胡、黄芩、白芍、檀香、香附、夜交藤，加陈皮 10g，佩兰 10g，佛手 10g，百合 10g，川楝子 10g。继服 14 剂，三诊，诸症悉除，予中成药香砂和胃丸（按常规剂量早晚口服）和加味逍遥丸（按常规剂量减半中午口服）治疗 1 个月，6 个月后随访未复发。

按语：肝疏泄失常，往往影响脾胃功能，调肝理气是治疗胃病的通用之法。本案湿热壅滞，肝胃不和，以温胆汤清热除湿，以四逆散调肝理气。本案特色：①久病入络，以丹参饮化瘀和胃。②柴胡长于开郁，黄芩善于泄热，两药相互为用，既可调肝胆之气机，又可清泄内蕴之湿热。③胃肠以通降为顺，通利二便有助于邪祛正安，白花蛇舌草与草决明、莱菔子相配，清热利尿与降气通便并行，增强疗效。④蒲公英虽苦寒而不败胃，具有清热健胃功效，现代药理研究有抑杀幽门螺杆菌之功，是治疗胃病的常用药。⑤病情缓解后，继以温胆汤祛痰调中，以佩兰芳香化湿、除口臭，以佛手、百合药食同源疏肝理气，从而使脾气得升，胃得润降，清升浊降，出入有序，胃则安和。⑥中成药服用方便，紧扣和胃疏肝的基本治法，合理搭配，长期使用，以图胃病的根治痊愈。

（谭勇）

案8 脾胃失和 寒热错杂

安某，女，57 岁，2013 年 8 月 10 日初诊（立秋）。

病史：5 年前患急性肠胃炎后出现胃中嘈杂不适，曾间断口服中西药，症状有所缓解，但每遇饮食不节、情志不畅则复发，平素体弱。7 天前因食生冷后，疾病复发，症状较前加重，遂来就诊。刻下症见：嘈杂嗳气、午后加重，晨起口苦，畏寒乏力，畏进寒食，口干便干。

检查：身体偏瘦，面色萎黄，舌淡边有齿痕，苔薄白、有片状光剥，脉缓。胃镜检查提示萎缩性胃炎。

辨证：中焦失养，升降失司，则嘈杂嗳气；午后人体阳气渐弱，阴气渐强，故午后加重；阴阳失调，寒热错杂，则畏寒乏力，畏进寒食，口干便干；苦为火之味，虚火内生、上攻于口，则口苦；面色、舌脉征象也提示寒热错杂。证属脾胃失和，寒热错杂；病位在脾胃。

诊断：

中医诊断：嘈杂。脾胃失和，寒热错杂证。

西医诊断：慢性萎缩性胃炎。

治法：温阳散寒，和胃建中。

方药：《普济本事方》归芪建中汤合《太平惠民和剂局方》四君子汤加减化裁。

当　归 15g	生黄芪 30g	桂　枝 10g	炒白芍 10g
干　姜 10g	太子参 15g	茯　苓 15g	炒白术 10g
百　合 15g	佛　手 10g	白菊花 15g	砂　仁 5g^{后下}
陈　皮 10g	焦麦芽 10g	焦山楂 10g	焦神曲 10g

结果：上方每日 1 剂，水煎分 2 次服。服 7 剂后，二诊，嗳气消失，嘈杂症状减轻大半，乏力、畏寒减轻，大便已调，口微苦，舌苔白兼黄略燥，脉弱，去佛手、白菊花，加竹茹 10g，枳壳 10g，继服 14 剂后，三诊，除口干、舌红外，诸症消除，去干姜，加石斛 10g，连服 30 剂，症状消除，精神充足，体重增加。

按语：慢性萎缩性胃炎多见于中老年人，常久病不愈，反复发作，病久必虚，由胃及脾，脾胃同病，纳化无权。脾胃为气血生化之源，如土德日衰，必致气血两虚，机体失养，阴阳俱损。治宜滋阴润燥以养胃，助阳益气以扶脾，阴阳同调，气血双补，选用归芪建中汤为主。本案特色：①重用生黄芪、当归，气血双补。②阴阳双调，桂枝、干姜辛温助阳，百合、白芍滋阴缓急。③伍当归、白菊花，有养血润肠通便之功。④本案以补为主，寓通于补，补气勿使气机壅滞，养血勿过滋腻碍脾，助阳谨防伤阴化燥，滋阴勿过寒凉伤胃，宜以平为期。

（谭勇）

（二）胆汁反流性食管炎

案 1　痰热互结　气滞中阻

刘某，男，51 岁，2009 年 3 月 28 日初诊（立春）。

病史：胃脘烧灼，胃胀疼痛泛酸，食纳不佳 2 年余，前去医院就诊，做电子胃镜示：食管下段糜烂。诊断为胆汁反流性食管炎，经多方治疗效果不佳，于友介绍前来就诊。刻下症见：胃脘烧灼，胃胀疼痛，泛酸时作，大便稀薄，食纳不佳。

检查：舌黯红，苔黄腻，脉弦滑。电子胃镜示：食道下段糜烂。

辨证：中焦属土，脾胃不和，痰热熏蒸，则胃脘烧灼；升降失调，气机阻滞，则胃脘疼痛，食纳不佳；痰热逆上，则泛酸时作；胃气不和，关门不利，则大便稀薄。舌黯红，苔黄腻，脉弦滑，为痰热内蕴之征。证属痰热互结，气滞中阻；病位在脾胃。

诊断：

中医诊断：胃脘痛。痰热互结，气滞中阻证。

西医诊断：胆汁反流性食管炎。

治法：祛痰清热，理气止痛。

方药：《三因极一病证方论》温胆汤加减。

茵　陈 15g 后下	泽　泻 10g	生薏苡仁 10g	竹　茹 10g
茯　苓 10g	枳　壳 10g	陈　皮 10g	石菖蒲 10g
郁　金 10g	木　香 10g	蒲公英 10g	煨葛根 10g
连　翘 10g	莱菔子 10g	生牡蛎 30g	川楝子 10g
焦三仙 30g	车前草 30g		

结果：上方每日 1 剂，水煎分 2 次服。服药 7 剂，二诊，胃脘烧灼、胀痛、泛酸减轻，已有食欲，大便正常，苔白腻，脉弦滑，痰热已去，去茵陈、泽泻、生薏苡仁等清热利湿之品，加高良姜、香附、生黄芪、丹参等温中散寒、行气止痛、扶正化瘀之品。继服 1 个月，三诊，胃脘烧灼、胀痛、泛酸已愈，食欲正常，大便调畅，胃镜检查示食道下段黏膜完整、无糜烂，去良姜、香附，加生鸡内金 30g，砂仁 10g，每日服 1 煎，再服 2 个月巩固疗效。嘱患者尽量避免油炸、煎烤、肥腻和生冷硬食物，以易消化食物为主。

按语：本案胆汁反流性食管炎系气滞痰热中阻，治宜清热化痰理气，投温胆汤。本案特色：①温胆汤中加茵陈、泽泻，增强清热利湿祛痰之力。②木香、枳壳、川楝子行气开郁，利于祛痰。③注意饮食调养，避免油炸、煎烤、肥腻和生冷硬食物，以防复发。

（郝利民）

（三）神经性呃逆

案1 肝气犯胃 胃失和降

钱某，女，47岁，2011年12月10日初诊（大雪）。

病史：半年前因家庭原因生气而出现呃逆一症，初起较轻，能自行缓解，继之发作频繁而重，影响起居，呃声响亮，不能自制。曾在当地医院应用西药、中药、针灸等综合治疗，效果不显，经朋友介绍，前来求治。刻下症见：呃逆频作，呃声高亢，不能自制，伴头痛头胀，胸胁胀满，纳食减少，口苦口干，咽中如梗，肠鸣矢气，大便不畅。

检查：表情痛苦，舌淡红，苔薄白，脉弦滑。

辨证：《古今医统大全》："凡有忍气郁结积怒之人，并不得行其志者，多有咳逆之证。"患者由于情志抑郁，肝气不疏，横逆犯胃，升降失司，清阳不升，浊阴不降，胃气上冲动膈，而致呃逆频频，不能自制；脾胃居中焦，为气机升降之枢纽，肝气郁结，气机不畅，故头痛头胀，胃脘胀闷；胃主纳谷，以降为顺，气机郁滞，木郁克土，脾失健运，则纳食减少，口苦口干，咽中如梗；气多行窜，下趋肠道，故肠鸣矢气。舌淡红，苔薄白，脉弦滑，为肝郁气滞之象。证属肝气犯胃，胃失和降；病位在肝胃。

诊断：

中医诊断：呃逆。肝气犯胃，胃失和降证。

西医诊断：神经性呃逆。

治法：疏肝和胃，降逆止呃。

方药：《伤寒论》四逆散合旋覆代赭汤加减。

旋覆花15g	代赭石30g	柴 胡10g	枳 实10g
苏 梗15g	茯 苓10g	陈 皮10g	姜半夏10g
厚 朴10g	莪 术15g	生 姜3片	沉 香3g^{冲服}

结果：上方每日1剂，水煎分2次服。服7剂后，二诊，呃逆减少、频率降低，精神舒畅，余症减轻，但仍觉头胀头痛，胃脘胀闷，舌脉同前，效不更法，加川楝子10g，延胡索10g，莱菔子10g，疏肝理气，行气止痛，健脾消胀。再进7剂，三诊，呃逆已除，食欲渐佳，大便顺畅，舌淡红，苔白，脉弦细，为巩固疗效，再予上方7剂，每晚1煎，连服半月。随访3个月，未再发作。

按语：虽然引起呃逆的原因众多，但归其根源却在于气机失调，正如《景岳全书》云："致呃之由，总由气逆"。患者因情志不遂而病，为肝失疏泄，导致气机不畅，又脾胃居中焦，为气机升降之枢纽，依据本案症情，当属肝气横逆犯胃，胃失和降，胃气上逆动膈而致呃逆，故选用《伤寒论》四逆散合旋覆代赭汤疏肝和胃，降逆止呃。本案特色：①疏肝降逆。综观本病，由生气致呃，故应疏肝解郁，理气降逆，柴胡疏达肝气，调畅气机，使郁阻之气顺畅。枳实行气消痞，芍药平肝缓急，和中止呃，以使肝脾调和，而呃逆可止。②升降理论。柴胡与枳实，苏梗与沉香，一升一降，疏肝理气，调畅气机，利于止呃。③重镇降逆。呃逆的基本病机是胃失和降，膈间气机不利，胃气上逆动膈而致，旋覆代赭汤和胃降逆，切中病机。旋覆花下气消痰，消痞散结，代赭石重镇降逆，半夏、生姜和胃化痰降逆，共奏降逆止呃之效，而原方中人参补益壅塞中焦，甘草甘味，大枣滋腻，均不利于调畅气机，故去之。④久病入络，伍以化瘀。久病必有瘀血内阻胃络，使胃气失于顺降，故予莪术化瘀通络。综观全方，方药对证，故获良效。

（张印生）

（四）胃溃疡

案1 肝脾不和 脾失健运

冯某，男，40岁，2011年9月8日初诊（白露）。

病史：经常因生气而致胃脘胀痛泛酸2年。曾经胃镜检查，确诊为胃溃疡。1周前情志过激，胃痛发作。刻下症见：胃痛纳差，饥时痛甚、食后缓解、过食则胀，嗳气泛酸，神疲乏力，大便溏薄。

检查：舌质淡，苔薄黄，脉弦细。

辨证：肝郁不舒，木旺克土，胃失和降，则胃脘胀满，嗳气泛酸；脾虚失健，则神疲乏力，纳呆便溏。正如《景岳全书》云"凡遇怒气便作泄泻者，必先以怒时挟食，致伤脾胃。故但有所犯，即随触而发，此肝脾二脏之病也，盖以肝木克土，脾气受伤而然"。舌质淡，苔薄黄，脉弦细，为肝脾不调之征。证属肝脾不和，脾失健运；病位在肝、脾胃。

诊断：

中医诊断：胃痛。肝脾不和，脾失健运证。

西医诊断：胃溃疡。

治法：抑木扶土，疏肝健脾。

方药：宗《时方歌括》香砂六君子汤出入。

党　参 10g　　茯　苓 10g　　陈　皮 10g　　炒白术 10g

木　香 10g　　砂　仁 10g　　蒲公英 10g　　川楝子 10g

延胡索 10g　　生牡蛎 30g

结果：上方每日 1 剂，水煎分 2 次服，服前先吞乌贝散胶囊 5 粒。连服 14 剂，二诊，胃胀痛缓解，嗳气泛酸已除，纳谷增加，仍有便溏，苔薄黄，脉沉细，肝郁渐舒，脾运仍差，加强运脾之力，去川楝子、延胡索，加白扁豆 10g，煨葛根 10g，生杜仲 10g，桑寄生 10g。再服 14 剂，三诊，便溏已止，胃痛已轻。上方制成水丸，每日 2 次，每次 3g。2 个月后复查胃镜，溃疡面已愈合。

按语：肝脾不调，实质是肝郁气滞，脾虚失健，香砂六君子汤是抑木扶土效方。本案特色：①香砂六君子汤原方中的姜、枣、草均温燥，去而不用。②经验方"乌贝散"，由乌贼骨、凤凰衣、白及、浙贝母、蒲公英、甘松 6 味研末装胶囊组成，是消溃疡、止泛酸效方。③金铃子散止痛效方，无论虚实均效。④生牡蛎加强制酸之力，蒲公英健胃，促进溃疡愈合。⑤脾虚便溏，白扁豆、煨葛根可止泻，杜仲、寄生益火扶土。

（沈宁）

案 2　肝郁脾虚　木旺克土

武某，男，56 岁，2012 年 8 月 17 日初诊（立秋）。

主诉：胃脘胀满闷痛泛酸 3 年，加重伴便溏 1 个月。

病史：3 年前常因饮食不节，出现胃脘不适、嗳气、泛酸，肋间疼痛，间断口服奥美拉唑、多潘立酮，症状缓解，随情绪、饮食不节而间断发作。1 个月前，因饮酒生气症状加重，伴便溏，口服多种西药无效，故前来就诊。刻下症见：胃脘胀满，隐痛泛酸，食欲欠佳，乏力便溏，日渐消瘦，胁肋胀满。

检查：舌质淡，舌下络脉稍紫，苔薄白，脉沉细。胃镜示胃窦部溃疡，病理报告肠上皮化生Ⅱ级。

辨证：肝郁不舒，则胁肋胀满；木旺克土，脾失健运，则胃脘隐痛，胀满泛酸，便溏乏力，日渐消瘦。舌质淡，苔薄白，脉沉细，为肝旺脾虚之征；久病必瘀，故见舌下络脉稍紫。证属肝郁脾虚，木旺克土；病位在肝、脾胃。

诊断：

中医诊断：胃脘痛。肝郁脾虚，木旺克土证。

西医诊断：胃溃疡。

治法：疏肝健脾，抑木克土。

方药：《时方歌括》香砂六君子汤加减。

党　参 20g	茯　苓 10g	陈　皮 10g	枳　壳 10g
炒白术 10g	木　香 10g	砂　仁 10g	山　药 10g
生薏苡仁 20g	白花蛇舌草 30g	蒲公英 10g	川楝子 10g
延胡索 10g	香　附 10g	白扁豆 10g	仙鹤草 10g
丹　参 30g	海螵蛸 10g		

结果：上方每日 1 剂，水煎分 2 次服，忌食辛辣油腻、酒、羊肉、韭菜、茴香，放松情绪。服用 10 剂，二诊，胃脘胀痛减轻，便溏缓解，胁肋胀痛消失，仍有食欲欠佳，肝郁减轻，胃仍失和，去白扁豆、仙鹤草、香附，加焦三仙 30g，生鸡内金 15g，煨葛根 15g，增强开胃消食、升阳止泻之力。继服用 14 剂，三诊，胃胀痛消失，仍有便溏，继加减治疗。暑湿，恶心欲吐，加藿香 10g，佩兰 10g；腰膝酸软乏力，加生杜仲 10g，桑寄生 10g；寐差，加夜交藤 30g，生牡蛎 30g；口干，加乌梅 10g，百合 10g。加减治疗 2 个月，胃镜报告浅表性胃炎。上方研极细末装入胶囊，每次服 5g，每日 3 次，饭前服用，继用药 2 个月，停服。

按语：本案胃溃疡属肝郁脾虚，木旺克土，治则疏肝健脾，抑木扶土，用香砂六君子汤加减。本案特色：①白花蛇舌草、蒲公英苦寒而不伤胃，且能健胃，促进溃疡面愈合。②枳壳、香附疏肝，加强抑木作用。③益火补土而止泻，药用生杜仲、桑寄生。④乌梅、百合生津增液，针对口干之症。⑤藿香、佩兰芳香化浊，针对暑湿。⑥药物配合饮食禁忌，促进溃疡愈合。

（崔叶敏）

案 3　肝木乘土　气血两虚

赵某，女，62 岁，2010 年 2 月 26 日初诊（雨水）。

主诉：胃脘疼痛并泛酸、烧心 5 年，柏油样黑便 1 周。

病史：3 年前经某县级医院胃镜检查诊断为慢性浅表性胃炎，经中西医多方治疗，症状时轻时重，反复发作。1 周前因家庭矛盾生气后突感上腹剧痛，呕出咖啡样血性液状物约 600ml，随即急诊入院，在某县级医院经胃镜检查诊断为胃及十二指肠出血。经住院治疗 1 周后，呕血已止，仍烧心泛酸，阵发性上腹疼痛，患者要求出院，请中医诊治，故来诊。刻下症见：胃脘胀满、食后即痛，嗳气吞酸，食纳欠佳，少气懒言，心悸失眠，大便溏薄如柏油样。

检查：面色无华，唇甲苍白，舌质淡，苔薄白，脉细弦。查血常规：红细胞计数（RBC）：2.82×10^{12}/L，血红蛋白（Hb）：67.5g/L。

辨证：肝气郁结，木旺克土，则胃脘胀满，嗳气吞酸；脾失健运，统摄无权，则纳差便溏，吐血；气血生化不足，见面色无华，唇甲苍白，少气懒言；气血不足，神失所养，则见心悸失眠。舌质淡，苔薄白，脉细弦均为肝郁乘脾、气血两虚之象。证属肝木乘土，气血两虚；病位在肝、脾胃。

诊断：

中医诊断：胃脘痛。肝木乘土，气血两虚证。

西医诊断：上消化道溃疡并出血。

治法：疏肝健脾，补气养血。

方药：《古今名医方论》香砂六君子汤合《济生方》归脾汤加减。

党 参 15g	炒白术 15g	茯 苓 10g	陈 皮 10g
香 附 10g	砂 仁 10g	生黄芪 15g	龙眼肉 10g
炒枣仁 10g	当 归 10g	远 志 10g	仙鹤草 10g
白 及 15g	灶心土 30g^{包煎}	生牡蛎 30g	川楝子 10g
延胡索 10g	黄 连 10g		

结果：上方每日 1 剂，水煎分 2 次服，嘱半流质清淡饮食，忌食生硬辛辣之品。服药 7 剂后，二诊，腹泻已止，大便转为黄色软便，嗳气及上腹胀满疼痛减轻，睡眠稍有好转，食纳稍增，嘈杂泛酸无减，气短乏力、唇甲苍白仍如前，脾运渐复，气血亏虚仍现，须加大补气补血之力，去灶心土，党参易为红参，加焦三仙以消食化积。连服 14 剂，三诊，面色红润，言语有力，腹胀嗳气已除，食欲大增，嘈杂泛酸已减，心悸亦除，气短乏力较前好转，睡眠仍差，又感腰疼腿软，头晕耳鸣，手足心热，舌红

少苔，脉细数，肝郁日久而化火伤阴，致肝肾阴虚，治用"调肾阴阳方"加味。

枸杞子 10g	野菊花 10g	生　地 10g	黄　精 10g
生杜仲 10g	桑寄生 10g	鸡血藤 10g	石　韦 10g
生黄芪 15g	当　归 15g	北沙参 10g	麦　冬 10g
夜交藤 30g	生牡蛎 30g	生龙骨 30g	仙鹤草 10g

结果：上方每日 1 剂，水煎分 2 次服。服药 15 剂后，四诊，诸症皆愈，在某市级医院做钡餐检查示：龛影消失，溃疡已愈合。查血常规：红细胞计数（RBC）：4.62×10^{12}/L，血红蛋白（Hb）：128g/L。嘱其改服《中国药典》"乌贝散"以巩固疗效。乌贝散处方：乌贼骨 30g，凤凰衣 6g，白及 20g，浙贝母 20g，蒲公英 20g，甘松 6g。共研细末，装入 1 号胶囊，每次 5 粒，每日 2 次，服用 2 个月，未见复发。

按语：《素问·六元正纪大论篇第七十一》："木郁之发，民病胃脘当心而痛，上支两胁，膈咽不通，食饮不下。"本案患者因情志不舒而发病，郁怒伤肝，肝失条达而乘脾土，肝脾同病，治宜疏肝健脾，益气补血，方用香砂六君子汤合归脾汤加减。本案特色：①方中木香易香附，意为疏肝解郁止痛，减甘草以防甘甜碍胃，去生姜、半夏以防其温燥而损脾，入川楝子、延胡索既可疏肝又可止痛。②仙鹤草、白及、灶心土止血，仙鹤草补气止血，现代药理研究证实白及有良好的促进溃疡愈合作用，灶心土既可止血，又可止呕止泻。③肝郁日久而化火伤阴，肝肾同源，致肝阴肾阴俱虚，治用沈师经验方调肾阴阳方加味，调肾阴阳。④石韦、鸡血藤相配，为升提血象的有效药对。⑤配合饮食，情志调养，嘱患者稳定情志，切忌急躁生气，饮食宜清淡易消化之品，忌辛辣、生硬、油炸之物。⑥服用乌贝散以善后收功。

（王再贤）

（五）便秘

案 1　肝脾不调　腑气不通

毕某，女，48 岁，2011 年 9 月 18 日初诊（白露）。

病史：大便秘结 10 余年，腹部胀满疼痛，大便 5～7 日甚至 10 余日 1 行，曾在某医院诊断为"习惯性便秘"，中西药均曾服用。中药进滋润之剂，或有小效，过 3~5 日又发；得峻下之味，虽取效于当时，药后复秘。现经常服用果导片，或用开塞露后才能排便，停药后其秘如故，腹部胀痛，非常痛苦，经朋友介绍，前来求治。刻下症见：大便秘结，欲便不得，努挣难下，嗳气频作，伴胸胁满闷，腹胀而痛，烦躁易怒，纳食减少。

检查：舌淡红，苔薄腻，脉沉弦。

辨证：女子以肝为本，多气多血，情绪不畅，肝失条达，疏泄失职，出现肝脾不调，气机阻滞，大肠传导失司，而致大便秘结难下；腑气不通，清浊失司，清气不升，浊气不降，故胸胁满闷；气不下而上逆，故噫气频作；糟粕内停，气机郁滞，腹胀而痛，烦躁易怒；肠胃气阻，脾失健运，则纳食减少。舌淡红，苔薄腻，脉沉弦，为肝脾不调，内有郁滞，腑气不通之征。证属肝脾不调，腑气不通；病位在肝、脾胃、肠。

诊断：

中医诊断：便秘。肝脾不调，腑气不通证。

西医诊断：习惯性便秘。

治法：疏肝解郁，通便导滞。

方药：《伤寒论》四逆散合《证治准绳》六磨汤加减。

柴　胡 10g	枳　壳 10g	赤　芍 10g	白　芍 10g
木　香 10g	乌　药 10g	槟　榔 10g	厚　朴 20g
川楝子 10g	延胡索 10g	当　归 10g	白菊花 10g
桃　仁 10g	沉香粉 3g^冲		

结果：上方每日 1 剂，水煎分 2 次服。服 7 剂后，二诊，自述服药后第 2 天便见肠鸣矢气，腹部胀满有所减轻，但排便仍不畅，纳差，苔薄白，脉沉弦，加莱菔子 15g，焦三仙 30g，加强健脾消导之功。再服 7 剂，三诊，虽有大便，但便而不爽，腹痛减轻，苔薄脉弦，加火麻仁 10g，草决明 30g，增加下气通便之力。继服 7 剂，四诊，大便畅快，日行 1 次，软硬适中，腹胀腹痛基本消失。嘱患者按照前方再服 7 剂，每晚 1 煎，以巩固疗效。随访半年，未见复发。

按语：便秘是临床上常见病症之一，其发病率较高。医者大多以攻下之法，初则有效，久则便秘更加严重，且长期服用大黄等泻下剂，可致结肠黑变病。本案患者大便秘结，病情长，情绪低落，又长时间内服果导片、外用开塞露通便，致使脏腑功能减退，运化功能迟滞，而致大便秘结，腹胀疼痛，苔薄腻脉弦为主症，属气机阻滞。因而采用理气通滞法治之，选四逆散合六磨汤加减，取得满意效果。本案特色：①标本同治。《金匮翼·便秘》曰："气闭者，气内滞，而物不行。"四逆散（柴胡、枳壳、白芍）疏肝解郁，调和肝脾。方中柴胡疏肝解郁，白芍养血敛阴，一升一敛，使郁热透解而不伤阴。六磨汤通利气机之剂，方中乌药顺气，木香调气，沉香降气，三药气味辛通，能入肝脾以解郁调气止痛，枳实破气除痞消积，槟榔行气消积，厚朴易大黄，去其峻下而增强行气通腑之功。②重用厚朴。厚朴理气宽中，行滞消胀。《本草汇言》："厚朴，宽中化滞，平胃气之药也。"凡气滞于中，郁而不散，食积于胃，羁而不行，或湿郁积而不去，湿痰聚而不清，用厚朴之温可以燥湿，辛可以清痰，苦可以下气。③中病即止。六磨汤通利气机，需要注意"理气伤正"，药量、疗程都要严加斟酌，特别对女性便秘应"中病即止"，并随症加入柴胡、川楝子、延胡索疏肝解郁，行气止痛，增强疗效。④活血化瘀。"久病易瘀"，加桃仁活血润肠，沈师常用药对当归、白菊花润肠通便。全方共奏行气开郁，润肠通便之功。

（张印生）

案 2　脾虚湿盛　运化乏权

张某，女，56 岁，2004 年 10 月 9 日初诊（寒露）。

病史：习惯性便秘 10 余年，经常服用新清宁片、番泻叶、复方芦荟胶囊等泻下药通便。近 1 年便秘加重，泻下药效果不佳。因闻听"久服泻药影响健康"，遂来门诊就医，愿服中草药治疗。刻下症见：大便秘结，排出不畅，3～5 日 1 行，便质前干后软，晨起眼睑、颜面肿胀，午后下肢轻度浮肿，自觉气短、动则尤甚，口淡发黏，食欲不振，脘腹胀满、食后加重。

检查：体型略胖，神情疲惫，面色㿠白，舌质胖淡，边有齿痕，舌苔薄白，两脉沉弱。

辨证：肥人多痰湿，痰湿困脾，脾虚生湿，互为因果，脾气不足，生化乏源，气血亏虚，则面色㿠白，动则气喘；脾虚生湿，则口淡发黏；湿阻中焦，运化失司，则食欲不振，脘腹胀满，食后尤甚；水湿内生，排泄不畅，溢于肌肤，则眼睑颜面肿胀，下肢浮肿；脾虚日久，痰湿内停，湿性重着，则体型偏胖；脾虚运化失权，推动乏力，则大便秘结、排出不畅，便质先干后软。舌质胖淡，边有齿痕，舌苔薄白，两脉沉弱，为脾虚湿盛之象。证属脾虚湿盛，运化乏权；病位在脾胃、肠。

诊断：

中医诊断：便秘。脾虚湿盛，运化乏权证。

西医诊断：便秘。

治法：健脾益气，化湿通便。

方药：《太平惠民和剂局方》参苓白术散和《脾胃论》枳术丸加减。

太子参 10g	生白术 30g	茯　苓 20g	山　药 15g
白扁豆 10g	砂　仁 6g^{后下}	生薏苡仁 30g	陈　皮 10g
生鸡内金 15g	枳　实 9g	炒莱菔子 15g	瓜蒌子 30g

结果：上方每日 1 剂，水煎分 2 次服用。服药 7 剂，二诊，大便 2～3 日 1 行，仍觉排出不畅，食欲改善，脘腹胀满好转，颜面、下肢肿胀减轻，偶有腰酸，下肢乏力，双尺脉弱，脾气渐旺，湿邪减少，久病及肾，现肾水亏虚之征，去生鸡内金、砂仁、生薏苡仁，加当归 15g，女贞子 20g，肉苁蓉 15g，温肾益精，润肠通便。继服 14 剂，三诊，大便通畅，日行 1 次，面色红润，食纳正常，浮肿全消，精神体力明显好转，嘱二诊方隔日 1 剂，巩固疗效，月余后停药观察。1 年后随访，自述便秘顽疾基本解除，偶有便秘之时，自行服用二诊处方 5～7 剂，即可改善。

按语：常规治疗便秘，多采用泻下及润下之法。老年便秘多采用增液行舟之法，本案患者人过中年，属脾气不足，运化乏权，水湿内停，升降失司，治宜健脾益气，升清降浊，化湿通便。本案特色：①治病求本，参苓白术散健脾益气，利湿化浊，增强脾之运化功能，促进胃肠蠕动。②痰湿同源，祛痰利于化湿，以莱菔子、瓜蒌子行气祛痰，泻浊通便以治标。③脾肾同治，加肉苁蓉、女贞子以养血益精，温补肾元，润肠通便，加强通便之力。④气血同调，太子参、生白术、当归同用，益气养血，助运通便。此案意在以补药之体作泻药之用，标本兼治，提高疗效。

（丁京生）

（六）肝硬化腹水

案1 湿热蕴结 痰饮内阻

丁某，男，52岁，2010年10月5日初诊（秋分）。

病史：长期酗酒20余年，1月前出现上腹鼓胀，双下肢水肿，即到某县级医院就诊，诊断为酒精性肝硬化并腹水，住院1周行3次腹腔放液，经利尿、保肝、支持疗法等治疗，病情好转而出院，仅隔5日，又出现上腹鼓胀，经彩超检查，诊断为肝硬化、肝腹水。医院要求再次住院治疗，患者未同意，来中医门诊求治。刻下症见：上腹胀痛，大便秘结，尿少色黄，泛恶欲呕。

检查：腹胀如鼓、遍布横纹、按之坚硬，双下肢水肿至膝，端坐被动体位，痛苦面容。舌质红，苔黄腻，脉滑数。肝脏触诊：超过肋下3cm。彩超检查示：肝脏形态失常，左叶偏大，右叶缩小，表面不平呈锯齿状，实质回声增强，肝静脉变细扭曲，腹腔内可见游离液体，最大深度5.8cm。肝功能检查：直接胆红素（DBIL）：7.4μmol/L，谷丙转氨酶（ALT）：132U/L，谷草转氨酶（AST）174U/L，白球比1.0，谷氨酰转肽酶（GGT）：89U/L，白细胞计数（WBC）：4.8×10^9/L。

辨证：长期饮酒，湿热互结，痰饮停聚，故腹大坚满；湿热内盛，则见口苦烦热；湿热阻于胃肠，则见纳呆恶呕，大便秘结；湿热壅滞，气机不利，而致尿少色黄。舌质红，苔黄腻，脉滑数均为湿热蕴结，痰饮内停之征。证属湿热蕴结，痰饮内阻；病位在肝、脾胃。

诊断：

中医诊断：鼓胀。湿热蕴结，痰饮内阻证。

西医诊断：肝硬化腹水（重度）。

治法：清热利湿，祛痰逐水。

方药：《三因极一病证方论》温胆汤合《温病条辨》三仁汤加减。

竹 茹10g	枳 壳15g	茯 苓10g	陈 皮10g
白蔻仁10g	生薏苡仁10g	桑白皮10g	党 参15g
白 术10g	猪 苓10g	知 母10g	黄 柏10g
冬瓜皮10g	木 香10g	大腹皮10g	厚 朴30g
泽 泻10g	车前草30g	生大黄15g	生草决明30g

结果：上方每日 1 剂，水煎分 2 次服用。嘱严禁饮酒，低盐或无盐饮食，予高热量、高蛋白、富含维生素、低脂肪、易消化膳食。服药 7 剂，二诊，尿量大增，色黄转清，大便通畅，每日 2~3 行，恶呕已除，又感气短乏力，久病必虚，攻伐之品又耗气伤阴而致，去生大黄，草决明改为 15g，加生黄芪 30g，白扁豆 15g 增补气之力，芦根 15g 清热除烦利尿，焦三仙 30g 开胃消食。续服 7 剂，三诊，食纳大增，二便如常，腹水显退，腹皮渐松，口苦烦热减轻，能下地行走，效不更方，续服上方巩固治疗。又服 14 剂后，四诊，腹水全消，口苦烦热亦除，以和络疏肝片（每日 3 次，每次 5 片）善后巩固治疗，至今未复。经治半年后彩超复查：肝脏大小形态正常，被膜光整，实质回声细密，门静脉未见扩张；肝功能检查：DBIL 6.5μmol/L，ALT 56U/L，AST 58U/L，GGT 29U/L，A/G 1.9，WBC 4.8×10⁹/L，肝硬化肝腹水告愈。

按语： 肝硬化、肝腹水属中医"鼓胀""水鼓"范畴，为临床四大疑难危重症之一，一般以软坚散结，活血化瘀为法。本案患者长期纵酒，酒毒与湿热蕴结，损伤脾胃，积之即久，湿土之气郁而不发，壅塞中焦，脾失健运，则水湿停蓄，凝聚日久而成痰饮，肝失疏泄条达，肝脉郁滞，痰饮交阻，水浊停聚而致鼓胀。治用温胆汤合三仁汤祛痰、清热、利水、渗湿。本案特色：①肝硬化腹水病位在中焦，用三仁汤宣上启水之源，畅中醒脾化浊，渗下利湿泄浊。原方杏仁易桑白皮取其宣上而利水之功，合车前草、生草决明分利二便，给痰饮以出路。②重用厚朴行气消胀，燥湿除满，以助利水。③伍生黄芪、党参、白扁豆、白术益气健脾，扶正祛邪，防生大黄、草决明及厚朴攻伐太过。

（王再贤）

五、泌尿生殖系统疾病验案

（一）不育

案 1 肝郁气滞 痰热壅盛

彭某，男，33 岁，2002 年 12 月 20 日初诊（大雪）。

病史：婚后 4 年未育。刻下症见：婚后无子，房事正常，口苦口疮，心烦易怒，胁肋胀痛，小溲短赤，大便秘结。

检查：舌尖红，苔黄腻，脉弦细。精液检查示精子形态尚可，成活率 40%，总数 $3 \times 10^3 / ml$。

辨证：肝郁气滞，痰热壅盛，困阻精元，故不育；肝气不舒，气郁化火，故口苦口疮，胁肋胀痛；湿热下注，见小溲黄赤，大便秘结。舌尖红，苔黄腻，脉弦细，系肝火挟痰之象。证属肝郁气滞，痰热壅盛；病位在肝。

诊断：

中医诊断：不育。肝郁气滞，痰热壅盛证。

西医诊断：少精症；不育症。

治法：疏肝清热，利湿化痰。

方药：《医学正传》三妙丸合《三因极一病证方论》温胆汤加减。

茵　陈 15g^{后下}	泽　泻 10g	竹　茹 10g	枳　壳 10g
茯　苓 10g	陈　皮 10g	石菖蒲 10g	郁　金 10g
川楝子 10g	延胡索 10g	丹　参 30g	生薏苡仁 10g
王不留行 10g	川牛膝 10g	蒲公英 10g	生山楂 10g
野菊花 10g			

结果：上方每日 1 剂，水煎分 2 次服；药渣加川椒 20 粒再煎 20 分钟，放凉后坐浴，每晚坐浴 20 分钟。用药 7 天后，二诊，口苦口疮消失，胁肋胀痛减轻，小便清长，便秘缓解，舌红，苔薄白，脉弦细，此为火邪渐去，肝郁仍在，故守法加药，以增其效。胁肋胀痛，加香附 10g；睾丸潮湿，加苦参 10g，车前草 30g。继服 7 剂，三诊，胁肋胀痛、大便秘结均消失，现感腰酸身热，舌黯红，苔薄黄，脉沉细，此为肾阴亏损，虚火内动之征，方用《景岳全书》知柏地黄汤加减。

知　母 10g	黄　柏 10g	生　地 10g	当　归 10g
蛇床子 10g	女贞子 10g	泽　兰 10g	川续断 10g
菟丝子 10g	川楝子 10g	补骨脂 5g	炒橘核 10g
丹　参 30g	王不留行 10g		

结果：上方每日 1 剂，水煎分 2 次服，药渣坐浴同前法。治疗 2 周后，四诊，无明显不适，精液检查示成活率升为 80%，活动力良好，液化正

常，改服中成药杞菊地黄胶囊，每次 5 粒，每日 3 次巩固疗效。3 个月后喜告其妻怀孕。

按语：不育症不仅可由肾中阴阳不足引起，由肝郁化热引起者亦不在少数。肝胆湿热引起的不育症，最忌温肾壮阳，否则非但无效，反有助火恋邪之弊，故不育症的治疗当以中医证类为准。本案肝胆郁滞，痰热壅盛，治宜疏肝清热利湿。本案特色：①清利下焦湿热选四妙丸，但以茵陈易苍术，燥湿不伤阴。②引经药至关重要，川楝子、炒橘核、王不留行引药至肝经下焦。③川牛膝导血下行，引药下行。④不育用壮阳不妥，温燥伤阴易导致阴阳不平衡，舌苔不腻时，切忌用温燥壮阳之药，本案用蛇床子、女贞子、菟丝子、补骨脂，温补肾阳，温而不燥。⑤中药外用也是特色之处，第 3 煎用药渣加川椒再煎 20 分钟，放凉后坐浴，外用温度不宜过高，过高易杀精子，水温宜低于手温。内外合治，药从皮透，直达病所。

（刘颖　韩学杰）

案 2　湿热内蕴　瘀血内滞

孟某，男，31 岁，2010 年 3 月 6 日初诊（惊蛰）。

病史：婚后 3 年，至今无子，查精子活力低下，畸形率高，急欲得子，来诊求治。刻下症见：头昏重沉，倦怠乏力，阴囊潮湿，怕热多汗，食纳尚可，睡眠尚佳，二便自调。

检查：舌质黯红，舌苔黄腻，脉弦。精液检查示精子活动率 19.88%，精子活力（a+b）10.91%，畸形率 85%。

辨证：《内经》曰："因于湿，首如裹。"湿气蒸于上，故头昏重沉；湿阻气滞，则倦怠乏力；湿性趋下，易袭阴位，则阴囊潮湿；湿郁化热，热伤津液，则怕热多汗。舌质黯红，舌苔黄腻，脉弦，为湿热蕴阻之象。证属湿热内蕴，瘀血内滞；病位在肝。

诊断：

中医诊断：不育。湿热内蕴，瘀血内滞证。

西医诊断：弱精症；不育症。

治法：清热利湿，虫类剔络。

方药：《医学正传》三妙丸合《三因极一病证方论》温胆汤加减。

炒苍术 10g	黄　柏 10g	生薏苡仁 10g	肉　桂 2g
竹　茹 10g	枳　壳 10g	茯　苓 10g	陈　皮 10g

| 浙贝母 10g | 穿山甲 3g | 水 蛭 5g | 桑 叶 10g |
| 丹 皮 10g | 连 翘 10g | | |

结果：上方每日 1 剂，水煎分 2 次服。服用 7 剂，二诊，怕热多汗已无，倦怠乏力减轻，仍觉头重昏沉，睾丸仍潮，舌质黯红，苔黄腻，脉弦，加大清热化湿之力，加杏仁 10g，白豆蔻 10g，生薏苡仁 10g。续服 14 剂，三诊，头晕减轻，小便频黄，舌质黯红，舌苔黄腻，脉弦，守法易药，加白花蛇舌草 30g，川牛膝 15g，蔓荆子 10g，天麻 10g，葛根 10g。续服 14 剂，四诊，无明显不适，舌质黯红，苔薄黄腻，脉弦，随证加减。腰酸腰痛，加老鹳草 10g，鸡血藤 10g；腹胀，加木香 10g，砂仁 10g；食纳不香，加莱菔子 10g，焦三仙 30g。加减治疗 1 个月后，复查精液示精子活动率 75.60%，精子活力（a＋b）52.17%，畸形率降为 76%。1 个月后复查精液示精子活动率 77.68%，精子活力（a＋b）51.89%，畸形率降为68%。连续治疗 3 个月，精液检查结果正常，妻子怀孕，现已顺利生下一男婴。

按语："肾藏精"男子以肾为本，肾亏是不育的重要原因，但湿热下注者亦不在少数，男子不育最忌一味壮阳，应当重视湿热下注的实证。本案舌质黯红，舌苔黄腻，脉弦即为湿热内蕴之象。治疗以清热利湿为主，选用三妙丸合温胆汤，清利下焦湿热，使邪从二便解。本案特色：①合三仁汤，加大清热利湿之力。②运用升降理论。蔓荆子、天麻引药上行，清利头目；川牛膝引药下行，升降并用，调畅气机。③痰瘀同治。湿邪黏腻，易致血脉瘀滞，加凉血活血的丹皮，活血剔络的穿山甲、水蛭，但穿山甲、水蛭苦寒伤胃，中病即止。诸药共奏，育一健康婴儿。

（韩学杰　王凤）

案 3　湿热下注　精关失司

齐某，男，30 岁，2013 年 4 月 26 日初诊（谷雨）。

病史：结婚 5 年不育。平素烟酒无度，半月前酗酒合房，发生早泄，嗣后每次性交均不足 1 分钟，思想负担沉重。曾在某医院男科中心查精液，成活率 15%，精子活力（a＋b）不足 10%，诊为"早泄，弱精症"。经温肾壮阳固精治疗，症状反而加重，由爱人陪同门诊试治。刻下症见：口苦急躁，阴囊潮湿，尿黄便秘，纳谷日差。

检查：舌质红，苔黄腻，脉濡数。

辨证:《灵枢·经脉》云"肝足厥阴之脉""过阴器",肝经湿热下注阴器,扰动精室,精关失司,疏泄失职,故而早泄;湿热下注,则囊潮尿黄;湿热中阻,则纳呆便结;湿热上扰,则急躁口苦。舌质红,苔黄腻,脉濡数,为湿热内盛之征。证属湿热下注,精关失司;病位在肝。

诊断:

中医诊断:鸡精。湿热下注,精关失司证。

西医诊断:早泄,弱精症。

治法:清热利湿,疏肝通络。

方药:以《医学正传》三妙丸加味。

茵　陈15g^{后下}	泽　泻10g	黄　柏10g	炒苍术10g
生薏苡仁10g	川楝子10g	草决明30g	王不留行10g
蛇床子10g	地肤子10g	泽　兰10g	野菊花10g
金钱草30g	柴　胡10g	蒲公英10g	

结果:上方每日1剂,水煎分2次服;药渣加20粒花椒煎第3汁,放凉后坐浴15分钟。连用14剂,二诊,性交时间延长,可达10分钟左右,阴囊潮湿、口苦已除,二便已调,情绪已稳,效不更方。再服14剂,男科中心查精液已正常,嘱其戒烟试孕,怀孕前仍服上方,改为每晚服1煎。3个月后喜告其妻已孕,后产男婴。

按语: 治早泄弱精,不可一味固涩壮阳,否则恋湿助热,症不易除。本案湿热为患,三妙丸是对症效方。本案特色:①肝经湿热以疏通为要。茵陈、泽泻入肝经利湿,川楝子引入肝经,野菊花、蒲公英、决明均助清肝,柴胡疏肝要药。②王不留行、泽兰通络,对早泄非但不会加重,反而延时,此乃《素问·至真要大论》所言"通因通用"之意。③蛇床子壮阳不燥,合地肤子专祛囊湿。④草决明、金钱草分利二便,利于湿热之泄。

(白伟超　沈宁)

案4　湿热内盛　肾精亏虚

罗某,男,38岁,2009年8月25日初诊(处暑)。

病史:有吸烟和饮酒史,曾喜冷饮,为求子2年前已戒,多年来不断治疗,辗转于多家医院,曾服用克罗米芬、抗生素等无效。刻下症见:腰酸疲乏,下肢沉重,手心汗出,阴囊潮湿,性功能正常,房事每周1~2次。

检查：面色少华，舌淡红，苔薄黄腻，双脉沉滑。精液检查示：精子密度 $13 \times 10^6/ml$，活率 35%，a 级和 b 级均为 0。

辨证：辛辣厚味，内生痰湿，蕴结精室，精阻难出，致精液异常；湿客肾府，则腰酸疲乏，下肢沉重；湿注下焦，阻于肝经，则阴囊潮湿；水湿内盛，泛于四肢，则手心汗出。舌淡红，苔薄黄腻，双脉沉滑，为湿盛正虚之征。证属湿热内盛，肾精亏虚；病位在肝、肾。

诊断：

中医诊断：不育。湿热内盛，肾精亏虚证。

西医诊断：少精症，弱精症。

治法：清热利湿，补肾益精。

方药：《成方便读》四妙丸合《丹溪心法》五子衍宗丸加味。

苍　术 10g	生薏苡仁 10g	黄　柏 10g	川牛膝 15g
车前草 30g	陈　皮 10g	茯　苓 10g	枳　壳 10g
竹　茹 10g	川楝子 10g	蛇床子 10g	菟丝子 10g
枸杞子 10g	五味子 10g	车前子 30g	生黄芪 15g
丹　参 30g			

结果：上方每日 1 剂，水煎分 2 次服。服药 30 剂后，二诊，腰酸疲乏、面色少华、下肢沉重、手心汗出、阴囊潮湿等症状均已消失，体力充沛，心情愉快，舌淡，苔薄，脉细，为湿邪已祛，肾虚不足，改方加大填精补肾之力。

桂　枝 10g	莪　术 10g	穿山甲 3g	水　蛭 6g
王不留行 10g	败酱草 15g	黑附子 6g	炒薏米 30g
熟　地 30g	黄　精 10g	蛇床子 10g	巴戟天 10g
生黄芪 30g	木　香 10g	砂　仁 10g	

结果：服药 30 剂后，三诊，复查精液示精子密度 $52 \times 10^6/ml$，活率 83%，a 级为 52%。嘱其调节房事频率，又后 1 月，患者来电，言其妻已怀孕。

按语：男性不育的治疗首辨舌苔，舌苔腻则提示湿浊内蕴，留注下焦，阻于肝经，阴囊潮湿。阴囊潮湿可直接导致阴囊温度升高，正常精子的产生需要阴囊的温度低于体温 1℃ ~ 2℃，这是精子产生的最佳身体环境。如果温度升高，可直接影响精子产生和数量，精子的获能和活力。本案属湿热内盛，用四妙丸和温胆汤清热利湿，改善囊汗的症状，从而改善精子的质量。本案特色：①分阶段治疗，初期湿热内蕴，治宜利湿清热，湿祛热除之后，宜增补虚调肾之力，选用熟地、黄精、蛇床子、巴戟天等补肾温肾之品。②健脾有助于补肾，配生黄芪健脾益气，增强补肾之力。③补而不滞，伍木香、砂仁行气醒脾。④久病入络，选用桂枝、山甲、水蛭温通搜络之品。诸药共奏，取效良好。

（贾海骅）

案 5 肝郁气滞 湿热内盛

王某，男，30 岁，2014 年 8 月 7 日初诊（立秋）。

病史：婚后常年在外出差，1 年前调回当地工作，开始求嗣未果，经亲友介绍，前来求诊。刻下症见：胁肋胀满，口苦易怒，腰酸乏力，手足心热，阴囊潮湿，纳差腹胀，大便不爽，小便短赤。

检查：舌质红，苔黄腻，脉滑数。精液检查为液化不良，成活率 30%，活动力差。

辩证：肝郁气滞，郁而化火，见口苦易怒，胸胁满胀；湿热内壅，则手足心热；湿热下注，则阴囊潮湿，大便不爽，小便短赤；湿阻中焦，脾失健运，见纳差腹胀。舌质红，苔黄腻，脉滑数为湿热内盛之征。证属肝郁气滞，湿热内盛；病位在肝。

诊断：

中医诊断：不育。肝经湿热，肾阴亏虚证。

西医诊断：少精症，弱精症。

治法：疏肝解郁，清热利湿。

方药：《成方便读》四妙丸合《三因极一病证方论》温胆汤加减。

炒苍术 10g	黄 柏 10g	生薏苡仁 10g	川牛膝 15g
竹 茹 10g	茯 苓 10g	陈 皮 10g	枳 壳 10g
石菖蒲 10g	郁 金 10g	川楝子 10g	王不留行 10g
车前草 30g	泽 兰 10g	丹 参 30g	

结果：上方每日 1 剂，水煎分 2 次服。服用 14 剂，二诊，胁胀减轻，纳食增加，仍觉阴囊潮湿，腰酸乏力，加川续断 10g，知母 10g 滋肾清热。续服 14 剂，三诊，胁胀易怒已除，无阴囊潮湿，纳便可，苔腻除，但腰酸乏力、手足心热尚存，改服沈氏女科"调肾阴阳方"加减，随证加减治疗

2 个月，腰酸乏力消除，手足心热好转，复查常规精液成活率 70%，活动力正常，液化良好。并于当月告知其妻受孕。

按语：《成方便读》："夫相火寄于肝胆其性易动，动则猖狂莫制，挟身中素有之湿浊，扰攘下焦，则为种种诸证。"本案患者虚实错杂，舌质红，苔黄腻，沈师治法第 1 步化苔腻，投四妙丸合温胆汤加减。肾藏精，为先天之本，为生育之本，湿热之邪已除，故而以沈氏女科调肾阴阳方补肾之阴阳，提升精子活力。本案特色：①川楝子疏解肝经之郁滞。②丹参活血化瘀，清心除烦。③王不留行活血通经，化瘀以助湿化，痰瘀同治。④车前草、泽兰利湿以祛邪。诸药合用，收效良好。

（郝纪松）

案 6　湿热下注　精关不固

雷某，男，29 岁，2012 年 10 月 1 日初诊（秋分）。

病史：嗜烟酒厚味，结婚 2 年不育，在省某医院生殖中心检查精液，诊为弱精症。心理负担加重，出现早泄 2 个月，曾服壮阳固精等药无效，前来就诊。刻下症见：疲乏无力，口苦急躁，阴囊潮湿，尿黄便干，纳差寐差。

检查：舌质红，舌下络脉紫粗曲张，苔黄腻，脉濡数。精液检查示成活率 20%，a+b<15%。

辨证：平素饮食不节，嗜烟酒厚味，则聚湿生痰，痰郁化热。《灵枢·经脉》曰"肝足厥阴之脉""过阴器"，肝胆湿热，生精无力，遂成弱精不育；湿热下注，则阴囊潮湿；久病成郁，郁而化火，则口苦急躁，尿黄便干。舌质红，苔黄腻，脉濡数，为湿热内盛之征。证属湿热下注，精关不固；病位在肝、肾。

诊断：

中医诊断：鸡精。湿热下注，精关不固证。

西医诊断：早泄；弱精症。

治法：清热利湿，疏肝通络。

方药：《医学正传》三妙丸加减。

茵　陈 15g^{后下}	泽　泻 10g	知　母 10g	黄　柏 10g
炒苍术 10g	生薏苡仁 20g	车前草 30g	决明子 30g
生王不留行 20g	丹　参 30g	蛇床子 10g	地肤子 10g

| 泽 兰 10g | 金钱草 30g | 野菊花 10g | 蒲公英 20g |
| 川楝子 10g | 延胡索 10g | 肉 桂 5g | |

结果：上方每日 1 剂，水煎分 2 次服；第 3 煎加薄荷 10g，水煎好后放凉坐浴 20 分钟；忌烟酒厚味，忌食芹菜，多食韭菜。服用 14 剂，二诊，早泄明显减轻，阴囊潮湿减轻，口苦消失，二便可，偶感腰酸膝软，去车前草、决明子、茵陈、泽泻，加枸杞子 10g，山萸肉 10g，川牛膝 15g。继服 20 剂，三诊，自觉症状完全消失，早泄愈，省某生殖中心检查精液成活率 75%，改为上午服汤剂 1 煎，晚服中成药杞菊地黄丸 1 丸。1 个月后来告知其妻已孕，后顺产 1 子。

按语： 不育症要辨证施治，不可一味壮阳固精。本案属湿热下注，治则清热利湿，疏肝通络，用三妙丸加减治愈。本案特色：①本案早泄弱精为湿热下注致，固涩壮阳反致湿邪加重，故"三妙丸"为对症效方。②湿热下注用滋肾通关法，知母、黄柏降相火滋肾，肉桂振奋命门之火。③肝经湿热以疏通为要，茵陈、金钱草入肝经利湿，柴胡疏肝。④水煎外洗，内病外治，药达局部，除阴囊潮湿。

（崔叶敏）

案7 相火妄动 湿热下注

石某，男，26 岁，2011 年 2 月 15 日初诊（立春）。

病史：3 年前准备育第 2 胎，未采取避孕措施，不育，妻检查正常。患者精液检查：精子活动力弱，腰膝酸软，乏力梦遗，阴囊潮湿，举而不坚，曾服多种壮阳药，效不明显，前来就诊。刻下症见：腰膝酸软，五心烦热，阴囊潮湿，举而不坚，口燥咽干，纳可多梦，尿黄便干。

检查：舌质红，舌下络脉紫，苔薄黄，脉细。精液检查示精子活动力弱，余正常。

辨证：肾阴不足，则腰膝酸软；阴虚火旺，则五心烦热，口燥咽干，尿黄便干；虚火扰心，则多梦；湿热下注，则睾丸潮湿；相火内盛，生精无力，则不育。舌质红，苔薄黄，脉细，为虚火内盛之象。证属相火妄动，湿热下注；病位在肾。

诊断：

中医诊断：梦遗。相火妄动，湿热下注证。

西医诊断：继发性不育；弱精症。

治法：滋阴降火，清利湿热。

方药：《医宗金鉴》知柏地黄汤合《兰室秘藏》滋肾通关丸加减。

知　母 10g	黄　柏 10g	生　地 10g	黄　精 10g
山　药 10g	生薏苡仁 20g	杜　仲 10g	桑寄生 10g
蛇床子 10g	夜交藤 30g	生牡蛎 30g	肉　桂 3g
黄　连 10g	川牛膝 10g	丹　参 30g	路路通 10g
川　芎 10g	竹　叶 10g	泽　泻 10g	白茅根 10g

结果：上方每日 1 剂，水煎分 2 次服；第 3 煎加花椒 15 粒，药汁放温后坐浴；忌食辛辣油腻之物，忌烟酒，多食韭菜。服用 14 剂，二诊，阴囊潮湿消失，口燥咽干消失，梦遗减少，二便正常，仍感腰膝酸软，五心烦热，减川芎、泽泻、山药、生薏苡仁、竹叶、白茅根，加枸杞子 10g，山萸肉 10g。服用 14 剂，三诊，腰膝酸软、五心烦热减轻，继加减治疗。暑湿，加藿香 10g，佩兰 10g；举而不坚，加仙灵脾 5g；胁肋胀痛，加川楝子 10g，延胡索 10g；头昏头晕，加白菊花 10g。加减治疗 2 个月，无明显不适，夫妻生活和谐，精液检查正常，水煎剂改为每晚服 1 次，晨服中成药杞菊地黄丸 1 丸。后告知其妻怀孕，2012 年 3 月喜得一子，母子体健。

按语：不育要辨证施治，不可一味壮阳。本案属相火内动，阴虚火旺，治则清降相火，滋阴补肾，用知柏地黄汤加减治疗。本案特色：①相火上炎，湿热下注，用滋肾通关丸，知母、黄柏清降相火、滋肾，不影响清解湿热，少佐肉桂振奋命门气化，利于湿热之泄；用交泰丸交通心肾，黄连清心火，肉桂滋肾于下，引火归原。②川牛膝降相火，引药下行。③蛇床子阳中求阴，不育效药，现代药理研究有类激素样作用。④黄精、山萸肉脾肾兼顾，滋阴。⑤久病有瘀有火，用黄连、竹叶清心泻火，引邪外出；丹参活血化瘀。⑥汤剂第 3 煎水煎放温后坐浴（水温高不利于精子成活），除阴囊潮湿，增强睾丸中精子活动度、精子数量。诸药配合，病愈得子。

（崔叶敏）

案8　阳虚湿盛　痰浊内蕴

马某，男，48 岁，2006 年 4 月 8 日初诊（清明）。

病史：婚居 6 年未育，饮食偏厚腻，喜冷饮，睡眠时间多在后半夜。精液检查示不液化，精子密度正常，精子活力差。曾经中西医多方治疗，未获效；并做试管婴儿，亦未成功。刻下症见：困顿乏力，肢体重着，大便黏腻。

检查：形体偏胖，面色无华，舌淡胖，苔薄腻，双脉细弱。多次精液检查示：精液不液化。

辨证：素嗜肥甘酒酪，内生湿浊，凝聚成痰，则形体偏胖；湿阻气滞，脾失健运，化源不足，则面色无华，困顿乏力；湿注四肢，则肢体重着；湿阻肠道，见大便黏腻。舌淡胖，苔薄腻，双脉细弱，为湿阻正虚之征。证属阳虚湿盛，痰浊内蕴；病位在脾、肾。

诊断：

中医诊断：精浊。阳虚湿盛，痰浊内蕴证。

西医诊断：精液不液化；不育症。

治法：温阳化痰，通络散结。

方药：《金匮要略》薏苡附子败酱散加味。

炮山甲 10g	生鸡内金 30g	浙贝母 10g	桃　仁 10g
地　龙 10g	昆　布 10g	威灵仙 10g	泽　兰 10g
荷　叶 10g	败酱草 15g	生麦芽 30g	生牡蛎 30g
生薏苡仁 30g	黑附子 6g	生麻黄 3g	桂　枝 3g

结果：上方每日 1 剂，水煎分 2 次服。服药 30 剂，二诊，面有光泽，困顿乏力、肢体重着、大便黏腻均有改善，复查精液已液化，精子活力正常。3 个月后患者电话回复，其妻经查已怀孕。

按语： 精液的稠度增高和不液化是影响男性生育的原因之一，精液不液化指精液离体后 30min 内不能液化变为流体状，归为中医学"精液稠厚"和"精浊"的范畴。精液排出体外，凝固不化是为精液不液化，凝固的乳白色胶状物可视为败痰，是为有形之痰。正常精液的液化，有赖于阳气气化，又依赖于阴阳的协调，阳气不足或过盛，均不能保持正常的液化功能。痰浊滞于下，阻滞阳道，精液得不到阳气温煦气化。"病痰饮者，当以温药和之"，治疗宜温阳化痰。本案特色：①散结祛痰，选用昆布、生牡蛎、浙贝母。②温通助祛痰化湿，用桂枝、黑附子。③痰瘀同治，配炮山甲、桃仁、泽兰。④生鸡内金既消食开胃杜生痰之源，又可散结。⑤通络助祛痰活血，用威灵仙。⑥昆布引药可直达病所。

（贾海骅）

（二）阳痿早泄

案 1　湿热下注　肝郁气滞

刘某，男，35 岁，2012 年 11 月 17 日初诊（立冬）。

病史：近半年同房阴茎举而不坚，力不从心，伴口干口苦，阴囊潮湿，小便黄浊，大便干结，曾自服牛鞭、狗肾、鹿茸、附片等补肾壮阳之品及求助西医诊治，均疗效欠佳，遂来门诊求治。患者自诉有欲念而勃起不坚，妻子埋怨，心情烦躁，夜寐不酣，肢体倦怠。刻下症见：阴囊潮湿，举而不坚，口干口苦，肢体困倦，厌食泛恶，脘痞腹胀，小便黄浊，大便干结。

检查：形体肥胖，舌质红，苔黄腻，脉滑数。

辨证：恣食肥甘厚腻，形体较胖，痰湿体质，加用滋补壮阳药，致湿热内盛，循经下注阴器，经络壅塞，气机不畅，致阴囊潮湿，举而不坚；湿热内蕴，胃浊和胆汁上泛，则口干口苦；湿热困脾，脾失健运，则肢体困倦，厌食泛恶，脘痞腹胀；湿热下注膀胱，故小便黄浊；腑热，而大便干结。舌红，苔黄腻，脉滑数亦为湿热之征。证属湿热下注，肝郁气滞；病位在肝脾。

诊断：

中医诊断：阳痿。湿热下注，肝郁气滞证。

西医诊断：阳痿。

治法：清热利湿，疏肝解郁。

方药：《成方便读》四妙丸合《太平惠民和剂局方》逍遥丸加味。

炒苍术 10g	黄 柏 10g	薏苡仁 10g	川牛膝 10g
柴 胡 10g	生白术 10g	白 芍 10g	茯 苓 10g
车前草 30g	泽 泻 10g	薄 荷 10g	蛇床子 10g

结果：上方每日 1 剂，水煎分 2 次服。服药 1 周后，二诊，阳痿没有改观，但舌苔黄腻略退，二便好转，加金钱草 30g，全瓜蒌 30g 增强清热祛痰利湿之力。服药 14 剂，三诊，阴茎能勃起行房事，但维持时间不长，口苦口黏减轻，大便通畅，加蜈蚣 2 条通络。续服 14 剂，四诊，房事满意，阴茎能遂欲勃起，心情转佳，其余症状体征均消失。效不更方，再服 14 剂，嘱上方每日服 1 煎，连服 1 月。随访 1 年，未见复发。

按语：阳痿之病，前人多以肾虚论之，补肾之法，多用大温大补肾阳之药。本案患者阳痿虽半年有余，但无腰膝酸软、耳鸣之症，无肾亏之征，一味补肾壮阳，不但无效反增烦恼。查其苔黄腻，脉滑数，睾丸潮湿，肢体倦怠，昭示湿热阻滞，乃辨证施治之关键；夜寐不酣乃多思多虑所致，心情烦躁则肝气郁结所为。从患者体质、嗜好、症状来看，属湿热下注，宗筋不用。《素问·生气通天论篇》曰："湿热不攘，大筋软短，小筋弛长，软短为拘，弛长为痿。"因此，用四妙丸合逍遥丸加减治疗湿热下注之阳痿而取效。本案特色：①清热利湿。本例患者由于恣食肥甘，致脏腑功能失调，湿浊内生，久郁化热，湿热下注，宗筋弛缓不举而成阳痿。《类证治裁·阳痿》篇曰："亦有湿热下注，宗筋弛纵而致阳痿者。"治以四妙丸清热利湿为主，佐茯苓、白术健脾化湿。②调畅气机。肝经循少腹、布两胁，湿滞肝脉，气机不利则不能畅通宗筋气血，阴茎则痿而不起，故用逍遥散调畅气机，既是对症择药，又是循经选方，以疏肝解郁之品调畅情志。③特殊用药。蜈蚣辛温通络，虽有热之虑，但通而不滞，可使湿热阻滞之经络畅通，精血下注，有明显兴奋阴茎的作用；薄荷引药入肝经。诸药共用，见效快，疗效久。

（张印生）

案2　心肾不交　精关不固

陈某，男，32岁，2008年6月7日初诊（芒种）。

病史：自述婚前有手淫史，5年前出现夜梦遗精，每周2～3次，以为正常，未予治疗。结婚3年来，虽有遗精，但夫妻生活尚可，近半年来同房时出现性交时间越来越短，有时不足1分钟即泄精，阴茎勃起无力，性欲减退，曾到某医院男科诊断为"射精过早症"，给予西药氯丙咪嗪等治疗近2个多月，开始1个月内疗效满意，但随后效又不显，遂求助中医治疗。刻下症见：射精过早，头晕目眩，面色无华，失眠多梦，动则汗出，腰膝酸软，畏寒肢冷，少腹拘急，龟头发冷，夜尿3～4次。

检查：精神萎靡，舌质淡红，舌苔薄白，脉沉细、尺部弱。

辨证：婚前手淫，肾精被耗，肾水不足，虚火上炎，热扰心神，故夜寐不安；肾水不足，水不济火，阴阳失调，相火妄动，精室被扰，故应梦而泄；精血衰少，血不上荣，则头晕目眩，面色无华；肾精亏耗，肾府失濡，则腰膝酸软；经常遗精，损伤肾阴，阴损及阳，阴阳俱虚，则射精过早，畏寒肢冷，少腹拘急，龟头发冷，夜尿较频。舌质淡红，舌苔薄白，脉沉细弱，为阴阳双亏之征。证属心肾不交，精关不固；病位在肾。

诊断：

中医诊断：早泄。心肾不交，精关不固证。

西医诊断：性功能障碍。

治法：交通心肾，固涩精关。

方药：《金匮要略》桂枝加龙骨牡蛎汤和《医方集解》金锁固精丸加减。

桂　枝 15g	白　芍 10g	生　姜 6g	生龙骨 30g
生牡蛎 30g	沙苑子 10g	芡　实 10g	莲　子 10g
黄　柏 10g	桑螵蛸 10g	菟丝子 10g	生黄芪 15g
石菖蒲 10g	郁　金 10g		

结果：上方每日1剂，水煎分2次服；嘱暂停同房，男方要树立信心，消除紧张、焦虑、自卑等情绪；女方要体谅、关心、鼓励男方，切忌抱怨、责难。服用7剂后，二诊，遗精减少，精神好转，头晕目眩、腰膝酸软、少腹拘急、龟头发冷等症减轻，方药对证，效不更法，加金樱子10g，海螵蛸30g加强补肾涩精止遗之效。再服14剂，三诊，头晕目眩、腰膝酸软、少腹拘急明显好转，出汗减少，但龟头发冷虽有减轻但不明显，加乌药10g，补骨脂10g温肾固精止遗。继服14剂，四诊，头目眩晕、腰膝酸软、少腹拘急、龟头发冷诸症明显减轻，遗精已止，夜尿1次。连服2个月后，夫妻同房2次，性交时间可持续5分钟以上，精神转佳，全身疲乏消失。为巩固疗效，用中成药杞菊地黄丸、归脾丸调理3个月，以善后固本。后电话告知，遗精、早泄未再复发。

按语：《金匮要略·血痹虚劳病脉证并治》谓："夫失精家，少腹弦急，阴头寒，目眩，发落，脉极虚芤迟，为清谷亡血、失精；脉得诸芤动微紧，男子失精，女子梦交，桂枝加龙骨牡蛎汤主之。"本案遗精、早泄，同时有"头晕目眩，面色无华，少腹拘急，龟头发冷，脉沉细弱"等诸症，为心肾不交，阴阳两虚，精关不固，封藏失守，病机相同，故以桂枝加龙骨牡蛎汤和金锁固精丸加减调和阴阳，交通心肾，涩精止遗，令其阴平阳秘而精气内守。本案特色：①补肾益精，桂枝温可补阳，甘可益阴，白芍酸寒，敛阴于内，两药相合，补阳益阴；沙苑子、芡实、莲子、龙骨、牡蛎，固涩精液，镇心安神；生姜温阳散寒，黄柏清降相火；菟丝子、桑螵蛸补肾助阳。②脾肾同本，方中加生黄芪补气升提，增强固摄，温脾阳的同时温补肾阳，增强疗效。③意疗。治疗本病，除用涩精药外，针对这类患者具有精神紧张的心理特点，以石菖蒲、郁金开窍宁神以缓解精神紧张。同时，加强心理疏导，让患者增强信心，妻子多鼓励。全方紧扣病机，标本同治，药重力专，温肾添精，交通心肾，调和阴阳，故治疗早泄，收效甚佳。

（张印生）

案3 肾气亏损 湿扰精关

宋某，男，42岁，2010年6月22日初诊（夏至）。

病史：1年前因持续紧张工作，过度劳累，逐渐出现疲劳，虽经充分休息亦不能完全恢复，性交维持时间较短，不足1分钟且射精无力，前来就诊。刻下症见：性欲淡漠，腰膝酸软，下肢沉重，头昏蒙感，嗜睡口干，睾丸胀痛，腹胀尿频。

检查：舌胖润，苔薄腻，双脉沉细。

辨证：患者年界"五八肾气衰"（《素问·上古天真论篇第一》），肾气虚弱，命火不足，故射精无力，性欲淡漠；肾阳虚衰，开合失司，故尿频；肾气不固，湿邪下扰，封藏失司，而现早泄；肾虚不足，故腰膝酸软；湿阻中焦，气机不畅，津不上呈，则腹胀口干；清气不升，则头昏嗜睡；湿注下焦，阻于肝脉，则下肢沉重，睾丸胀痛。舌胖润，苔薄腻，双脉沉细，为肾虚夹湿之象。证属肾气亏损，湿扰精关；病位在肾、肝。

诊断：

中医诊断：鸡精。肾气亏损，湿扰精关证。

西医诊断：早泄。

治法：益肾疏肝，祛痰利湿。

方药：沈氏二仙汤化裁。

知　母 10g	黄　柏 10g	当　归 10g	仙灵脾 10g
蛇床子 10g	泽　兰 10g	川续断 10g	石菖蒲 10g
郁　金 10g	桑寄生 10g	生杜仲 10g	川楝子 10g
延胡索 10g	野菊花 10g	川牛膝 15g	生薏苡仁 10g

结果：上方每日 1 剂，水煎分 2 次服。连服 2 周后，二诊，自觉性欲增强，射精渐觉有力，性交时间延长，唯觉下肢沉重、头昏嗜睡、口干腹胀无明显缓解，此为脾虚湿困，加生黄芪 30g，白术 15g。继服 30 剂，三诊，性交维持时间超过 10 分钟，体力恢复正常，精神状态佳，无明显不适症状，未再复诊。

按语：本案早泄属肾气虚弱，命火不足，兼见湿阻，宜补肾利湿，以二仙汤为治。本案特色：①补肾壮阳，选仙灵脾、川续断、蛇床子、生杜仲、桑寄生补肾壮阳；知母、黄柏坚阴利湿，体现善补阳者必于阴中求阳之深意。②祛痰利湿，以生薏苡仁利水渗湿，炒白术健脾燥湿。③痰瘀同治，痰阻湿停，则血行不畅，活血利于化湿，配以泽兰、延胡索。④加入引经药。川牛膝引药下行，川楝子引药入肝经，行气疏肝。诸药配合，共奏益肾固精，疏肝化湿之效。

（贾海骅）

案 4 阴阳两虚 宗筋不荣

潘某，男，24 岁，2007 年 3 月 9 日初诊（惊蛰）。

病史：16 岁始手淫，次数频繁，多时甚至可达每日 5 次，平素心理压力较大，近 3 个月出现性交时间极短，不足 1 分钟即泄精，前来门诊求治。刻下症见：早泄伴阴茎勃起无力，性欲减退，龟头觉冷，阴茎疼痛，头晕目眩，少腹弦急，情绪忧郁，腰膝酸软，形体消瘦。

检查：面色无华，舌淡红，苔薄白，双脉弦细无力。

辨证：经常泄精致阴精损耗难复，日久阴损及阳，肾阳亏虚，不能温煦，故早泄，阴茎勃起无力，性欲减退，少腹弦急，龟头觉冷；精血衰少，不能上荣，则头晕目眩，面色不华；肾精亏耗，肾府失养，则腰膝酸软，形体消瘦；肝郁不达，则情绪忧郁；气机不利，宗筋失于条达，则阴茎疼痛。舌淡红，苔薄白，双脉弦细无力，为阴阳两虚之象。证属阴阳两虚，宗筋不荣；病位在肾、肝。

诊断：

中医诊断：鸡精。阴阳两虚，宗筋不荣证。

西医诊断：早泄。

治法：调和阴阳，解郁疏肝。

方药：《金匮要略》桂枝加龙骨牡蛎汤加味。

桂　枝 10g	赤　芍 10g	白　芍 10g	生牡蛎 30g
菟丝子 10g	乌　药 10g	金樱子 15g	王不留行 15g
补骨脂 10g	生龙骨 30g	丹　参 10g	炒橘核 10g

结果：上方每日 1 剂，水煎分 2 次服。连服 14 剂，二诊，性交时间可持续至 3 分钟，自觉性欲较前增加，阴茎疼痛偶有出现，龟头寒冷感减轻，余症均无明显改变，此为阴精耗损日久，阴损及阳，应阴阳双补。改投杞菊地黄汤加减。

枸杞子 10g	生　地 10g	黄　精 15g	蛇床子 15g
菟丝子 10g	生杜仲 10g	川续断 10g	泽　泻 10g
泽　兰 15g	野菊花 10g	五倍子 10g	

结果：连服 30 剂，三诊，性交可持续至 10 分钟以上，心情开朗，体力恢复，无明显不适症状。为巩固疗效，嘱其继服杞菊地黄胶囊以善其后。

按语：《金匮要略·血痹虚劳脉证并治第六》"夫失精家少腹弦急，阴头寒，目眩，……男子失精，女子梦交，桂枝加龙骨牡蛎汤主之。"指出阴阳两虚失精家证治。本案即为此证，因肾气尚未充盛之时屡竭其精，致肾阴亏损故选用桂枝汤调和阴阳，加龙骨牡蛎潜阳固涩，并增益肾壮阳之品。服药后肝经郁滞之症缓解，但肝肾不足仍显，故改为杞菊地黄汤调补肝肾。本案特色：①温肾助阳，选用蛇床子、菟丝子、补骨脂、生杜仲、川续断。②行气活血，用乌药、赤芍、王不留行、丹参。③辅以固涩之品，选用金樱子、五倍子。④入引经药。炒橘核疏肝行气，引药入肝经、达下焦。全方共达温肾填精，调和阴阳之效。

（贾海骅）

案5　湿热下注　精关不固

于某，男，28 岁，2005 年 5 月 7 日初诊（谷雨）。

病史：平素体健，嗜食肥甘，贪杯饮酒，1 个月前饮酒后出现早泄，性交时间均不足 2 分钟，因羞于启齿未能及时诊治。刻下症见：早泄伴性欲亢进，口苦而黏，急躁易怒，阴痒阴潮、时有胀痛，小便黄赤，大便不畅。

检查：舌红质黯，苔黄腻，脉弦数。

辨证：《灵枢·经脉》言"肝足厥阴之脉……过阴器，《灵枢·经筋》

言"其别者……结于阴器"。肝经湿热下注,扰动精室,精关不固,疏泄失职,故早泄;湿热结于宗筋,灼肉伤筋,气滞不通,则阴痒阴潮、时有胀痛;湿注下焦,则小便黄赤、大便不畅;湿热上扰,肝郁不疏,则急躁易怒,口苦而黏。舌红质黯,苔黄腻,脉弦数乃肝经湿热之象。证属湿热下注,精关不固;病位在肝。

诊断:

中医诊断:鸡精。湿热下注,精关不固证。

西医诊断:早泄。

治法:清肝利湿,化瘀通络。

方药:《成方便读》四妙丸加味。

茵 陈15g^{后下}	泽 泻15g	炒苍术10g	生薏苡仁15g
黄 柏10g	川牛膝15g	丹 参30g	王不留行15g
蛇床子10g	泽 兰15g	赤 芍10g	丹 皮10g
炒橘核30g	川楝子10g	生山楂20g	生牡蛎30g^{先下}

结果:上方每日1剂,水煎分2次服。连服14剂,二诊,性交持续时间明显延长,多数超过10分钟,性欲亢进明显缓解,口苦易怒、阴痒阴胀消失,小便可,大便畅,舌苔脉象亦正常,惟口黏阴潮尚存,此乃肝火渐清,湿热未除,加生龙骨30g,海蛤壳30g,车前草30g,肉桂3g。嘱其继服2周,未再复诊。

按语:《密本金丹》云:"男子玉茎包皮柔嫩,少一挨,痒不可当。故每次交合阳精已泄,阴精未流,名曰鸡精。"鸡精即早泄,是性交时间极短即行排精,甚至性交前即泄精,以至不能正常性交的一种疾病。本案患者素食肥甘厚味,湿热内停,流注肝经,扰动精关,且年轻气盛,相火偏旺,易助湿热扰动精室,致精关不固,出现早泄,故以四妙丸加减治疗。本案特色:①清肝经湿热,加茵陈、泽泻清热利湿;川楝子疏肝行气,引药入肝经。②清泻相火,配黄柏、丹皮助清热。③配以活血,选用丹参、王不留行、泽兰、赤芍,活血化瘀,利于化湿。④生山楂既活血,又消食而截生痰之源。诸药合用,共达泻肝火、利湿热之功,解决早泄之患。

(贾海骅)

案6 心胆气虚 精关不固

阎某,男,32岁,2006年9月13日初诊(白露)。

病史：婚后 4 年中，每逢性交射精极快，多在 1 分钟内射精，甚至临门即软，不能正常插入阴道，久之形成胆怯性交。多思抑郁，遇事疑虑重重，难以承受压力，前来就诊。刻下症见：早泄胆怯，体倦乏力，失眠多梦，心慌不安，胸闷不舒，坐卧不宁，善太息，多愁善悲，腰膝酸软。

检查：舌质淡，苔薄白，双脉细软。

辨证：心气不足，神明失养，则失眠多梦，心慌不安，胸闷不舒；肾气不足，精关不固，而现早泄，甚至临门即软；胆气弱，则坐卧不宁，遇事害怕，多愁善悲；肾虚不足，则腰膝酸软，体倦乏力。舌质淡，苔薄白，双脉细软，为心胆气虚之征。证属心胆气虚，精关不固；病位在心、胆、肾。

诊断：

中医诊断：鸡精。心胆气虚，精关不固证。

西医诊断：早泄。

治法：益气养心，安神定志。

方药：《辨证录·阴痿门》起痿汤加味。

生晒参 10g^{另煎}	炒白术 30g	巴戟天 10g	生黄芪 15g
五味子 10g	生 地 30g	肉 桂 3g	远 志 10g
柏子仁 10g	山萸肉 10g	柴 胡 5g	川 芎 5g
生龙骨 30g	石菖蒲 10g	郁 金 10g	茯 苓 15g
木 香 10g	砂 仁 10g		

结果：上方每日 1 剂，水煎分 2 次服。连服 14 剂，二诊，性交持续时间延长至 5 分钟左右，性交时胆量增加，唯性交时紧张兴奋，加生石膏 40克。续服 14 剂，三诊，性交时间可达 20 分钟以上，性情转为开朗，失眠多梦、心慌不安、坐卧不宁、遇事害怕、善太息等均消失，性交时已无紧张恐惧感，未再复诊。

按语：本案患者早泄属心虚胆怯，治宜益气养心，选用起痿汤。本案特色：①益气养心安神，以生晒参、生黄芪、炒白术、五味子、远志、柏子仁为君药；配石菖蒲、郁金开窍宁神。②疏肝行气，柴胡行气疏肝，川芎为血中气药，疏肝之滞。③调肾助养心。生地、山萸肉滋肾阴，巴戟天温肾阳，调肾阴阳，助养心之气血。④补而不滞，伍以木香、砂仁醒脾开胃，白术健脾助运，避免滋腻碍胃。⑤佐以清热，生石膏可清阳明经郁热，使宗筋舒缓。诸药共用，达益气养心，安神定志之效。

（贾海骅）

（三）肾炎

案1　湿热下注　热伤血络

蔡某，女，45岁，2009年11月26初诊（小雪）。

病史：4个月前曾于某医院查双肾输尿管膀胱未见明显异常，测24小时尿蛋白0.64g/24h，西医诊断为隐匿性肾炎。治疗3个月效果不佳，遂来门诊求治。刻下症见：下肢乏力，无腰酸腰痛，月经规律，食纳尚可，睡眠尚佳，二便自调。

检查：舌质黯红，苔黄腻，右寸脉滑、余沉细。查24小时尿蛋白0.56g/24h。

辨证：湿热内生，下注膀胱，尿液受其煎熬，则尿现异常；湿热困脾，运化失司，筋脉迟缓，则下肢乏力。舌质黯红，苔黄腻，寸脉滑，为湿热内蕴之征。证属湿热下注，热伤血络；病位在肾、膀胱。

诊断：

中医诊断：淋证。湿热下注，热伤血络证。

西医诊断：隐匿性肾炎。

治法：清热燥湿，通利下焦。

方药：《兰室秘藏》通关方加减。

炒苍术10g	黄　柏10g	肉　桂2g	玄　参10g
枳　壳10g	茯　苓10g	陈　皮10g	石菖蒲10g
郁　金10g	王不留行10g	仙鹤草10g	白茅根10g
白花蛇舌草30g	珍珠母30g	草决明10g	三七粉3g^冲

结果：上方每日1剂，水煎分2次服。服用14剂，二诊，双下肢沉重明显减轻，舌质黯红，苔黄腻，脉细弦，效不更法，加生薏苡仁10g，川牛膝15g清热渗湿，舒筋壮骨，引药下行；生牡蛎30g重镇安神，软坚散结；白豆蔻10g化湿行气；生鸡内金30g理气和胃。续服14剂，三诊，偶有足跟冷，舌黯红，苔薄黄，脉弦，加川续断10g温阳补肾，连翘10g清热反佐，丹参30g养血活血。续服14剂，四诊，已无明显不适，舌黯红，苔薄黄，脉弦，复查24小时尿蛋白0.21g/24h，去川续断、川牛膝，加生

龙骨 30g 加祛痰之力。续服 14 剂，未再复诊。

按语：本案淋证属湿热下注，故用滋肾通关散加减治疗。本案特色：①清热燥湿坚阴。炒苍术辛散苦燥，长于健脾燥湿；黄柏苦以燥湿，寒以清热，其性沉降，长于清下焦湿热，二药相伍清热燥湿。伍肉桂引火归原，利气化，排湿邪且不助火邪。②行气祛痰。枳壳、陈皮理气行滞，燥湿化痰；茯苓健脾渗湿，以杜绝生痰之源；石菖蒲、郁金化湿通窍。③利尿解毒，选用白花蛇舌草、生薏苡仁、茯苓、白茅根等。④活血化瘀，选用丹参、王不留行、三七粉等。⑤伍以扶正，仙鹤草扶正以祛邪。沈师认为治疗肾炎应配以利尿解毒和活血化瘀二法，为增效之良策，诸药合用，疗效显著。

（韩学杰　王凤）

案 2　痰热互结　膀胱失司

李某某，男，49 岁，2012 年 7 月 28 日初诊（大暑）。

病史：2 年前无明显诱因，出现间歇性血尿，腰膝酸痛，血压波动在 140～150/90～100mmHg。于当地医院肾穿检查，确诊为 IgA 肾病，口服强的松、环磷酰胺等西药，未见明显好转，而到京门诊求治中医。刻下症见：头晕且重，胸闷脘胀，口黏纳呆，腰膝酸痛。

检查：苔黄腻，舌黯红，脉弦滑。血压 140/95mmHg。查血沉 80mm/h。尿常规检查示白细胞 25/μL，红细胞 250/μL，蛋白 75mg/dl。

辨证：痰热内蕴，清阳不升，则头晕且重；痰阻中焦，胸阳不畅，脾胃失和，见纳呆口黏，胸闷脘胀；痰热阻滞，气血瘀滞，则腰膝酸痛。苔黄腻，舌黯红，脉弦滑，为痰热内盛之征。证属痰热互结，膀胱失司；病位在肾、膀胱。

诊断：

中医诊断：血淋。痰热互结，膀胱失司证。

西医诊断：IgA 肾病。

治法：清热祛痰，利湿通淋。

方药：投沈氏清热利湿汤加味。

茵　陈 15g^{后下}	泽　泻 10g	川　芎 10g	莱菔子 10g
王不留行 10g	天　麻 10g	海　藻 10g	仙鹤草 10g
益母草 10g	丹　参 30g	竹　茹 10g	枳　壳 10g

茯　苓 10g　　　陈　皮 10g　　　白茅根 30g　　　藿　香 10g

结果：上方每日 1 剂，水煎分 2 次服。连服 14 剂，二诊，血压降为 120/80mmHg，血尿明显减轻，诸症缓解，仍诉腰酸乏力，血沉 21mm/h，尿白细胞 10/μL，红细胞 150/μL，蛋白 50mg/dl，苔薄白，舌淡红，脉弦细，痰浊已清，脾肾两虚显现，治转健脾调肾，养血止淋，投《内外伤辨惑论》当归补血汤加减。

生黄芪 10g　　　当　归 10g　　　生　地 10g　　　泽　泻 10g

生杜仲 10g　　　野菊花 10g　　　黄　精 10g　　　连　翘 10g

桑寄生 10g　　　仙鹤草 10g　　　王不留行 10g　　白茅根 30g

川牛膝 10g　　　白花蛇舌草 30g　三七粉 3g^{冲}

结果：连服 30 剂，腰酸解除，精神好转，苔薄白，脉弦细，尿白细胞 5/μL，红细胞 25/μL，蛋白 30mg/dl，血压血沉正常，效方守法。再服 1 个月，逐渐减激素用量。2 个月后复诊，激素已停服，查尿常规已正常。效方研末，早晚各服 3g 巩固，未再复诊。

按语：本案 IgA 肾病，中医辨证为痰热内蕴，治宜先祛痰清热，选用沈师经验方"清热利湿汤"，由茵陈、泽泻、川芎、莱菔子组成，合温胆汤 4 味，祛痰利湿；痰祛热清之后调脾肾治本。本案特色：①白茅根清热凉血，配仙鹤草、三七粉益气止血，针对血尿。②藿香乃时令用药，针对暑湿而用。③调肾阴阳配合健脾养血，可以增效，黄精补气阴两虚优于山萸肉；生杜仲、桑寄生阴阳双调，功不可缺。④莱菔子、王不留行，痰瘀同治，增强祛痰之力。初为痰热血淋，清热祛痰为治；后属脾肾两虚，健脾调肾论治而获效。诸药配合，分阶段治疗，收获明显。

（沈宁）

（四）前列腺炎与前列腺增生

案 1　络脉瘀滞　湿蕴肝经

戚某，男，33 岁，2008 年 10 月 17 日初诊（寒露）。

病史：6 年前在某医院诊断为慢性前列腺炎，曾长期服用抗生素，并做微波治疗，精神压抑，会阴部和小腹部时有胀满疼痛，加重 2 年，前来就诊。刻下症见：小腹部及会阴部时有胀痛，焦虑急躁，坐立不安，阴囊潮湿，睡眠欠佳，排尿时有白色黏液流出。

检查：舌淡有瘀斑，苔薄腻，双脉弦细。前列腺液检查：卵磷脂小体（＋），白细胞满视野。

辨证：络脉瘀阻，留着肝脉，气滞不畅，见小腹及会阴部时有胀痛，焦虑急躁，坐立不安；肝经失养，肝血亏虚，则睡眠欠佳；湿邪内生，注于下焦，留于肝脉，则阴囊潮湿；迫精外泄，则排尿时有白色黏液流出。舌淡有瘀斑，苔薄腻，双脉弦细，为痰瘀互结，肝气郁滞之征。证属络脉瘀滞，湿蕴肝经；病位肝。

诊断：

中医诊断：精浊。络脉瘀滞，湿蕴肝经证。

西医诊断：慢性前列腺炎。

治法：化瘀通络，利湿疏肝。

方药：《金匮要略》桂枝茯苓丸合《金匮要略》薏苡附子败酱散加减。

桂　枝 10g	莪　术 10g	穿山甲 3g	水　蛭 6g
王不留行 10g	败酱草 15g	制附子 6g	炒薏米 30g
川楝子 10g	延胡索 10g	川　芎 5g	川牛膝 15g
葛　根 10g	橘　核 30g	生黄芪 15g	

结果：上方每日 1 剂，水煎分 2 次服。服药 14 剂后，二诊，小腹及会阴部胀痛基本消失，睡眠质量好转，阴囊潮湿好转，排尿时未再有白色黏液流出，复查前列腺液示卵磷脂小体（＋＋＋），白细胞 0~3/高倍视野，效不更方。继服 2 周，后患者电话回复，睡眠较佳，体力充沛，心情愉快。

按语：慢性前列腺炎与中医"淋证"有关，应属中医"精浊"范畴。明·王肯堂在《证治准绳·杂病·赤白浊门》中有精辟论述："溺与精，所出之道不同，淋病在溺道，故《医学纲目》列之肝胆部；浊病在精道，故《医学纲目》列之肾膀胱部。"清叶天士在《临证指南医案·淋浊》更明确"溺与精同门异路"，并提出治疗精浊"徒进清湿热利小便无用"。本案为络脉瘀滞，湿蕴肝经，采用利湿活血而取效。本案特色：①久病入络宜活血通络。患者久病不愈，气血耗损，不荣于络，络脉空虚，而致络脉瘀阻，选用入络的药，如莪术、穿山甲、水蛭、王不留行通络止疼。②温阳化湿通络，选用桂枝、制附子。③加入引经药，川楝子、橘核走肝经，以利肝经湿邪消退。④益气防伤正，伍以生黄芪，防止活血太过而伤正气。⑤升降并用，川芎、川牛膝一升一降，调畅气血运行，利于整体康复。

（贾海骅）

案 2 阴阳两虚 气化不利

张某，男，78 岁，2009 年 12 月 24 日初诊（冬至）。

病史：夜尿频 10 余年，每晚夜尿 5～6 次，每次尿量不多，尿线变细，排尿无力，畏寒怕冷，近日尿频加重，前来就诊。刻下症见：尿频腹胀，排尿等待、费力，遇劳累、受凉、情绪波动时加重。

检查：舌质淡，苔薄白，脉弦细。B 超检查示：前列腺增生症。

辨证：《素问·灵兰秘典论》言："膀胱者，州都之官，津液藏焉，气化则能出矣。"老年男性肾气虚弱，气化不及州都，膀胱传输无力，膀胱失于温养，气化无权，而小便不畅，尿频腹胀。舌质淡，苔薄白，脉弦细，为阳虚气化不利之象。证属阴阳两虚，气化不利；病位在肾、膀胱。

诊断：

中医诊断：癃闭。阴阳两虚，气化不利证。

西医诊断：前列腺增生症。

治法：温补肾阳，化气利水。

方药：《张氏医通》济生肾气丸加味。

车前子 30g^包	怀牛膝 15g	熟地 10g	山萸肉 10g
山 药 10g	茯 苓 10g	泽 泻 10g	丹 皮 10g
桔 梗 10g	杏 仁 10g	制附子 10g^{先煎}	肉 桂 6g
威灵仙 30g	生黄芪 30g	浙贝母 10g	昆 布 10g

结果：上方每日 1 剂，水煎分 2 次服。服用 30 剂，二诊，夜尿减为每晚 2～3 次，排尿无力、畏寒感明显减轻，余无不适，加刘寄奴 10g，王不留行 10g。继服 30 剂，三诊，夜尿减为每晚 0～1 次，排尿有力，无畏寒和小腹胀感，体力较好，精神愉快。为巩固疗效，继服上方 30 剂，并嘱其调畅情志，慎寒暖，勿饮酒。

按语：老年男性前列腺增生症，病机多为阴阳俱损，肾气亏虚，气化不行，瘀浊逗留，呈现本虚标实之证。对于肾气不足，气虚瘀阻这一主病机，采用济生肾气丸调补肾之阴阳。本案特色：①温阳益肾。附子、肉桂，意在微微生火，以鼓舞肾气，取"少火生气"之意；熟地、山萸肉、山药补肾益精。②补气以助阳气，选用生黄芪。③利尿活血。车前子利水通淋，川牛膝、刘寄奴、王不留行活血祛瘀。④宣肺利水。桔梗、杏仁宣降肺气，通调水道。⑤散结治增生，选用浙贝母、昆布。

（贾海骅）

（五）肾结石

案 1　湿热下注　水道受阻

常某，男，39 岁，2008 年 10 月 18 日初诊（寒露）。

病史：胃脘胀痛反复发作 5 年余，近 1 个月来，腰背坠痛，小便不适，于医院行 B 超检查示：肾结石。输液治疗半月余（用药不详），腰背痛未缓解，求治中医。刻下症见：腰背坠痛，小便不适，口干口苦，胃脘胀满，纳谷不馨。

检查：舌黯红，苔黄腻，脉弦细，血压 130/85mmHg。B 超示：右肾结石，最大为 0.8cm ~ 0.9cm。

辨证：中焦属土，土性为湿，湿易留阻于中影响脾胃运化，脾胃升降不得，气机阻滞，而见胃脘胀满，纳谷不馨；土气不和于下，气热相交，湿热内生，灼液生石，阻塞尿路，故腰背坠痛，小便不适；肝胆湿热，气机不畅，则口干口苦。舌黯红，苔黄腻，脉弦细，为湿热气滞之征。证属湿热下注，水道受阻；病位在肝、脾、肾。

诊断：

中医诊断：石淋。湿热下注，水道受阻证。

西医诊断：肾结石。

治法：清热利湿，通淋排石。

方药：投沈氏茵陈四逆散合《太平圣惠方》金铃子散加减。

茵　陈 15g_{后下}	泽　泻 10g	柴　胡 10g	枳　壳 10g
生白芍 10g	茯　苓 10g	陈　皮 10g	石菖蒲 10g
郁　金 10g	生薏苡仁 10g	金钱草 30g	车前草 30g
丹　参 30g	川楝子 10g	延胡索 10g	王不留行 10g
益母草 10g	生鸡内金 30g	鸡血藤 10g	川续断 10g
老鹳草 10g	木　香 10g	制大黄 10g	焦三仙 30g

结果：上方每日 1 剂，水煎分 2 次服。服药 14 剂，二诊，小便转调，胃胀已除，纳谷有味，偶有腰痛，舌质紫，苔薄黄，脉弦细，此为湿热已

去，气虚血瘀证已显，效不更法，去益母草、鸡血藤、老鹳草，加生黄芪15g，当归10g，生杜仲10g，桑寄生10g，三七粉3g（冲）。继服30剂，诸症消除，苔薄白，脉弦细，B超复查示右肾结石消失。

按语： 肾结石系属中医石淋范畴，该患者中焦脾土运化水湿失职，土气不和于下，气热相交，湿热内生，日久灼液生石，阻塞尿道故发生腰背坠痛，小便不适，以沈氏茵陈四逆散清热利湿，通淋排石。本案特色：①因湿热蕴结成瘀血加重，加益母草、王不留行、丹参、延胡索等理气活血之品以疏通脉络，利于结石排出。②二诊湿热已去，气虚血瘀证显现，加生黄芪、当归、三七等益气活血。

（郝利民）

六、内分泌系统验案

（一）1 型糖尿病

案1　气分大热　气津两伤

贾某，男，21 岁，2012 年 3 月 30 日初诊（春分）。

病史：1 个月前因工作劳累发生口渴引饮，消谷善饥，尿频量多，查空腹血糖 12mmol/L。曾经医院诊为"1 型糖尿病"，怕服西药有副作用而求治中医。刻下症见：口渴引饮，消谷善饥，尿频量多，汗出如淋。

检查：面色潮红，苔黄质红，脉来虚数。查空腹血糖 12mmol/L。

辨证：肺热虚损，则上消多饮；胃火炽盛，见中消多食；热在下焦，则下消多尿；热迫津泄，见汗出如淋。苔黄质红，脉来虚数，为热盛伤津之征。证属气分大热，气津两伤；病位在肺、胃、肾。

诊断：

中医诊断：消渴。气分大热，气津两伤证。

西医诊断：1 型糖尿病。

治法：益气养阴，清热生津。

方药：《伤寒论》人参白虎汤化裁。

处方：

西洋参 5g^{另煎}	生石膏 30g^打	知 母 15g	生薏苡仁 10g
仙鹤草 10g	生黄芪 15g	白扁豆 10g	生龙骨 30g
茯 苓 10g	五倍子 10g	浮小麦 30g	炒白术 10g

结果：上方每日 1 剂，水煎分 2 次服。连服 7 剂，二诊，口渴汗多明显缓解，纳谷仍旺，尿量还多，气虚得复，阴津渐生，内热依旧，加车前草 30g，桑白皮 10g，连翘 10g。再进 14 剂，三诊，尿量明显减少，纳谷渐常，血糖降为 7.5mmol/L，效不更方。又进 7 剂，四诊，苔薄黄，脉弦细，血糖降为 6.7mmol/L。续服 14 剂，五诊，已无明显不适，查空腹血糖 6.3mmol/L，改为每晚服 1 次，巩固疗效，未再复诊。

按语：1 型糖尿病少见，辨证大多为阴虚内热，符合传统所论，本案可证，人参白虎汤是治疗 1 型糖尿病效方。本案特色：①人参白虎汤中化裁西洋参代人参，既加大补气力又能生津，更为切证；生薏苡仁代粳米可增降糖之效；炙甘草滋腻助热故弃而不用。②生黄芪、仙鹤草、白扁豆、白术、茯苓均增补气之力。③五倍子、浮小麦收敛止汗。④车前草、连翘、桑白皮增清热之功。糖尿病常反复，获效后应巩固，稳定情绪，控制饮食。

（沈宁）

（二）2 型糖尿病

案 1 痰浊内扰 郁而化热

张某，女，63 岁，2005 年 10 月 27 日初诊（霜降）。

病史：患糖尿病 2 个月，口服降糖药效果欠佳，前来就诊。刻下症见：夜间口干，腹坠乏力，眠中易醒，心烦易怒。

检查：舌干少津质黯红、边瘀点，苔白腻，左关脉弦滑、余沉细。查空腹血糖 8.4mmol/L。心电图示：T 波改变。血压：120/80mmHg，心率：72 次/分。

辨证：情志失调，气机郁结，郁而化火，热灼津液，故夜间口干；心火内扰，故心烦易怒，眠中易醒；湿阻脾胃，健运失司，气机不畅，故小腹坠感；年过半百，劳累过度，阴精亏虚，则见乏力。舌干少津质黯红、边瘀点，苔白腻，左关脉弦滑、余沉细，为湿热血瘀，阴虚火旺之象。证属痰浊内扰，郁而化热；病位在肝、肾、心。

诊断：

中医诊断：消渴。痰浊内扰，郁而化热证。

西医诊断：2 型糖尿病。

治法：祛痰泻浊，清热凉血。

方药：《三因极一病证方论》温胆汤化裁。

淡竹叶 10g	枳　壳 10g	茯　苓 10g	陈　皮 10g
石菖蒲 10g	郁　金 10g	丹　皮 10g	生栀子 10g
生牡蛎 30g	生龙骨 30g	五倍子 10g	葛　根 10g
生黄芪 10g	珍珠母 30g	川楝子 10g	延胡索 10g
鸡血藤 10g			

结果：上方每日 1 剂，水煎分 2 次服。连服 7 剂，二诊，口干稍减，仍有睡眠欠佳，舌黯红，瘀点变淡，苔白腻，查空腹血糖 8.1mmol/L，湿热交结，继而成痰，竹叶易为竹茹 10g 加大祛痰之力，加夜交藤 30g 增安神之力。继服 14 剂，三诊，口干不显，睡眠增至 5 小时，偶胸闷心烦，便干难解，舌尖红，苔根腻，查空腹血糖 6.7mmol/L，加茵陈 15g，泽泻 10g，莱菔子 10g 祛痰利湿，丹参 30g 活血养血，天麻 10g 平肝潜阳。再服 7 剂，四诊，仍有腰沉，颈部疼痛，右肩麻木，舌黯红，苔薄白，查空腹血糖 6.1mmol/L，痰瘀已祛，正虚显现，及时扶正，拟《医级》杞菊地黄汤加减。

枸杞子 10g	白菊花 10g	生　地 15g	黄　精 10g
桑寄生 10g	生杜仲 10g	石菖蒲 10g	郁　金 10g
川牛膝 10g	丹　参 30g	老鹳草 10g	五倍子 10g
鸡血藤 10g	生龙骨 30g	川楝子 10g	延胡索 10g
草决明 30g	车前草 30g		

结果：服用 7 剂，五诊，腰沉减轻，余无不适，查空腹血糖 6.0mmol/L，心电图检查未见明显异常，加生薏苡仁 10g，继服 7 剂，病情稳定，未再复诊。

按语：糖尿病属中医"消渴"范畴，因情志不遂，劳累过度所致。郁怒伤肝，肝郁化火，耗津灼液成痰，治以祛痰清热，如《景岳全书·三消干渴》："凡治消之法，最先当辨虚实。若察其脉证，果为实火，致耗津液者，但去其火，则津液自生而消渴自止。"兼以活血化瘀，后以扶正养阴，如《景岳全书·三消干渴》："若由真水不足，则悉属阴虚，无论上中下，急宜治肾。必使阴气渐充，精血渐复，则病必自愈。若但知清火，则阴无以生，而日间消败，益以困矣。"本案患者证属痰瘀互结，阴虚火旺，属虚实夹杂之证，治疗以祛邪不伤正、扶正不恋邪为原则，先祛邪后扶正。本案特色：①淡竹叶、丹皮、生栀子清心除烦，增加清热力度。②现代药理研究，五倍子、生龙骨、茯苓、生薏苡仁、葛根可降血糖。③升降气机，葛根引药上行，川牛膝引药下行。④丹参活血养血，痰瘀同治。⑤痰热之邪已祛，阴阳两虚之证显现，治则调肾阴阳，使阴阳平衡。

（韩学杰　汪永鹏）

案2　痰浊内盛　胃气上逆

赵某，男，28岁，2001年10月26日初诊（霜降）。

病史：患糖尿病数年，口服降糖药治疗。1个月前饮食浊腻后呕吐，时作时止，近日加重，遂来求诊。刻下症见：饭后呕吐，胃胀胃痛，似饥不欲，睡眠尚可，二便自调。

检查：舌黯红，苔黄腻，脉弦滑。查空腹血糖15.7mmol/L，尿糖（+++）。血压110/70mmHg。

辨证：饮食不慎，损伤脾胃，脾不运化，痰浊内停，胃气不降，见饭后呕吐，似饥不欲；痰浊中阻，气机阻塞，故胃胀疼痛。舌黯红，苔黄腻，脉弦滑，为痰浊内停之征。证属痰浊内盛，胃气上逆；病位在脾胃。

诊断：

中医诊断：消渴；呕吐；胃痛。痰浊内盛，胃气上逆证。

西医诊断：2型糖尿病。

治法：清热化痰，降逆止呕。

方药：《三因极一病证方论》温胆汤加减。

竹　茹10g	枳　壳10g	茯　苓10g	陈　皮10g
石菖蒲10g	郁　金10g	木　香10g	川楝子10g
延胡索10g	生牡蛎30g	蒲公英10g	丹　参30g
川　芎10g	车前草30g		

结果：上方每日1剂，水煎分2次服。服用7剂后，二诊，未见呕吐，胃胀胃痛减轻，仍有口干，舌尖红，苔薄腻，脉细弦，查空腹血糖

5.8mmol/L，尿糖（－），痰浊渐祛，内热渐显，去木香，加葛根 10g，知母 10g，连翘 10g，生薏苡仁 10g，生龙骨 30g，五倍子 10g。继服 7 剂后，三诊，无明显不适，舌质红，苔薄黄，脉细，痰浊已祛，正气不足之证显现，加灵芝 10g。连服 28 剂后，四诊，无明显不适，舌红，苔薄，脉沉细，查空腹血糖 5.6mmol/L，餐后 1 小时血糖 7.1mmol/L，嘱停汤剂，改口服中成药杞菊地黄胶囊，每日 3 次，每次 5 粒。

按语：本案属中医"呕吐""消渴"范畴，由平日饮食不节伤其脾胃所致，脾不运化，故而生痰。此患者年轻气盛，正气存内，邪气内盛，故治疗以祛痰和中为主，投温胆汤祛除痰浊之邪。本案特色：①生牡蛎重镇散结，并有制酸作用，蒲公英清热健胃，二药同用为制酸的常用药对。②灵芝补气不留痰，扶正而不恋邪，且现代药理研究灵芝多糖可以激活胰岛细胞，分泌胰岛素，逐渐使血糖趋于平稳。病情稳定后，以丸药缓图，巩固疗效。

（韩学杰　汪永鹏）

案 3　气阴两亏　虚火内扰

张某，男，42 岁，2004 年 4 月 23 日初诊（谷雨）。

病史：患糖尿病 1 个月，服用西药效果不佳，查空腹血糖仍有偏高，前来求诊。刻下症见：口干渴饮，头目不清，气短乏力，后背疼痛，情绪急躁。

检查：舌质红，苔薄少，左寸脉细，双尺脉沉。查空腹血糖 9.19mmol/L，甘油三脂 2.12mmol/L。血压 120/80mmHg。

辨证：情志过极，气机郁结，郁热伤津，阴精亏虚，见口干口渴；阴精不足，不能上充于脑，见头目不清；阴虚火旺，热扰心神，故心烦易躁；气虚不足，则气短乏力。舌质红，苔薄少，脉沉细，均为气阴亏虚之征。证属气阴两亏，虚火内扰；病位在肺、肾。

诊断：

中医诊断：消渴。气阴两亏，虚火内扰证。

西医诊断：2 型糖尿病。

治法：益气养阴，清热除烦。

方药：沈氏三黄甘露饮合《和剂局方》玉锁丹加味。

生黄芪 15g　　　生　地 15g　　　黄　精 10g　　　知　母 10g

桑寄生 10g	生杜仲 10g	葛　根 10g	桂　枝 10g
丹　参 30g	五倍子 10g	生龙骨 30g	生薏苡仁 10g
车前草 30g	茯　苓 10g		

结果：上方每日 1 剂，水煎分 2 次服。服用 14 剂后，二诊，头晕不显，口干背痛减轻，情绪稳定，查空腹血糖 5.9mmol/L，生黄芪、生地均改为 30g，加黄芩 10g。汤药改为每晚服 1 次，每 2 日 1 剂。继服 7 剂后，三诊，口干不显，睡眠欠佳，舌淡红，苔薄白，空腹血糖 5.3mmol/L，气阴渐复，一诊方去生龙骨、茯苓、桂枝、五倍子，加夜交藤 30g。继服 7 剂加以巩固，未再复诊。

按语： 糖尿病属中医 "消渴" 范畴，本案为气阴两虚，应补气滋阴。正如《景岳全书·三消干渴》："凡治消之法，最先当辨虚实。若察其脉证，果为实火，致耗津液者，但去其火，则津液自生而消渴自止。若由真水不足，则悉属阴虚，无论上中下，急宜治肾。必使阴气渐复，则病必自愈。" 本案特色：①重用生黄芪、生地，加大补气养阴，凉血泻热之力，配黄精滋肝脾肾阴。②葛根、生薏苡仁合用升清降浊，且现代药理研究二药均有降血糖作用。③黄芩清肺泻热，知母滋肾阴清虚热，加强清热之力。全方合用，共达补气养阴作用，使血糖下降。

（韩学杰　汪永鹏）

案 4　脾肾亏虚　气阴两伤

贺某某，女，56 岁，2012 年 6 月 8 日初诊（芒种）。

病史：患糖尿病 3 载，口服二甲双胍，每次 0.5 克，每日 3 次，未能控制，空腹血糖波动在 10～15mmol/L。为求进一步诊治，前来门诊。刻下症见：气短乏力，动则汗多，腰膝酸软，口干不饮，尿频便溏，心烦失眠。

检查：面色无华，精神欠佳，苔薄白，脉沉细。查空腹血糖 11mmol/L。

辨证：患病 3 载，其气必虚，则乏力气短，动则汗出，面色少华，精神不振；肾阴亏耗，腰膝酸软；虚热内生，有心烦口干，夜寐不安；脾虚不运，故大便溏稀。苔薄白，脉沉细为正虚不足之征。证属脾肾亏虚，气阴两伤；病位在脾、肾。

诊断：

中医诊断：消渴。脾肾亏虚，气阴两伤证。

西医诊断：2 型糖尿病。

治法：补气养阴，脾肾同调。

方药：《脾胃论》补中益气汤合《和剂局方》玉锁丹加减。

生黄芪 30g	生　地 15g	黄　精 15g	炒白术 10g
知　母 15g	生薏苡仁 10g	茯　苓 10g	五倍子 10g
生龙骨 30g	生杜仲 10g	桑寄生 10g	仙鹤草 10g
葛　根 10g	白扁豆 10g	车前草 30g	

结果：上方每日 1 剂，水煎分 2 次服。连服 14 剂，二诊，气短汗出皆除，口干尿频缓解，腰膝便溏、心烦失眠依存，查空腹血糖降为 9mmol/L，气虚得复，脾肾仍亏，去白术、仙鹤草，加补骨脂 10g，狗脊 10g，炒枣仁 30g，夜交藤 30g，生栀子 10g。再服 14 剂，三诊，腰疼除，便溏止，精神佳，夜寐酣，苔薄白，脉弦细，血糖降为 6.2mmol/L，改服中成药黄芪片、杞菊地黄胶囊。嘱稳定情绪，控制饮食，3 个月后陪亲属门诊，诉已停服西药，血糖控制在 6.4mmol/L 以下，并无不适。

按语：糖尿病中医称"消渴"，始载于《素问·奇病论》，责之于阴虚燥热，清热养阴为治。然 2 型糖尿病患者年迈病久，以气虚表现突出者临床多见，治当转为益气为主，养阴为辅，方能对证获效。补中益气汤为 2 型糖尿病效方，但要出入。本案特色：①补中益气汤中党参升高血糖，改为生黄芪，当归改为生地，伍入黄精，气阴双补，更能降糖。②茯苓、五倍子、生龙骨系《和剂局方》的玉锁丹，专治"消渴"，葛根性升更助降糖止泻。③炒白术、白扁豆、仙鹤草健脾补气。④生地、黄精、知母养阴清热，生杜仲、桑寄生、烫狗脊、补骨脂从阳求阴，调肾阴阳。

（沈宁）

案5　心脾肾脏　阳气虚衰

谭某某，男，68 岁，2011 年 12 月 22 日初诊（冬至）。

病史：患糖尿病近 10 载，现注射胰岛素治疗，每日注射 3 次，各 16 单位，空腹血糖依旧波动在 10mmol/L 左右。病友介绍，求治中医。刻下症见：形寒肢凉，神疲气短，腰酸腿软，心悸纳差，尿频便溏，夜寐尚调。

检查：苔薄白，质淡胖，脉沉细、尺部弱。查空腹血糖 11mmol/L。

辨证：病经 10 载，年迈阳衰，则形寒肢凉，神疲气短；心阳不振，遂有心悸；脾肾阳虚，见纳呆便溏，尿频腰酸。苔薄白，质淡胖，脉沉细、尺部弱，为阳虚不足之征。证属心脾肾脏，阳气虚衰；病位在心、脾、肾。

诊断：

中医诊断：消渴。心脾肾脏，阳气虚衰证。

西医诊断：2 型糖尿病。

治法：益气温阳，调肾阴阳。

方药：《景岳全书》右归丸化裁。

补骨脂 10g	菟丝子 10g	生黄芪 15g	生　地 10g
黄　精 10g	白扁豆 10g	山　药 10g	麦　冬 10g
生杜仲 10g	桑寄生 10g	生薏苡仁 10g	知　母 10g
鹿角霜 15g	仙鹤草 10g		

结果：上方每日 1 剂，水煎分 2 次服。连服 14 剂，二诊，诸症皆缓，查血糖降为 9mmol/L，获效守方，加茯苓 10g，五倍子 10g，生龙骨 30g。再服 14 剂，三诊，苔薄白，脉沉细，血糖降为 7.1mmol/L，嘱忌食水果，稳定情绪。开始减少胰岛素的用量，每晚减 4 个单位，1 周减 1 次，再减中午，后减晨间。治疗 3 个月后，胰岛素已停用，血糖稳定在 6.5mmol/L 以下。

按语： 老年糖尿病阳衰者并非少见，本案心脾肾三脏皆虚，宜三脏同调。本案特色：①温心用生黄芪、仙鹤草，温脾投黄精、白扁豆，温肾入鹿角霜、补骨脂、菟丝子。②温肾当从阴求阳，调肾效显，生地、知母、麦冬均为从阴求阳而设。③现代药理研究结果可借鉴，提高疗效，但要以辨证为前提，生黄芪、山药、知母、黄精、生薏苡仁、茯苓、白扁豆均已被药理研究证实可降血糖。④配合药食同源的生薏苡仁、山药煮食，可加大用量，增强降糖效果。

（沈宁）

（三）2 型糖尿病合并其他疾病

案 1　阴阳失调　脑窍失养

何某，女，47 岁，2010 年 5 月 19 日初诊（夏至）。

病史：糖尿病史未服西药，空腹血糖波动于 7.7~8.5mmol/L，遂来求诊。刻下症见：头晕头痛，四肢觉冷，上肢麻木，身热汗出，大便质稀，月经不调，数月一至。

检查：舌淡黯，苔薄白，脉沉细。查空腹血糖 8.3mmol/L。

辨证：肾精亏虚，髓海不足，无以充盈于脑，则头晕头痛；肾阴亏虚，虚火内生，则身热汗出；阴阳互根，阴虚及阳，则四肢觉冷，大便质稀。阴血不足，血海将竭，则月经不调，数月一至。舌淡黯，苔薄白，脉沉细，为阴阳失调之征。证属阴阳失调，脑窍失养；病位在脾、肾。

诊断：

中医诊断：消渴；眩晕。阴阳失调，脑窍失养证。

西医诊断：2 型糖尿病；围绝经期综合征。

治法：调肾阴阳，升降气机。

方药：《医级》杞菊地黄汤加味。

枸杞子10g　　野菊花10g　　生　地10g　　黄　精10g
生杜仲10g　　桑寄生10g　　石菖蒲10g　　郁　金10g
丹　参30g　　赤　芍10g　　五倍子10g　　川牛膝15g
川　芎10g　　天　麻10g　　葛　根10g　　车前草30g

结果：上方每日 1 剂，水煎分 2 次服。服用 14 剂，二诊，头晕头痛减轻，仍有手麻脚凉，下肢胀闷，舌质淡黯，苔薄白，脉细弦，查空腹血糖 7.2mmol/L，加桑枝10g，鸡血藤10g 活血通络。续服 14 剂，三诊，已无手麻肢胀，偶有头痛，腰痛足冷，舌质黯红，苔薄白，脉细弦，查空腹血糖 6.5mmol/L，加川续断10g，益智仁10g 温阳补肾。再服 14 剂，四诊，查空腹血糖 5.8mmol/L，已至正常值，上方随症加减。月经不行，加浙贝母10g，红花10g；下肢酸胀，加路路通10g；身热多汗，加丹皮10g，桑叶10g；眼睛麦粒肿，加紫草10g，升麻10g，生薏苡仁10g。3 个月后查空腹血糖 5.2mmol/L，无明显不适，停服中药，改服杞菊地黄胶囊，每日 2 次，每次 5 粒，巩固疗效。

按语：《景岳全书·三消干渴》："凡治消之法，最当先辨虚实……当真水不足，则悉属阴虚，无论上、中、下，急宜治肾，必使阴气渐充，精血渐复，则病必自愈。"消渴的病机虽以阴虚为本，但由于阴阳互根，阴伤气耗，阴损及阳，则致阴阳俱虚。本案为阴虚及阳，阴阳亏虚，故用调肾阴阳方，阴阳双调。本案特色：①葛根升清上行，川牛膝引血下行，二药配合升降气机,使清阳升、浊气降。②久病夹瘀,加丹参、赤芍活血化瘀。③在与中医辨证不违背的基础上,加用玉锁丹(茯苓、五倍子、生龙骨),现代药理研究有降低血糖的作用。诸药合用,血糖降至正常。丸药缓图,巩固疗效。

(韩学杰 王凤)

案 2 阳气不振 营卫不调

金某,女,43 岁,2012 年 9 月 15 日初诊(白露)。

病史:6 年前确诊为糖尿病,现口服降糖西药,空腹血糖波动在 8 ~ 9mmol/L。近年来经事不调,量少色淡,但仍每月来潮,在西医院诊为糖尿病合并内分泌紊乱,来门诊求治中医。刻下症见:背凉多汗,形寒肢冷,心悸气短,失眠多梦,纳便尚调。

检查:苔薄白,质淡红,脉沉细。

辨证:阳气不振,营卫不和,则背凉汗多;阳失温煦,见形寒肢冷;心阳不足,则心悸失眠;阳虚血亏,冲任不调,则经行紊乱。苔薄白,质淡红,脉沉细,为阳虚不足之征。证属阳气不振,营卫不调;病位在心、脾、肾。

诊断:

中医诊断:消渴;经乱。阳气不振,营卫不调证。

西医诊断:2 型糖尿病;内分泌紊乱。

治法:温阳益气,调和营卫。

方药:《伤寒论》桂枝龙骨牡蛎汤合《金匮要略》黄芪建中汤化裁。

生黄芪 30g	太子参 15g	炒白术 10g	川 芎 10g
丹 参 30g	浮小麦 30g	生白芍 15g	桂 枝 10g
葛 根 10g	生龙骨 30g	生牡蛎 30g	炙远志 10g
知 母 10g	生薏苡仁 10g	夜交藤 30g	

结果:上方每日 1 剂,水煎分 2 次服。服 7 剂后,二诊,汗出减少,背凉缓解,夜寐改善,苔薄白,脉沉细,查空腹血糖降为 7.4mmol/L,阳气渐复,营卫渐调,效方守法,加大益气温阳之力,去夜交藤、炙远志、川芎,加补骨脂 10g,仙鹤草 10g,白扁豆 10g,鹿角霜 15g。再服 7 剂,三诊,正值经期,经量增加,未见腹胀,形寒改善,查空腹血糖 6.9mmol/L,白芍改为赤芍,去仙鹤草加苏木 10g。再服 7 剂,四诊,经事已净,血糖降

为 6.1mmol/L，嘱续服上方并减西药量，先由晚上减量，再减中午，最后减晨间西药量。3 个月后陪亲属求诊，西药已停，血糖 6.1～6.3mmol/L，经事已调，无明显症状。

按语： 本案患者背凉、形寒、汗多，系阳虚不振，营卫不和，桂枝龙骨牡蛎汤对症而奏效。本案特色：①脾肾同治，加生黄芪、太子参、炒白术益气温阳，补脾利于调肾。②葛根引经入后背，现代药理研究有降血糖作用。③知母寒性反佐，且现代药理研究有降血糖作用。④一味丹参功同四物，调理冲任。⑤鹿角霜温通不燥，托举阳气又增经量。经方有效，但不能生搬硬套，要改制对证，方可确保疗效。

（沈宁）

案 3 气阴两虚 血脉不畅

周某，男，78 岁，2003 年 9 月 19 日初诊（白露）。

病史： 患糖尿病 2 年，口服西药拜糖平及中药金芪降糖片治疗，血糖仍持续偏高，前来治疗。刻下症见：口干口渴，头晕头重，大便不畅，睡眠欠佳，形瘦乏力，双下肢疼痛麻木。

检查： 舌质红，苔薄少，脉细数。空腹血糖 7.8mmol/L，血压 120/80mmHg（服用降压药物后），心率 68 次/分，下肢静脉曲张、脉络青紫。

辨证： 年过七旬，气阴不足，致津不上润，故口干口渴；肝肾阴亏，脑腑失养，故头晕头重，形瘦乏力；阴虚火旺，肠燥津枯，故大便不畅；气虚血瘀，瘀阻络脉，故双下肢疼痛麻木。舌质红，苔薄少，脉细数，为阴虚火旺之象。证属气阴两虚，血脉不畅；病位在肝、肾。

诊断：

中医诊断：消渴；眩晕。气阴两虚，血脉不畅证。

西医诊断：2 型糖尿病合并肾功能不全；下肢静脉曲张。

治法：益气养阴，活血通脉。

方药：沈氏三黄甘露饮合《和剂局方》玉锁丹加味。

生黄芪 15g	生 地 15g	黄 精 10g	知 母 10g
生薏苡仁 10g	葛 根 10g	丹 参 30g	川 芎 10g
白菊花 10g	当 归 10g	五倍子 10g	茯 苓 10g
生龙骨 30g	车前草 30g	草决明 30g	

结果：上方每日 1 剂，水煎分 2 次服。服用 7 剂，二诊，口干减轻，

仍觉口渴，加芦根 10g 止渴生津，天麻 10g 平肝熄风。续服 14 剂，三诊，病情平稳，继续随证加减治疗，腰膝酸软，加枸杞子 10g，野菊花 10g，生杜仲 10g，桑寄生 10g，川续断 10g；头晕头痛，加钩藤 15g，泽泻 10g，莱菔子 10g，丹参 30g；大便秘结，加桃仁 10g，莱菔子 10g；夜寐欠佳，加夜交藤 30g，生牡蛎 30g，珍珠母 30g；气虚，加仙鹤草 10g，灵芝 10g；下肢疼痛，加鸡血藤 10g，老鹳草 10g。连续治疗 3 个月后，血糖在 6.3 ～ 7.5mmol/L，血压 120/80mmHg，嘱停中成药，并减拜糖平为每天 2 次。继续治疗 6 个月后，血糖保持在 6.0 ～ 7.2mmol/L，血压 130/80mmHg，嘱停服拜糖平。再治疗 1 年，血糖降至 5.8 ～ 6.8mmol/L，血压 145/90mmHg，查尿常规示尿微量白蛋白/尿肌酐高，查糖化血红蛋白 7.5%，大便不爽，入睡困难，偶有下肢疼痛，余无不适，舌淡红，苔黄腻，脉细弦，此为痰热渐现，调方为沈氏经验方"降压四味汤"合《三因极一病证方论》温胆汤加减。

钩　藤 15g后下	泽　泻 10g	川　芎 10g	莱菔子 10g
竹　茹 10g	枳　壳 10g	茯　苓 10g	陈　皮 10g
五倍子 10g	生龙骨 30g	草决明 30g	夜交藤 30g
鸡血藤 10g	丹　参 30g	葛　根 10g	车前草 30g
王不留行 10g	白花蛇舌草 30g		

结果：服用 1 个月后，查血糖 6.0mmol/L，复查尿常规示尿微量白蛋白/尿肌酐基本正常，糖化血红蛋白 7.1%，余无明显不适，舌淡红，苔薄白，仍按一诊方加减治疗，病情稳定。

按语：本案患者年近八旬，五脏虚弱，阴损及阳，病程较长。在治疗上除了补气养阴为本、清热为标外，还应兼顾活血通络。若痰浊出现，则应祛痰浊，而后补气滋阴。本案特色：①重用生黄芪、生地补气养阴，配黄精健脾益气，兼滋肝脾肾阴。②知母养阴清热，现代药理研究有降血糖作用。③阴损及阳，阴阳亏虚，故用桑寄生、生杜仲、枸杞子阴阳双调。④车前草、草决明引邪从二便出；白菊花、当归增液行舟，亦为润肠通腑有效药对。⑤升降气机，川芎引药上行，葛根升清阳；莱菔子引气下行，车前草降浊阴。诸药共达补气养阴，清热生津，阴阳双调，经脉畅通之效。

（韩学杰　汪永鹏）

案 4 肺热蕴毒 郁于肌表

宋某，男，46 岁，2012 年 8 月 10 日初诊（立秋）。

病史：患糖尿病 6 年，口服西药，空腹血糖波动在 7~9mmol/L。近月见皮肤多发疖肿，前来就诊。刻下症见：皮肤疖肿，头颈、前胸、上肢多见，此起彼伏，发作不止，大便较干，纳眠尚调。

检查：舌质红，苔厚黄，脉弦数。

辨证：肺主皮毛，肺热毒蕴，而发疖肿；肺合大肠，肺热移肠，则见便干。舌质红，苔厚黄，脉弦数为肺热毒蕴之征。证属肺热蕴毒，郁于肌表；病位在肺、皮肤。

诊断：

中医诊断：消渴；疖肿。肺热蕴毒，郁于肌表证。

西医诊断：2 型糖尿病；毛囊炎。

治法：清肺解毒，解肌透疹。

方药：投治沈师经验方。

生黄芪 30g	生 地 15g	制大黄 10g	草决明 30g
黄 芩 10g	白菊花 10g	金银花 10g	炙杷叶 10g
当 归 10g	丹 参 30g	葛 根 10g	

结果：上方每日 1 剂，水煎分 2 次服，第 3 煎浸洗患部。连服 7 剂，二诊，疖肿明显消退，腑行通畅，查空腹血糖 6.5mmol/L，肺热渐清，守法去当归，加桑白皮 10g，白扁豆 10g。再服 14 剂，三诊，疖肿消退，苔薄黄，脉弦细，查空腹血糖 6.1mmol/L，嘱其每晚服 1 次，巩固 1 个月，未再复诊。

按语：糖尿病合并疖肿多见，中医辨证，根据肺主皮毛，清肺解毒为治有效。本案特色：①制大黄、黄芩、枇杷叶为清肺主药。②草决明、白菊花和当归，既通便又清肺。③配金银花，清肺解表之力大增。④病在上部，葛根升清引经又能降糖。⑤白扁豆培土生金，又助生黄芪补气扶正脱毒；生地滋阴不腻，助黄芪补气又降糖。

（沈宁）

案 5 脾虚湿盛 水湿上泛

张某，男，65 岁，2010 年 5 月 2 日初诊（谷雨）。

病史：糖尿病史 15 年，皮下注射胰岛素控制血糖，3 年前左眼视物模糊，自感视力下降，曾去某眼科医院诊为"视网膜黄斑病变"，服用丹参滴丸等药效果不显，后行手术治疗，视物模糊好转，但视力下降。1年前又感右眼不舒，模糊加重，遂去医院经确诊为"视网膜黄斑病变"，又准备手术，经朋友介绍，前来门诊治疗。刻下症见：视物模糊，少气懒言，四肢无力，伴胸脘痞闷，汗出较多，大便溏薄。

检查：面色无华，舌质黯淡，舌下静脉曲张，苔白略腻，脉象虚缓。查空腹血糖 14.8mmol/L。眼科检查：右眼视力 0.2，左眼视力 0.4，散瞳后，双眼眼底视乳头色界正常，后极部可见散在的微血管瘤，黄斑部见水肿及大量硬性渗出斑；中心凹光反射隐见。

辨证：病余十载，其气必虚，则气短懒言，动则汗出；根据"黄斑属脾"理论，责之于脾，脾气虚弱，运化失常，水湿停滞，上泛于目，见视物模糊；脾不健运，湿阻气滞，故胸脘痞闷，大便溏薄；脾虚失运，气血不足，故面色无华，四肢无力，少气懒言；气虚敛汗不足，故汗出较多。舌质暗淡，舌下静脉曲张，苔白略腻，脉象虚缓，为脾虚挟瘀之象。证属脾虚湿盛，水湿上泛。

诊断：

中医诊断：视瞻昏渺。脾虚湿盛，水湿上泛证。

西医诊断：糖尿病视网膜黄斑病变。

治法：健脾渗湿，化瘀通络。

方药：选《太平惠民和剂局方》参苓白术散和《究原方》玉屏风散加减。

太子参 10g	生黄芪 10g	党 参 10g	白 术 10g
山 药 10g	莲 子 10g	白扁豆 10g	陈 皮 10g
茯 苓 10g	丹 参 10g	鸡血藤 10g	桔 梗 10g
生龙骨 30g	五倍子 10g	生杜仲 10g	桑寄生 10g

结果：上方每日 1 剂，水煎分 2 次服。服药 1 周，二诊，右眼视物较前清楚，汗出已止，症状减轻，食欲增加，便欲成形，舌质淡，苔薄白，脉沉细，加密蒙花 10g。再服 7 剂，三诊，视物渐清，病情继续好转，血糖略有下降，加海藻 10g，昆布 10g 消痰软坚，利水消肿。再服 14 剂，四诊，视物模糊逐步好转，其他症状也有改善。眼科检查：右眼视力 0.3，左眼视力 0.4，左眼黄斑区出血及渗出散开；中心凹光反射可见。继续辨

证加减治疗，加服中成药参苓白术丸、香砂和胃丸巩固疗效，现仍在门诊治疗中。

按语：糖尿病视网膜黄斑病变是糖尿病最为常见和严重的微血管并发症之一，本病相当于中医学"视瞻昏渺""云雾移睛""暴盲"范畴。《兰室秘藏·耳眼鼻门》云："五脏六腑之精气，皆禀受于脾，上贯于目。脾者诸阴之首也，目者血脉之宗也，故脾虚则五脏之精气皆失所司，不能归明于目矣。"本案患者脾虚为本，瘀血为标，本虚标实为其病机特点。因此，治疗宜健脾益气，化瘀通络，方用参苓白术散佐以化瘀通络之品。本案特色：①健脾活血。本案患者大便溏薄，苔白略腻，为脾虚之征；眼睛模糊，为水湿上泛。治疗以健脾为主，活血为辅，选用参苓白术散益气健脾，渗湿和胃，湿去脾健，故视物渐清。②久病入络，加丹参、鸡血藤养血活血，化瘀通络，以提高疗效。③古方今用。《太平惠民和剂局方》玉锁丹，由茯苓、生龙骨、五倍子组成，既能降血糖，又能减轻并发症状。患者虽然表现为眼部病变，但主要是由于糖尿病15年而引起的并发症，因此，控制血糖尤为重要。④老年糖尿病还应加用生杜仲、桑寄生，以补肾明目。对于本病的治疗，决非几剂药物能治愈，要辨证用药，控制血糖；同时，患者也要有耐心，不可急于求成，这样相互配合，才能取得满意的疗效。

（沈宁）

案6　痰瘀互结　络脉瘀阻

范某，男，38岁，2011年5月28日初诊（小满）。

病史：10个月前因多饮多食、口渴、消瘦、胸憋闷，在省某医院就诊，经检查诊为"糖尿病伴冠脉狭窄"，在省某医院做"冠脉支架手术"，放3个冠脉支架，降糖、扩冠、抗凝治疗，临床症状缓解。近1个月出现口渴多食，胸憋闷痛及后背，心悸气短，乏力，西医治疗效不明显，前来就诊。刻下症见：口干口渴，胸憋闷痛，牵及后背，心悸气短，头晕头昏，腰膝酸软，困倦乏力，尿频便干，口咬无力。

检查：形体肥胖，面色红润，舌质紫黯，舌下络脉紫粗曲张，舌苔黄腻，脉滑。血脂检查总胆固醇9.57mmol/L，甘油三脂9.6mmol/L，高密度脂蛋白1.2mmol/L，低密度脂蛋白4.3mmol/L，空腹血糖13.5mmol/L。心电图示广泛前壁、高侧壁心肌缺血。

辨证：患者过嗜肥甘厚腻，缺乏运动，痰邪作祟，导致脉管瘀阻，出现消渴，胸憋闷，舌苔黄腻；气虚心脉失养，见心悸气短；清气不升，脑失所养，则头晕头昏；心气不足，伤及脾肾，则腰膝酸软乏力；不通则痛，痰瘀阻滞脉络，故胸痛连及后背。舌质紫黯，舌下络脉紫粗曲张，舌苔黄腻，脉滑为痰瘀互结之征。证属痰瘀互结，络脉瘀阻；病位在心、肾。

诊断：

中医诊断：消渴；胸痹。痰瘀互结，络脉瘀阻证。

西医诊断：糖尿病；冠心病；冠脉支架术后。

治法：祛痰化瘀，益气通络。

方药：《三因极一病证方论》温胆汤合《金匮要略》瓜蒌薤白白酒汤加减。

竹 茹 10g	茯 苓 10g	陈 皮 10g	枳 壳 10g
石菖蒲 10g	郁 金 10g	瓜 蒌 10g	薤 白 10g
丹 参 30g	红 花 10g	生薏苡仁 30g	川 芎 10g
葛 根 10g	石 韦 10g	白扁豆 10g	仙鹤草 10g
车前草 30g	草决明 20g	刘寄奴 10g	老鹳草 10g
川牛膝 10g	生山楂 15g	蚕 沙 15g^{包煎}	

胶囊配方：

西洋参 50g	穿山甲珠 50g	三七粉 40g	丹 参 100g
仙鹤草 50g			

结果：上方每日 1 剂，水煎分 2 次服，忌食肥甘厚腻辛辣食品，多食洋葱、芹菜、木耳、银耳等降脂、软化血管食品；二甲双胍 2 片，每日 3 次；美吡哒 5mg，每日 3 次；单硝酸异山梨酯片 20mg，每日 3 次；拜阿斯匹灵 100mg；阿乐 10mg，每日 1 次。胶囊药共研细末，装入 0 号胶囊，每次 5 粒，每日 2 次口服。服用 14 剂，二诊，纳便转佳，头昏晕轻，心悸气短，胸憋闷痛，后背痛轻，仍有腰膝酸软乏力，口干渴，舌苔薄腻，查空腹血糖 9.6mmol/L，痰瘀轻，肾虚证显，去瓜蒌、薤白、蚕沙、石菖蒲、郁金，加乌梅 10g，玄参 20g，芦根 20g。服用 20 剂，三诊，口干渴症消失，血脂检查总胆固醇 5.57mmol/L，甘油三脂 4.6mmol/L，高密度脂蛋白胆 1.6mmol/L，低密度脂蛋白胆固醇 3.3mmol/L，空腹血糖 6.0mmol/L，

胸憋闷痛明显减轻，腰膝酸软，易汗出，舌苔薄腻，舌下络脉紫，改用沈氏调肾阴阳方加减。

枸杞子 10g	野菊花 10g	生　地 10g	黄　精 10g
生杜仲 10g	槲寄生 10g	菟丝子 10g	泽　兰 10g
续　断 10g	川牛膝 10g	丹　参 30g	白扁豆 10g
仙鹤草 10g	生龙骨 30g	生牡蛎 30g	川　芎 10g
葛　根 10g	石　韦 10g	草决明 20g	生山楂 15g

结果：停服降脂药阿乐，二甲双胍改为每次 1 片。上方服用 20 剂，胸憋闷痛消失，汗出止，腰膝稍无力，血脂血糖检查正常，继用沈氏调肾阴阳方加减治疗。1 剂水煎分 1 日服。咽痒，加射干 10g，牛蒡子 10g；血压不稳，口苦，加夏枯草 10g，海藻 10g；肢体困倦肿胀，加山药 10g，生薏苡仁 10g，萹蓄 10g；胁肋胀满，加柴胡 10g，香附 10g；胁肋胀痛，加川楝子 10g，延胡索 10g。寐差，加夜交藤 30g，生牡蛎 30g。停服二甲双胍、美吡哒、阿乐，间断服用拜阿斯匹林，鲁南欣康 10mg，日 2 次。上方加减治疗 3 个月，停服水煎剂，胶囊剂维持治疗。随访症状未再反复。

按语：本患者嗜食肥甘厚腻，加之运动不足，致痰邪作祟，脉络瘀阻，脂质代谢紊乱，导致糖尿病、冠脉狭窄、冠心病。常规治疗糖尿病清热养阴，治疗冠心病活血化瘀，疏忽辨证施治。本案患者初期舌质紫黯，舌下络脉紫粗曲张为瘀血之象，舌苔黄腻，身体肥胖，为痰邪重，痰瘀互结，心气不足，治宜祛痰化瘀，益气通络，用温胆汤加瓜蒌薤白白酒汤加减治疗。本案特色：①活血通络不用虫类药，因其伤正。②胶囊剂西洋参、三七粉益气健脾，活血止痛，甲珠通络，丹参活血化瘀，仙鹤草补气，为治疗冠心病之主药。③川芎、葛根活血化瘀通络，引药上行直达心经。④调肾阴阳方治其根，固其本，生杜仲、槲寄生调肾之阴阳。⑤葛根、石韦升降理论，治心病对药。⑥患者过嗜肥甘厚腻，造成脂质代谢紊乱，故患者忌口是关键，患者配合好，饮食结构调整，配合中药药物治疗，服药期间，西医降糖药停服，扩冠、抗凝药减量，但病情仍然控制满意。

（崔叶敏）

（四）高脂血症

案 1　脾虚失健　痰浊内蕴

刘某，男，47 岁，2004 年 7 月 2 日初诊（夏至）。

病史：半年前无明显诱因自觉乏力，右上腹隐痛不适，在某西医院检查结果血脂低密度脂蛋白、甘油三酯升高，B超示中度脂肪肝。降脂西药口服1个月后复查，血脂未降，转氨酶升高而停药，遂求治中医。平素嗜食油腻，好于烟酒。刻下症见：右上腹不适，神疲乏力，纳便尚可。

检查：形体肥胖，苔白腻，质淡白，脉弦滑。查血脂低密度脂蛋白3.2mmol/L，胆固醇5.6mmol/L，甘油三酯4.7mmol/L。

辨证：平素嗜食肥甘厚味，日久损伤脾胃，致使水湿运化输布失调，聚而化为痰浊。痰浊滞留于经脉，影响气血运行，不通则痛，故见上腹隐痛；脾气亏虚，失于输布，气血不能达于四末，则见乏力。舌质淡，苔白腻，脉弦滑，为健运失司，内生痰浊之征。证属脾虚失健，痰浊内蕴；病位在脾、肝。

诊断：

中医诊断：胁痛。脾虚失健，痰浊内蕴证。

西医诊断：高脂血症；中度脂肪肝。

治法：健脾祛痰，行气止痛。

方药：投《三因极一病证方论》温胆汤合《保命集》金铃子散出入。

竹　茹10g	枳　壳10g	茯　苓10g	陈　皮10g
石菖蒲10g	郁　金10g	苏　木10g	赤　芍10g
泽　泻10g	草决明30g	丹　参30g	白扁豆10g
车前草30g	川楝子10g	延胡索10g	鸡血藤10g

结果：上方每日1剂，水煎分2次服。连服7剂，二诊，右上腹隐痛明显好转，加生山楂20g。再服14剂，三诊，已无明显不适，苔薄白，脉弦细，痰浊已祛，脾虚得健，改服调肾诸药，巩固疗效。

枸杞子10g	野菊花10g	制首乌10g	生杜仲10g，
桑寄生10g	白扁豆10g	泽　泻10g	草决明30g
三七粉3g^冲			

结果：每晚服1次。8周后复查血脂降为正常，B超示轻度脂肪肝。

按语：高脂血症常无明显症状。本案据苔腻乏力可视为脾虚痰浊，投以健脾祛痰而获效。其治有三要：一是用"温胆汤"系祛痰主方，加入健脾白扁豆；二是给痰以出路，泽泻、车前草、草决明分利二便；三是痰瘀同治，用丹参、苏木、赤芍。降脂仍需辨证，虚实不同，主要观舌，实者重用生山楂、莱菔子、草决明、泽泻、金钱草、三七粉；虚者重用枸杞子、白扁豆、鸡血藤、制首乌、黄精，这些药物现代药理研究证实均有一定的降脂作用，但不能叠用，要辨证分用，否则影响疗效。

（沈宁）

七、免疫系统疾病验案

（一）关节炎

案1　湿热痹阻　经络不通

张某，男，39岁，2011年5月14日初诊（立夏）。

病史：患者双膝关节疼痛、重着不适3年，查血沉、抗"O"均正常，曾服中药治疗，症状时轻时重。近1周疼痛加重，前来就诊。刻下症见：双膝关节重着、疼痛，晨起明显，活动后减轻，左膝关节疼痛较甚，周身困乏，偶有腰痛，口黏纳呆，二便调畅。

检查：舌质黯，苔黄腻，脉弦滑。关节无肿胀变形，不变色，活动尚可，触之不凉。

辨证：湿邪夹热痹阻经络，气血运行不畅，不通则痛，湿性重着黏腻，故有关节重着、疼痛，周身困乏不适，腰痛；晨起由寐转寤，身体始动，湿困明显，故关节重着、疼痛，晨起明显，活动后湿气流通，疼痛重着减轻；湿阻中焦，则口黏纳呆。舌质黯，苔黄腻，脉弦滑，为湿热闭阻，气滞血瘀之象。证属湿热痹阻，经络不通；病位在关节、经络。

诊断：

中医诊断：着痹。湿热痹阻，经络不通证。

西医诊断：膝骨关节炎。

治法：祛湿清热，理气活血。

方药：沈氏茵陈四逆散加减。

茵　陈15g^{后下}	泽　泻10g	柴　胡10g	枳　壳10g
桂　枝10g	赤　芍10g	地　龙10g	川牛膝15g

生薏苡仁 10g　　　川楝子 10g　　　　延胡索 10g　　　红　花 10g

丹　参 30g　　　　陈　皮 10g　　　　木　瓜 10g　　　泽　兰 10g

结果：上方每日 1 剂，水煎分 2 次服。连服 14 剂后，二诊，关节疼痛、重着明显减轻，右膝关节疼痛消失，仍有左膝关节活动不适，偶有腰痛，加鸡血藤 10g，老鹳草 10g。再进 7 剂，巩固疗效，兼顾腰痛，患者未再复诊。

按语：风湿性关节炎的治疗需辨别寒热虚实。《素问·痹论》云："湿气胜者为着痹。"本案患者关节重着、疼痛，晨起明显，活动后减轻，为着痹的特点；口黏纳呆，苔黄腻，脉滑数，证属湿邪阻滞，湿郁化热，以经验方茵陈四逆散加减治疗。肝主筋，筋中湿邪痹阻，宜疏肝理气化湿，以茵陈、泽泻、生薏苡仁清利湿热，柴胡、枳壳调畅气机。本案特色：①清热利湿的同时配伍桂枝，意为反佐，并助温通。②为防温热太过，将白芍易为赤芍，既牵制桂枝的温性，又可活血。③病位在双膝关节，配伍引经药木瓜、川牛膝，引药下行至病位。④久病入血入络，单纯利湿则湿邪难除，需配合理气、活血、通络药以利于湿邪的排出，选用陈皮、泽兰、红花、地龙、川楝子、延胡索。诸药合用，重在化湿清热，兼以行气活血，气畅、血行、湿除则关节疼痛自除。

（连智华 李成卫）

案 2　湿浊停滞　痹阻经络

王某，女，65 岁，2002 年 11 月 8 日初诊（立冬）。

病史：患者腰、膝关节重着酸胀疼痛半年，晨起尤著，活动不灵活。查血沉、抗 "O" 均正常，某医院确诊为"风湿性关节炎"。刻下症见：腰、膝关节日渐酸沉疼痛发板，晨起尤著，左膝明显，活动不便，口黏纳呆，二便自调。

检查：舌质红，苔黄腻，脉沉细。关节无畸形，不变色，活动自如，触之不凉。左膝腘窝下囊肿，某医院 CT 示 L_4、L_5 椎体及膝关节骨质增生。

辨证：湿性重浊黏滞，故见关节酸沉发板；湿阻经络，阻碍活动，不通则痛，见关节疼痛；湿浊中阻，故口黏纳呆。舌质红，苔黄腻，脉沉细，为湿浊化热之象。证属湿浊停滞，痹阻经络；病位在四肢、经络。

诊断：

中医诊断：着痹。湿浊停滞，痹阻经络证。

西医诊断：风湿性关节炎。

治法：理气化湿，疏通经络。

处方：沈氏茵陈四逆散加味。

茵　陈 15g_{后下}	柴　胡 10g	枳　壳 10g	生白芍 10g
陈　皮 15g	茯　苓 10g	生薏苡仁 10g	川牛膝 15g
地　龙 10g	鸡血藤 10g	伸筋草 10g	补骨脂 10g
川续断 10g	川楝子 10g	延胡索 10g	木　瓜 10g

结果：上方每日 1 剂，水煎分 2 次服。连服 7 剂，二诊，关节活动较前灵活，食纳增加，舌红，苔黄，脉沉细。效不更法，加重活血通络之力，加赤芍 10g，丹参 30g，老鹳草 10g，路路通 10g。再进 7 剂，三诊，左膝关节明显好转，食纳正常，舌质红，苔薄黄，脉沉细，又见尿频尿痛，此为湿浊化热，下注膀胱，去地龙、丹参、老鹳草、路路通、伸筋草、补骨脂、川续断，加肉桂 3g，知母 10g，黄柏 10g，车前草 30g。又进 7 剂，四诊，尿频尿痛消失，加桂枝 10g，三七粉 3g（冲），连服 42 剂，关节轻便，无不适症状，未再复诊。

按语：《素问·痹论》云："湿气胜者为着痹。"本案辨证属着痹，治重化湿通络。肝主筋，行气之品有助于祛除痹阻筋骨之湿，对关节痹痛有效，着痹主要以关节酸沉发板为主，疼痛为次，以湿邪为患。本案特色：①以"茵陈四逆散"为主方，茵陈清利湿邪为主药，与柴胡、枳壳、白芍相伍，理气化湿，清利湿邪，又辅以生薏苡仁，其力更著。②重用引经药，老鹳草、川续断引药入腰部，木瓜、川牛膝引药走下肢。③地龙剔络通痹，有利于下肢湿邪之化。④补骨脂温通，利于祛湿。全方重在化湿通痹，佐以行气活血，剔络利水，疏利经络，着痹乃除。

（刘颖　韩学杰）

案 3　湿重于寒　痹阻经络

丁某，男，60 岁，2010 年 2 月 28 日初诊（雨水）。

病史：10 年前因工作过程中久居湿地而出现双侧手腕及脚踝关节疼痛，活动不利，逐渐僵硬变形，常与天气变化有关。下肢关节重于上肢，自感脚踝关节冒凉风。曾在当地医院诊断为"类风湿性关节炎"，做过数次小针刀后有所缓解，但易反复。为求中医治疗，故来就诊。刻下症见：关节疼痛、晨起僵直，肢体重着、遇寒加重，胃胀反酸，食纳减少。

检查：舌黯红，苔白腻，脉滑。查类风湿因子：305kIU/L；C 反应蛋白：29.4mg/L。

辨证：久居湿地，外邪滞留筋骨，气血痹阻，故关节疼痛、晨僵变形、活动不利；寒湿邪盛，则遇寒加重，肢体重浊；寒湿犯胃，故胃胀反酸。舌质黯，苔白腻，脉滑，皆为寒邪夹湿，痹阻经络之象。证属湿重于寒，痹阻经络；病位在关节、经络。

诊断：

中医诊断：着痹。湿重于寒，痹阻经络证。

西医诊断：类风湿性关节炎。

治法：祛风除湿，温经通络。

方药：《三因极一病证方论》温胆汤化裁。

竹　茹 10g	枳　壳 10g	茯　苓 10g	陈　皮 10g
木　瓜 10g	独　活 10g	鸡血藤 20g	防　风 10g
车前草 30g	桂　枝 20g	白　芍 10g	丹　参 30g
川牛膝 15g	木　香 10g	砂　仁 10g	川楝子 10g
延胡索 10g	生薏苡仁 15g		

结果：上方每日 1 剂，水煎分 2 次服。连服 7 剂后，二诊，关节疼痛较前缓解，胃胀、反酸明显减轻，舌黯红，苔白薄腻，脉滑，此为寒湿渐化，气血渐复，效不更方。上方再服 14 剂后，三诊，关节疼痛明显减轻，食纳可，精神较前好转，活动较前灵活，无胃胀、反酸。舌红，苔薄腻，脉沉，去木香、砂仁，加生黄芪、当归扶正养血。继服 14 剂后，三诊，患者无明显不适，舌红，苔薄，脉缓，上方改为每晚 1 次服用，继服 14 剂，以资巩固，疼痛缓解，未见加重。

按语：类风湿性关节炎属中医"痹证"范畴，如《素问·痹论》指出："风、寒、湿三气杂至，合而为痹"。邪气滞留肢体筋脉、关节、肌肉，经络闭阻，不通则痛是基本病机。本案为寒湿之证，有寒邪犯胃之征，脾胃为生痰之源，故以"温胆汤"为方治疗。本案特色：①"脾旺能胜湿"，加木香、砂仁、生薏苡仁健脾利湿。②"治风先治血，血行风自灭"，用丹参、当归养血活血，加鸡血藤、木瓜以通络。③自感下肢冒凉风是营卫失调之征，故用桂枝、白芍、防风、独活调和营卫，祛风胜湿，断绝外邪来源。④祛邪不忘扶正，加生黄芪扶正祛邪，亦助养血。众药配合，共奏祛风除湿，温经通络之效。

（汪贵和　汪永鹏）

案 4　湿邪阻滞　经络不通

苗某，女，30 岁，2003 年 3 月 26 日初诊（春分）。

主诉：四肢关节酸沉发硬 3 年。

病史：患风湿性关节炎 3 年，采用中西药治疗、针灸理疗，均无显效。为求进一步治疗，同病友前来门诊。刻下症见：四肢关节酸沉硬板、晨起尤重，活动则减，但动甚加重，纳谷不香，头沉难寐。

检查：舌质红，苔黄腻，脉象弦滑。关节无畸形，活动不受限，触之不凉。

辨证：湿邪着于经络，痹阻不通，则四肢关节酸沉硬板、晨起尤重；稍事活动，湿气流通，则关节酸沉活动则减；湿阻中焦，脾胃失和，则纳谷不香；清气不升，则头沉。舌质红，苔薄黄腻，脉象弦滑，为湿阻化热之征。证属湿邪阻滞，经络不通；病位在关节、经络。

诊断：

中医诊断：着痹。湿邪阻滞，经络不通证。

西医诊断：风湿性关节炎。

治法：理气化湿，疏通活络

方药：沈氏经验方茵陈四逆散加味。

茵　陈 15g^{后下}	柴　胡 10g	枳　壳 10g	白　芍 10g
生薏苡仁 10g	陈　皮 15g	石菖蒲 10g	郁　金 10g
鸡血藤 10g	木　瓜 10g	泽　兰 10g	地　龙 10g

结果：上方每日服 1 剂，水煎分 2 次服。连服 7 剂，二诊，关节酸沉、头重均减轻，食纳仍差，加重和胃通络之力，加莱菔子、伸筋草、路路通各 10g。再服 7 剂，三诊，关节酸沉硬板不明显，夜寐好转，食纳增加，苔薄黄，脉弦细。守法续进改，为每晚服 1 次，半月后改服中成药木瓜丸，早晚各 6g，并服三七粉早晚各 3g。1 个月后复诊，关节不再酸沉，纳寐正常，续服木瓜丸、三七粉，以资巩固，未再复诊。

按语：着痹又称湿痹，湿阻经络为病。其表现为关节酸沉发板，活动欠利，晨起加重，稍动可缓，苔腻脉滑，其治化湿通络。沈氏经验方"茵陈四逆散"为效方。本案特色：①茵陈清热利湿，为主药。②肝主筋，用柴胡、枳壳、白芍理气舒筋，为臣药。③辅以生薏苡仁、木瓜利湿通络，佐以石菖蒲、郁金行气透窍，地龙、泽兰、路路通剔络活血。④和胃祛痰以绝生痰之源，选用莱菔子、陈皮。⑤鸡血藤合伸筋草，舒筋活络，乃有效药对。全方共奏利湿通络之功，湿除络活，着痹乃祛。

（沈宁）

案5 正虚失荣 经脉失养

李某，女，41岁，2012年3月8日初诊（惊蛰）。

病史：患风湿性关节炎近10年，症状时轻时重，为求进一步诊治，前来门诊。刻下症见：四肢关节肿痛，强硬不利，遇凉加重，神疲乏力，气短自汗，腰脊酸痛，腿软沉重。

检查：四肢不温，面色㿠白，苔薄舌淡，脉象沉细。

辨证：久痹致虚，则神疲乏力，气短自汗；肝肾亏损，见腰脊酸痛，腿软沉重；虚则不荣，经脉流畅不润，则四肢关节肿痛，强硬不利，遇凉加重。苔薄舌淡，脉象沉细，为正虚不足之征。证属正虚失荣，经脉失养；病位在关节、经络。

诊断：

中医诊断：尪痹。正虚失荣，经脉失养证。

西医诊断：风湿性关节炎。

治法：补益肝肾，养荣剔络。

方药：宜《备急千金要方》独活寄生汤加减。

生黄芪15g	当 归10g	生杜仲10g	桑寄生10g
独 活10g	防 风5g	茯 苓10g	生薏苡仁10g
陈 皮15g	泽 泻10g	木 香10g	川 芎10g
川牛膝15g	秦 艽10g	桂 枝10g	

结果：上方每日1剂，水煎分2次服。连服14剂，二诊，关节疼痛减轻，乏力气短、腰酸腿软皆缓，汗多如旧，加强固表止汗、活血止痛之力，加炒白术10g，地龙10g，丹参30g，防风改用10g，生黄芪加为30g。再服14剂，三诊，自汗已止，痹痛已轻，上方改为每晚服1次，上下午各服中成药木瓜丸6g。服药1个月，四诊，除劳累后偶感关节轻痛，余无不适，再加西洋参3g，三七粉3g，共研细末，装入1号胶囊，每日2次，每次6粒，巩固常服。1年后其他病友转告，病情一直稳定。

按语：虚痹论治，培补肝肾，益气养血兼以养荣剔络，标本兼顾，是谓有效治法，独活寄生汤、当归补血汤是效方。本案特色：①独活、防风、秦艽祛风湿，止痹痛。②茯苓、陈皮、薏苡仁健脾利湿消肿，为重要辅佐。③入白术取"玉屏风散"之意，补气固表止汗。④桂枝、川芎温通血脉，配地龙剔络。⑤木香补而不滞，且防地龙碍胃。⑥虚痹之治，有三要，即标本同治、虫类剔络、效方散剂。

（沈宁）

案 6　肾阳亏虚　经脉失养

麻某，女，32 岁，2004 年 12 月 24 日初诊（冬至）。

病史：2 年前曾在北京某西医院住院检查治疗，确诊为"类风湿性关节炎"，服用中西药物治疗月余，病情基本控制。因婚后计划怀孕，担心药物副作用，故自行停药约 4 个月。2 个月前，经期不慎偶遇风雨，其后即觉关节疼痛明显加重，影响工作生活，经人介绍，前来门诊求治。刻下症见：晨起腰、背、膝、指关节僵硬近 1 小时，双手小关节肿胀疼痛，屈伸不利，遇寒加重，得温稍缓，活动后减轻，手足冷凉，周身畏寒，时有心悸，气短乏力，睡眠欠佳，月经量少，经色黯淡。

检查：舌质淡黯，舌苔薄白，脉沉细涩滞。双手近端指间关节肿胀呈梭形改变，活动受限，肤色肤温正常。外院化验：血沉：86mm/h，类风湿因子（＋），C 反应蛋白（＋），抗链"O"正常。

辨证：痹证日久，肝肾两虚，气血不足，则月经量少，经色暗淡，腰膝酸痛；气血亏虚，血不养心，故心悸气短，睡眠欠佳；肾阳亏虚，不得温煦，则周身畏寒，手脚发凉。舌质淡黯，舌苔薄白，脉沉细涩滞，均为肾阳亏虚，邪客经脉，气血凝滞之征。证属肾阳亏虚，经脉失养；病位在关节，经络。

诊断：

中医诊断：痹证。肾阳亏虚，经脉失养证。

西医诊断：类风湿性关节炎。

治法：健脾益肾，温阳通脉。

方药：《备急千金药方》独活寄生汤加减。

独　活 10g	桑寄生 15g	杜　仲 10g	川牛膝 15g
秦　艽 10g	茯　神 20g	党　参 10g	当　归 10g
川　芎 10g	白　芍 20g	鸡血藤 20g	威灵仙 20g

细　辛 3g　　　　肉　桂 3g

结果：上方每日 1 剂，水煎分 2 次服，嘱保留药渣加水大量煎煮后温泡双手。服用 7 剂，二诊，双手小关节肿胀疼痛、屈伸不利稍有好转，周身畏寒减轻，心悸气短基本缓解，仍有腰、背、膝、指关节晨僵，腰膝关节疼痛，行走不利，睡眠欠佳，舌质淡胖，苔薄白，脉沉细，涩滞脉象已不明显，经络气血畅通之象初显，继守上方加减。细辛有小毒，威灵仙伤胃，二者中病即止，不宜久用，故去细辛、威灵仙，加延胡索 15g，夜交藤 20g。继续服用 1 个月，三诊，双手小关节肿胀疼痛、屈伸不利明显好转，手脚温度基本正常，周身畏寒明显减轻，晨起腰、背、膝、指关节僵硬时间缩短、膝关节疼痛减轻、活动角度增加，睡眠改善，月经量稍有增多，舌质淡胖，苔薄白，脉沉细，阳虚得解，经脉已通，去肉桂、夜交藤，加桑枝 10g，川续断 10g。服药 3 月余，四诊，双手小关节肿胀疼痛、屈伸不利基本消失，畏寒肢冷明显改善，偶觉晨起腰、背、膝、指关节发僵，腰膝关节疼痛好转，行走如常，饮食、睡眠、月经基本正常，舌质淡胖，苔薄白，脉沉。复查血沉：14mm/h，类风湿因子（+），C 反应蛋白（－），抗链 "O"（－）。嘱继守三诊方，隔日 1 剂，巩固疗效。1 年半后，患者主动联系，告知关节炎未再复发，并顺产一男婴。

按语：《素问·痹论篇第四十三》："风寒湿三气杂至，合而为痹。"《类证治裁·痹证》："诸痹……风寒湿乘虚内袭。"本例患者即属于此。本案特色：①独活寄生汤配伍全面，用药独特，实为治疗痹症经典处方。②虚痹多责之于肝肾，独活、桑寄生相配，补肝肾，强腰膝，阴阳双补。③"气为血帅，血为气母"，治疗痹证重视调畅气血，扶助正气，本方党参、当归相配，健脾益气养血，以解气虚血凝，经脉不通。④杜仲擅长补肝肾，壮筋骨，牛膝善引血下行，二者相配使补肝肾之力峻达腰、腿、膝、脚，疗肾虚腰疼腿疼，或膝疼不能屈伸，或腿痿不能任地。⑤秦艽与鸡血藤、威灵仙、细辛配伍，祛风湿、通经络、止疼痛，疏通经络，以达"通则不痛"的目的。⑥肉桂、细辛温里散寒，通经止痛，针对本案阳虚外感之病机，急则治标，有效缓解关节疼痛。

（丁京生）

案 7　痰瘀互结　阻滞经络
刘某，女，50 岁，2010 年 6 月 28 日初诊（夏至）。

病史：右侧偏头痛，颈部、腰背及肢体关节疼痛多年，未经西医诊治，前来求助中医。刻下症见：右侧偏头痛，颈部、腰背及四肢关节疼痛，纳差胃胀，畏寒怕凉，月经周期紊乱。

检查：形体瘦弱，面色㿠白，舌质紫黯、有瘀斑，舌下络脉黑粗，苔白厚腻，脉沉细弦。

辨证：家务繁重，常年劳累，气损及阳，阳气不足，血行凝滞，津聚成痰，痰瘀互结，阻滞脉络，不通则痛，故见头颈、腰背及四肢关节疼痛；阳气不足，失于温煦，则畏寒怕凉；肾中阴阳不能调和，见月经周期紊乱；痰浊阻滞中焦，则纳差胃胀。舌质紫黯、有瘀斑，舌下络脉黑粗，苔白厚腻，脉沉细弦，为痰瘀互结之象。证属痰瘀互结，阻滞经络；病位在关节、经络、肾。

诊断：

中医诊断：痹证。痰瘀互结，阻滞经络证。

西医诊断：风湿性关节炎。

治法：祛痰化瘀，温通经络。

方药：《三因极一病证方论》温胆汤合《伤寒论》桂枝汤、《苏沈良方》大雄丸加减。

竹 茹 10g	枳 壳 10g	茯 苓 10g	陈 皮 10g
石菖蒲 10g	郁 金 10g	川 芎 10g	天 麻 10g
葛 根 10g	徐长卿 10g	木 香 10g	砂 仁 10g
桑 枝 10g	木 瓜 10g	川牛膝 15g	丹 参 30g
地 龙 10g	桂 枝 15g	赤白芍各 10g	三七粉 3g^{冲}
车前草 30g			

结果：上方每日 1 剂，水煎分 2 次服。随症加减治疗，腹胀，加大腹皮 10g，厚朴 10g；气短，加生黄芪 15g，白扁豆 10g；疼痛，加延胡索 10g，川楝子 10g，鸡血藤 10g，丝瓜络 10g。治疗 1 个月，疼痛大减，仅右侧头部及手指关节轻微疼痛，胃胀消失，纳食增加，仍有腰酸怕凉，舌淡暗，苔薄白，舌下络脉不显，脉沉细，重按始得，痰瘀得消，经络通达，脾运转佳，肾阳不足明显，改为调肾阴阳方加减。

枸杞子 10g	野菊花 10g	生 地 10g	黄 精 10g
山萸肉 10g	生杜仲 10g	桑寄生 10g	川续断 10g

鹿角霜 10g	川 芎 10g	天 麻 10g	川牛膝 15g
桑 枝 10g	丝瓜络 10g	丹 参 30g	车前草 30g

结果：随症加减治疗，耳鸣，加蝉蜕 10g，薄荷 10g，石菖蒲 10g，郁金 10g；眠差，加黄连 10g，肉桂 3g。服药 1 个月，耳鸣及腰酸消失，仅留指端小关节轻微疼痛，未再复诊。

按语：本案虚实错杂，痰瘀互结，肾阳不足。初期治疗以祛痰化瘀为主，选用温胆汤；后期以调肾阴阳为主，选用调肾阴阳方。本案特色：①痰浊易蒙蔽清窍，用石菖蒲、郁金透窍开窍。②川芎、天麻为治头痛名方大雄丸，有上行头面，活血行气，熄风止痛之功效。③川芎为血中气药，郁金为气中血药，二药相合，气血双调。④桂枝温经通脉，合赤芍化瘀血，合白芍和营卫、止疼痛。⑤善用引经药，葛根引药达颈背，桑枝引药达上肢，木瓜、川牛膝引药至下肢，鸡血藤、丝瓜络引药入络。⑥补肾阳选用温润不燥之鹿角霜，合用川续断、生杜仲、桑寄生补肾强腰。⑦川芎、天麻上行，川牛膝下降，合用则升降相配，调畅气机。诸药配伍，标本兼治，痛证得消。

（张治国）

（二）强直性脊柱炎

案1 气滞血瘀 经脉痹阻

高某某，男，42 岁，2012 年 5 月 25 日初诊（小满）。

主诉：背痛发沉、麻木 5 年。

病史：患强直性脊柱炎 5 年，常因生气劳累发病，中西药治，效果不显，1 年前服用激素也未止痛，已自停服。病友介绍，求治中医。刻下症见：后背沉痛且麻，痛处固定，活动不利，二便自调。

检查：苔薄白，质紫斑，脉弦涩。

辨证：中年男性，常因生气发病，脉弦，气滞为病。痛处固定且麻，沉重强直，舌紫脉涩，瘀血明显，气滞血瘀，发为瘀痹。证属气滞血瘀，经脉痹阻；病位在脊柱、经络。

诊断：

中医诊断：痹证。气滞血瘀，经脉痹阻证。

西医诊断：强直性脊柱炎。

治法：化瘀剔络，健脾理气。

方药：宗《医学衷中参西录》活络效灵丹出入。

生黄芪 15g	当 归 10g	丹 参 30g	红 花 10g
苏 木 10g	地 龙 10g	土鳖虫 10g	泽 兰 10g
姜 黄 10g	郁 金 10g	葛 根 10g	三七粉 3g^{冲}

结果：上方每日 1 剂，水煎分 2 次服。连服 14 剂，二诊，后背沉痛显减，麻木依存，加强活络除麻之力，加五灵脂 10g（包），蚕沙 10g（包），路路通 10g，川芎 10g，川牛膝 15g。再服 14 剂，三诊，背痛已轻微，活动改善，麻木缓解，苔薄白，质仍紫，斑已减少，脉弦细不涩，奏效守方，散剂缓图，巩固其效，上方加水蛭粉 3g，研成细末，装入 1 号胶囊，每日 2 次，每次 10 粒。半年后陪家属来诊，诉背麻痛未发，稍有强直，活动明显改善。

按语：强直性脊柱炎难治，虽然难以消除强直，但中药可以控制进展，缓解其苦。本例属瘀痹并因生气发病，故宜理气剔络之，活络效灵丹系效方。本案特色：①当归补血汤益气养血，利于理气活络。②郁金行血中之气，姜黄理气止痛，活血并有行气之功，增强活血之力。③配合虫类药，地龙、土鳖虫、水蛭剔络无毒。④苏木、泽兰内科特殊活络药。⑤葛根引经而上治项背痛。⑥活血同时止痛，三七活血止痛，五灵脂、蚕沙剔络止痛。⑦路路通为除麻效药。⑧川芎、川牛膝升降通络。效方散剂常服，巩固疗效，5 年强直性脊柱炎得到控制，不影响生活工作，系辨证论治之功矣！

（沈宁）

案 2 脾肾不足 寒湿痹阻

曹某，男，32 岁，2006 年 11 月 13 日初诊（立冬）。

病史：1 年前无明显诱因出现腰骶部疼痛，晨痛甚、活动后减轻或消失，由于不影响工作和生活，而未引起注意。近 3 周上述症状加重，并出现双膝关节肿痛、活动受限，就诊于某西医院，诊断为强直性脊柱炎。未服西药治疗，直接求助于中医。刻下症见：晨起腰骶部疼痛，引及臀部，步履维艰，双膝关节肿痛、屈伸不利，夜间翻身困难，晨僵明显，持续时间大于 1 小时，腰背发凉，肢体酸楚重着，阴雨天疼痛加重，得温痛减，伴有体倦乏力，形寒肢冷，大便溏薄。

检查：舌质淡黯，舌体略胖，苔薄白腻，脉沉细。化验结果：HLA -

B27（+），抗"O"＜500 IU/ml，ESR 36mm/h，RF（－）CR（+）。骶髂关节 CT 片示：符合骶髂关节炎（Ⅱ级）改变。

辨证：先天不足，肾精亏虚，督脉失养，加之风寒湿邪乘虚内袭，留滞经脉，阻碍气血运行，发为痹证，见腰背发凉，肢体酸楚重着，阴雨天疼痛加重，得温痛减，形寒肢冷；脾虚失运，则体倦乏力，大便溏薄；脾虚生湿，湿聚成痰，痰瘀互结，留于百节，脉络不通，则双膝关节肿痛、屈伸不利。舌质淡黯，舌体略胖，苔薄白腻，脉沉细，为正虚血瘀之征。证属脾肾不足，寒湿痹阻；病位在脊柱、关节、经络。

诊断：

中医诊断：痹证。脾肾不足，寒湿痹阻证。

西医诊断：强直性脊柱炎。

治法：温肾健脾，散寒除湿。

方药：《金匮要略》金匮肾气丸加减。

桂　枝 10g	附　子 6g^{先煎}	熟地 15g	怀山药 15g
茯　苓 15g	泽　泻 10g	鸡血藤 20g	木　瓜 10g
威灵仙 15g	川牛膝 15g	生薏苡仁 20g	苍　术 10g
延胡索 15g	白　芷 15g		

结果：上方每日 1 剂，水煎分 2 次服。服用 14 剂，二诊，双膝关节肿痛减轻，晨僵时间较前缩短约 15 分钟，腰背部发凉及肢体酸楚重着稍有缓解，体倦乏力、形寒肢冷、大便溏薄明显改善，仍觉腰骶部、双膝关节活动不利，夜间翻身困难，舌质淡，苔薄白，脉沉细，脾气渐旺，阳虚寒凝之象渐减，冷痛之症缓解，去附子、白芷，加补骨脂 10g，菟丝子 15g。续服 30 剂，三诊，腰骶部疼痛、双膝关节肿痛消失，屈伸活动基本自如，夜间随意翻身。腰背部发凉，肢体酸楚已解，自觉精神体力均有好转，舌质淡，苔薄白，脉沉尺弱，寒湿之象减少，仍有肾亏之征，去泽泻、延胡索，加杜仲 10g，川续断 10g。再进 30 剂，四诊，阴雨天偶有腰骶部隐痛，双膝关节酸软，晨起腰背部僵硬不适，活动后改善。复查血沉：24mm/h，类风湿因子（－），C 反应蛋白（－）。症情缓解，以温补脾肾，散寒通脉之三诊方改丸药，巩固治疗 3 个月。

按语：本案患者乃本虚标实之证，素体脾肾不足，复感寒湿，寒湿流窜经络肢节则发痹症，故治疗当扶正祛邪，攻补兼施。初诊以金匮肾气丸温肾散寒，化湿健脾，恐山萸肉、丹皮敛邪，故去之；桂枝易肉桂，加强温通之力；辅以苍术、生薏苡仁、木瓜健脾除湿，疏通经络；佐以鸡血藤、威灵仙、延胡索、白芷行气活血，通络止痛。合方标本兼治，共奏温肾健脾，散寒除湿，通络止痛之效。本案特色：①熟地配苍术，苍术燥湿健脾，可防熟地滋腻敛邪。②苍术配薏仁，健脾化湿，利关节、消肿痛。③补骨脂、菟丝子、杜仲、川续断通补奇经，为补肾强脊之必用。④川牛膝引血下行，祛风利湿，活血通络，为治腰膝关节痹痛之要药，不可忽视。

（沈宁）

八、妇科疾病验案

（一）月经病类

案1　痰浊内蕴　湿热下注

杨某，女，29岁，2012年6月16日初诊（夏至）。

病史：2009年胎停育1次，人流术后试孕2年未果。平素月经延迟，月经周期40余天，时有2~3月行经1次，末次月经5月14日。时发阴道瘙痒，带下量多色黄、豆渣样，检查示霉菌性阴道炎。急欲怀孕，遂来求诊。刻下症见：月经量少，色鲜红，经期腹凉腹痛，经前乳房胀痛，纳可眠佳，二便自调。

检查：舌尖红，质淡黯，苔黄腻，双寸脉滑，余脉细弦。

辨证：人流术后，气血亏虚，脾失健运，湿聚成痰，痰阻冲任、胞宫，血行不畅则经行量少或推后停闭，经期腹痛；经脉不利，则乳房胀痛；痰湿下注，则外阴瘙痒，带下量多色黄；痰湿内生，遮隔子宫亦不能摄精成孕。舌质淡黯，苔黄腻，双寸脉滑，均为痰湿内停之象。证属痰浊内蕴，湿热下注；病位在胞脉。

诊断：

中医诊断：月经过少；带下病；断绪。痰浊内蕴，湿热下注证。

西医诊断：月经稀发；霉菌性阴道炎；继发性不孕。

治法：祛痰通络，清利湿热。

方药：《三因极一病证方论》温胆汤加减。

竹　茹 10g	枳　壳 10g	茯　苓 10g	陈　皮 10g
石菖蒲 10g	郁　金 10g	香　附 10g	鸡血藤 10g
红　花 10g	蚕　沙 15g^包	乌　药 5g	蒲公英 10g
丹　参 30g	草决明 10g	藿　香 10g	白花蛇舌草 30g

结果：上方每日 1 剂，水煎分 2 次服。服用 28 剂，二诊，月经未至，食纳欠佳，未见外阴瘙痒，舌尖红，苔黄腻，脉细弦，上方去红花，加生鸡内金 30g 消食和胃，紫草 10g 清热凉血活血，穿山甲 3g 消癥通经，三棱 10g 破血逐瘀，生薏苡仁 10g 清热利湿。续服 14 剂，三诊，月经已至，末次月经 7 月 23 日，量少色红，经后带下色黄量多，外阴瘙痒，影响睡眠，舌尖红，苔薄黄，左脉沉细，右脉细弦，一诊方去红花，加地肤子 10g，蛇床子 10g，炒葶苈子 10g，清热燥湿，杀虫止痒，紫草 10g 清热凉血，透疹止痒。嘱其中药第 3 煎非经期坐浴。服用 14 剂，四诊，外阴瘙痒已无，带下色黄，量已减少，睡眠转佳，舌尖红，苔薄黄微腻，脉细弦，上方去菖蒲、郁金，加生鸡内金 30g 消食健胃，生薏苡仁 10g 清热利湿。服用 14 剂，五诊，月经延迟，时有恶心，尿妊娠试验阳性，外阴瘙痒，纳可寐安，舌尖红，苔薄黄，双寸脉小滑，余脉细。保胎先补肾，投杞菊地黄汤加减。

枸杞子 10g	野菊花 10g	生　地 10g	黄　精 10g
生杜仲 10g	桑寄生 10g	升　麻 10g	葛　根 10g
赤灵芝 5g	白　芍 10g	生鸡内金 10g	黄　芩 10g
苏　梗 10g	紫　草 10g		

结果：上方每日 1 剂，水煎分 2 次服，续服 7 剂，恶心已无，阴道少量出血，微有腰痛，舌尖红，苔薄黄，脉滑，加川续断 10g 补益肝肾，茜草 10g 凉血止血，藕节炭 10g 收敛止血。续服 7 剂，出血已止，未有不适，停服汤药。后介绍朋友来诊，经友告知顺产男婴。

按语：《万氏妇人科》云"女子无子，多因经候不调……此调经为女子种子紧要也"，异常的经带是不孕的重要病因。沈师亦认为"月水不利无子"调经止带是治疗不孕的基础，一味种嗣，效果往往不佳。本案患者证属痰浊内蕴，湿热下注，方用温胆汤化裁，祛痰通络，清利湿热。本案特色：①地肤子、蛇床子、炒葶苈子清热燥湿，杀虫止痒，为沈师治疗皮肤瘙痒的有效药对。②草决明、白花蛇舌草分利二便，利于祛邪。③生鸡内金消食和胃，生薏苡仁祛湿清热健脾，共用以截生痰之源。④保胎宜调肾，遵古训"胎前宜清"，以调肾滋阴清热为主，少投温燥。诸药合用，祛痰通络，燥湿止带，血脉得以通利，冲任调和，胎孕乃成。

（韩学杰　王凤）

案2　痰瘀互结　上蒙清窍

王某，女，29 岁，2014 年 5 月 8 日初诊（立夏）。

病史：2013 年 2 月孕后 B 超检查诊断为葡萄胎，于 4 月 13 日行清宫手术，病理诊断示（宫内物）水泡状胎块伴少许退行性病变的蜕膜组织。平素易发头痛，经期加重半年，自觉心慌乏力，多梦易醒，经人介绍前来诊治。刻下症见：行经头痛难忍，月经量少，经色黯红，时有心慌，疲倦乏力，多梦易醒，食纳不佳，二便自调。

检查：舌尖红，苔黄微腻，舌下络脉微紫，脉细弦。

辨证：头为诸阳之会，清宫术后瘀血内停，络脉不通，阻塞清窍，则每逢经行瘀随血动，欲行不得，故经期头痛难忍，多梦易醒；血行不畅，瘀阻胞宫，则月经量少，经色黯红；痰浊中阻，脾失健运，则疲倦乏力，食纳不佳。舌苔黄微腻，舌下络脉微紫则为痰瘀互结之征。证属痰瘀互结，上蒙清窍；病位在胞脉、清窍。

诊断：

中医诊断：经行头痛；月经量少；心悸。痰瘀互结，上蒙清窍证。

西医诊断：血管神经性头痛；月经量少。

治法：祛痰化瘀，透窍止痛。

方药：《三因极一病证方论》温胆汤合《苏沈良方》大雄丸化裁。

处方：

竹　茹 10g	枳　壳 10g	茯　苓 10g	陈　皮 10g
石菖蒲 10g	郁　金 10g	川　芎 10g	天　麻 10g
山萸肉 10g	刘寄奴 10g	香　附 10g	鸡血藤 10g
葛　根 10g	赤灵芝 5g	生鸡内金 30g	白花蛇舌草 30g

结果：上方每日 1 剂，水煎分 2 次服。服用 14 剂，二诊，头痛缓解，

但见心慌，多梦易醒，咽干口渴，舌尖红，苔中根部薄黄微腻，舌下络脉微紫，脉细弦，去川芎、香附、鸡血藤，加珍珠母 30g 重镇安神，夜交藤 60g 养血安神，丹参 30g 活血化瘀，连翘 10g 清泻心火，芦根 10g 清热生津，生薏苡仁 10g 清热利湿。续服 14 剂，三诊，心慌缓解，末次月经 6 月 9 日，量少色红，经期头痛，心烦多梦，食纳欠佳，咽干口渴，舌质黯红，苔薄黄微腻，舌下络脉微紫，脉细弦，一诊方去石菖蒲、郁金，加蔓荆子 10g 清利头目，芦根 10g 清热除烦，浙贝母 10g 清化热痰，赤芍 10g 凉血散瘀，蚕沙 15g（包）和胃化湿，藿香 10g 化湿解暑。续服 28 剂，四诊，末次月经 7 月 9 日，头痛已无，月经量少色红，喜食冷饮，咽干咽红，舌尖溃疡，舌尖红，苔薄黄，脉细弦，一诊方去竹茹，加玄参 10g 滋阴清热，连翘 20g 清泻心火，藿香 10g 化湿解暑，浙贝母 10g 化痰散结，赤芍 10g 凉血活血，丹皮 10g 清热凉血，牛蒡子 10g 清热利咽。续服 28 付，经期头痛未发。随证加减，苔薄，虚证显现，去温胆汤，改用调肾阴阳方；腰痛，加老鹳草 10g，鸡血藤 10g，川续断 10g；经期腹凉，加乌药 10g，白豆蔻 10g；咽痛口疮，加连翘 10g，牛蒡子 10g，丹皮 10g。加减治疗 2 个月头痛未发，停服中药半年，尿妊娠试验阳性，因有葡萄胎病史又在门诊调理保胎 3 个月，顺产女婴，母女体健。

按语：痛有"不通则痛""不荣则痛"，本案患者头痛反复发作，经期疼痛难忍，经色黯红，苔薄黄微腻，舌下络脉微紫，为痰瘀互结之象，治宜祛痰化瘀，以温胆汤加减。本案特色：①祛痰投"温胆汤"，加丹参、赤芍、川芎等活血化瘀之药，行血中之滞，痰瘀同治。②痰浊最易闭窍，应伍透窍豁痰的石菖蒲、畅行气血的郁金，佐入有通透之功的葛根、川芎等以增其效。③由川芎、天麻 2 味药组成的大雄丸为治内伤头痛之效方，可祛内外之风邪，平上亢之肝阳，调畅气血而止头痛，尤其可除血管神经性头痛。但川芎可以扩张脑血管，用量不宜过大，特别是痉挛状态时，脑血管扩张过度反致头痛加重，不得不防。本案以辨证论治为前提，进退有法度，方药有次第，故而疗效显著。

（韩学杰 王凤）

案 3 气滞血瘀 寒凝胞宫
张某，女，42 岁，2009 年 11 月 20 日初诊（冬至）。
病史：经行腹痛 3 年余，且生气及受寒后疼痛加重，每次月经延迟 1

周左右，经前胸胁胀满，乳房胀疼，小腹冷痛，经行当天腹痛剧烈难忍，四肢不温，月经量少、色黯，伴有黑色血块，经期约 1 周。西医诊断为子宫内膜异位症。3 年来经当地几家医院采用激素治疗，效果不佳，而且病情逐年变重。有关医院建议手术，患者不愿接受，遂来门诊求治。刻下症见：正值经期，经行不畅，色黑有块，胁肋胀满，四肢冰冷，面色苍白，呈疼痛面容，经前生气，痛经更剧，难以忍受，口服 2 次氨酚待因片，每次 2 片，不能缓解。

检查：舌质黯，苔薄白，舌尖有瘀点，舌边有齿痕，脉弦紧。

辨证：肝郁气滞，则经前乳房胀痛；气滞血瘀，则月经延迟，经行不畅，色黑有块；寒凝胞宫，则小腹冷痛；阳气不达，则四肢不温。舌质黯，苔薄白，舌尖有瘀点，舌边有齿痕，脉弦紧，为气滞寒凝之征。证属气滞血瘀，寒凝胞宫；病位在胞宫。

诊断：

中医诊断：痛经。气滞血瘀，寒凝胞宫证。

西医诊断：子宫内膜异位症。

治法：行气活血，温经止痛。

方药：《伤寒论》四逆散合《金匮要略》温经汤加减。

柴　胡 10g	枳　实 10g	白　芍 20g	炙甘草 6g
当　归 10g	川　芎 10g	桂　枝 10g	丹　皮 10g
延胡索 20g	川楝子 10g	丹　参 30g	菟丝子 10g
蛇床子 10g	鹿角霜 10g	炒橘核 30g	蚕　沙 15g[包]
乌　药 10g	高良姜 10g	香　附 10g	

结果：上方每日 1 剂，水煎分 2 次服。服用 5 剂，二诊，自诉服药当日疼痛减半，服药 3 日后自觉腹部有热感，疼痛逐日减轻，四肢渐温，胁肋胀满改善，舌质变淡，苔仍薄白，舌尖略红，舌边齿痕仍存，脉沉细缓，去乌药、高良姜以防生火，加杜仲 10g，桑寄生 10g 以助肾阳，缓求其本，嘱其心情保持舒畅，切勿贪凉。服药 2 个月，三诊，月经来潮，疼痛消失，经色变红，无血块，血量增多，舌质淡，苔薄白，舌尖无瘀点瘀斑，舌边无齿痕，脉沉稍迟，嘱其服八珍益母丸、女金丹，服用 2 个月经周期，巩固疗效。3 个月后电话回访患者，欣然告知月经量、色、经期如常，痛经再未复发，B 超示子宫内膜 0.9cm，诊断结果提示未见异常。

按语：子宫内膜异位症属中医"痛经"范畴，为难治之症。本案以经行腹痛为临床表现，既有气滞血瘀又兼寒凝胞宫，故以《伤寒论》四逆散与《金匮要略》温经汤加减治疗。本案特色：①本案中无气阴两虚之征，故温经汤中去人参、阿胶、麦冬。吴茱萸、生姜、半夏三者燥性太过，故投乌药、高良姜行气疏肝，祛寒止痛而代之，以达"气行则血行""通则不痛"之效。②沈师认为妇人痛经标在止痛，本在调肾，止痛与调肾同步相行。针对痛经在常规治法的基础上，投以经验药对炒橘核、蚕沙，用以行气散结，活血通经，对气滞之痛经甚效。桂枝、鹿角霜温通肾阳，通利血脉，对寒凝之痛经甚效。③佐以温肾助阳的蛇床子、菟丝子，阴阳双调的生杜仲、桑寄生，以治根本。

（孙占山）

案4 脾肾阳虚 寒凝胞宫

党某，女，20岁，2009年2月15日初诊（立春）。

病史：患者平素喜食冷饮，经期亦无所顾，纳谷不香，大便溏薄，2年前每于经前小腹疼痛，便热熨或自服止痛药，亦多处求医问药未果。此次正值经前第1天，腹痛较剧，面色苍白，形寒肢冷，影响上课，前来求诊。刻下症见：经前小腹冷痛，喜温喜按，得热则舒，月经量少色黯，形寒肢冷，纳谷不香，大便溏薄。

检查：面色苍白，舌淡苔白，脉象弦迟。

辨证：平素喜食冷饮，寒从内生，寒主收引，故经前腹痛；血为寒凝，见月经量少色黯；肾阳不足，失于温煦，腰失所养，故腰酸腿软，形寒肢冷；脾阳不足，失于运化，则纳谷不香，大便溏薄。舌淡苔白，脉象弦迟，为阳虚寒凝之征。证属脾肾阳虚，寒凝胞宫；病位在脾、肾、胞宫。

诊断：

中医诊断：痛经。脾肾阳虚，寒凝胞宫证。

西医诊断：痛经。

治法：温经散寒，暖宫止痛。

方药：以《金匮要略》温经汤化裁。

制附子10g^{先煎}	桂 枝10g	艾 叶3g	吴茱萸6g
小茴香10g	高良姜10g	生 地10g	黄 精10g

当　归10g	白　芍10g	丹　参30g	泽　兰10g
川续断15g	香　附10g	川楝子10g	延胡索10g
生杜仲10g	桑寄生10g		

结果：上方每日1剂，水煎分2次服。服用7剂，二诊，小腹冷痛明显减轻，形寒肢冷稍有缓解，面色淡红，经色略红，惟腰痛改善不著，去附子、川楝子、延胡索，加菟丝子10g，伸筋草15g，老鹳草15g。再服14剂，三诊，腰痛减轻，无不适症状，前方辨证加减服用3个月经周期，经前腹痛消失。随访半年，未再复发。

按语：患者素食寒凉，日久寒从内生，而致脾肾阳虚，寒凝胞宫，表现为经前腹痛，形寒肢冷，故选用《金匮要略》温经汤化裁，温经散寒，暖宫止痛。本案特色：①脾肾同调。经前小腹冷痛，总的治疗原则是温通。既要温脾也要温肾，脾肾双温。以附子温补命门之火；加吴茱萸、艾叶、小茴香增强温肾之力，暖宫散寒止痛；桂枝温通血脉，增加经量；高良姜温脾阳而止泻。②柔肝止痛。当归、白芍养血柔肝，泽兰、丹参通经而不破血。"气行则血行""通则不痛"，以香附、川楝子、延胡索行气止痛。③调肾阴阳。生杜仲、桑寄生调肾中阴阳，生地、黄精滋补肾阴，取"阴中求阳"之意，川续断为治疗腰痛专药。温阳散寒，以达止痛之效。诸药合用，补肾健脾，温经散寒，药证对应，痛经消除。

（张印生）

案5　气滞血瘀　寒凝胞宫

张某某 女，42岁，2009年11月20日初诊（冬至）。

病史：经行腹痛3年余，每次月经延迟1周左右，经期约1周。行经前2天，乳房胀痛，小腹冷痛；经行当天，腹痛加剧，痛不欲生。西医诊断为子宫内膜异位症，当地各大医院求治无效，来门诊求中医治疗。刻下症见：正值经期，腹痛难忍、得温稍减，月经量少，色黯有块。

检查：面色苍白，疼痛面容，舌质黯，舌尖有瘀点，舌边有齿痕，苔薄白，脉弦紧。

辩证：气滞血瘀，寒凝胞宫，不通则痛，见腹痛难忍、得温稍减；气滞不舒，则乳房胀痛；瘀血阻滞，见月经延迟，量少色黯。舌质黯，舌尖有瘀点，舌边有齿痕，苔薄白，脉弦紧，为气滞血瘀寒凝之征。证属气滞血瘀，寒凝胞宫；病位在肝、胞宫。

诊断：

中医诊断：痛经。气滞血瘀，寒凝胞宫证。

西医诊断：子宫内膜异位症。

治法：行气活血，温经止痛。

方药：《伤寒论》四逆散合《金匮要略》温经汤加减。

柴　胡 10g	枳　壳 10g	炒橘核 30g	蚕　沙 15g[包煎]
延胡索 20g	川楝子 10g	丹　参 30g	白　芍 20g
乌　药 10g	桂　枝 10g	蛇床子 10g	炙甘草 6g
鹿角霜 15g	当　归 10g	川　芎 10g	香　附 10g
丹　皮 10g			

处方（二）：沈氏针灸经验穴

结果：上方每日 1 剂，水煎分 2 次服。配合针灸疗法：关元、足三里艾灸各 3 壮，三阴交、太冲、阳陵泉毫针用泻法，留针 30 分钟，每日针灸 1 次。服药 5 剂，针刺 5 天，二诊，患者自诉针灸当日疼痛减半，服药 3 日后，腹部有热感，疼痛逐日减轻，查体舌质变淡，苔仍薄白，舌尖略红，舌边齿痕渐消失，去乌药、高良姜，加生杜仲 10g，桑寄生 10g 调肾阴阳。继服 2 个月经周期，三诊，月经来潮，疼痛消失，经色经量如常，舌质淡，苔薄，舌尖无瘀点瘀斑，脉沉稍迟，嘱其服中成药八珍益母丸、女金丹 2 个月经期，巩固疗效。

按语：子宫内膜异位症属中医"痛经"范畴，本案以经行腹痛为临床表现，既有气滞血瘀又兼寒凝胞宫，故以四逆散合温经汤治疗。本案特色：①疏肝行气止痛。柴胡、香附、橘核疏肝理气，川楝子、延胡索、蚕沙止痛。②重在温通。蛇床子温肾壮阳，乌药温肾顺气，高良姜温胃散寒，鹿角霜、桂枝助阳温通，共助温中下焦之功。③沈师提倡临床针药并用，相互辅助，各取所长，提高疗效。针药并用，痛经消除。

（孙占山）

（二）肌瘤与增生

案 1　痰瘀内阻　脉络不通

陆某，女，41 岁，2005 年 7 月 28 日初诊（大暑）。

病史：6 年前体检发现多发性子宫肌瘤，未曾治疗，逐渐增多增大，1

周前复查发现右侧附件有一实性包块，诊断为右侧卵巢囊肿，前来就诊。刻下症见：少腹疼痛，心慌气短，夜寐多梦，大便干燥。

检查：舌黯红，边瘀点，苔薄腻，脉细弦。血压 110/70mmHg，心率 72 次/分，有早搏，3 次/分。B 超检查示：子宫内数个大小不等实性低回声，右卵巢 5.6cm×3.9cm×4.9cm，其下方可见实性包块 6.4cm×3.0cm×3.0cm。

辨证：痰滞胞络，气血凝结，则少腹疼痛；痰郁化热，热结肠道，故大便干燥；痰阻经脉，气血失和，故心悸气短，夜寐多梦。舌黯红，边瘀点，苔薄腻，脉细弦，系痰瘀互结，气血阻滞之象。证属痰瘀内阻，脉络不通；病位在肝、肾、胞宫。

诊断：

中医诊断：癥瘕；心悸。痰瘀内阻，脉络不通证。

西医诊断：多发性子宫肌瘤；右卵巢囊肿；附件包块；心律失常。

治法：祛痰化湿，活血散结。

方药：以《三因极一病证方论》温胆汤加减。

竹 茹 10g	枳 壳 10g	茯 苓 10g	陈 皮 10g
石菖蒲 10g	郁 金 10g	川 芎 10g	丹 参 30g
川楝子 10g	延胡索 10g	生牡蛎 30g	刘寄奴 10g
香 附 10g	鸡血藤 10g	浙贝母 10g	草决明 30g
藿 香 10g	生薏苡仁 10g		

结果：上方每日 1 剂，水煎分 2 次服。连服 7 剂后，二诊，腹痛减轻，心慌气短缓解，偶有头晕头重，大便干燥，口干乏力，舌黯红、边瘀点，苔薄黄，此为痰浊减轻，瘀证仍在，而正虚渐显，方改杞菊地黄汤加减。

枸杞子 10g	野菊花 10g	生 地 10g	黄 精 10g
菟丝子 10g	泽 兰 10g	丹 皮 10g	生栀子 10g
连 翘 10g	石菖蒲 10g	郁 金 10g	浙贝母 10g
丹 参 30g	草决明 10g	藿 香 10g	香 附 10g
鸡血藤 10g			

结果：连服 14 剂后，三诊，头晕乏力减轻，大便秘结，3~4 天 1 行，口腔溃疡，去枸杞子、野菊花，加知母 10g，黄柏 6g，肉桂 2g，蒲公英 10g，石苇 10g，车前草 30g。连服 14 剂后，四诊，口腔溃疡消失，二便转调，胸闷气短，恶心纳差，睡眠欠佳，偶有早搏，舌黯红，苔薄白，脉沉

细，调药方为生鸡内金 30g，焦三仙 30g，桑寄生 10g，生杜仲 10g，山萸肉 10g，夜交藤 30g，珍珠母 30g，生黄芪 10g，当归 10g，知母 10g，黄柏6g，肉桂 2g，石苇 10g，车前草 30g，浙贝母 10g，丹参 30g，香附 10g，鸡血藤 10g。连服 21 剂后，五诊，胸闷气短减轻，夜眠转安，未见早搏，继加减治疗。3 个月后，复查 B 超：子宫底部有少量偏低回声区，右卵巢2.7cm×1.8cm，其下方实性包块为 4.6cm×3.5cm×3.7cm。以二诊方加减继服，3 个月后停服汤药，身体无不适，未再复诊。

按语：气聚为瘕，血结为癥。本案为善者，多为痰瘀互结，肝郁气滞，伴有肾虚，为正虚邪实，治疗宜先祛邪实，祛痰利湿为法，佐以理气化瘀，散结消癥。久病体弱，在攻邪的同时，要兼顾正气。本案特色：① 实证时用"温胆汤"祛痰化湿，理气和胃，因夏季，暑湿当令，故加藿香辅助化湿和中。②虚证时用调肾阴阳方，阴阳双调。③痰瘀同治。丹参、丹皮养血活血，浙贝母、生薏苡仁祛痰利湿散结。④香附、鸡血藤行气活血通络，为治卵巢及附件疾病常用药对。

（汪永鹏　韩学杰）

案 2　脾肾两虚　瘀血内阻

王某，女，49 岁，2009 年 8 月 24 日初诊（处暑）。

病史：月经量大，腰痛半年余，加重 10 天。2009 年 8 月 6 号于安阳市某医院经 B 超检查诊断为子宫多发肌瘤，较大 1 个为 2.4cm×2.0cm。服用桂枝茯苓胶囊半月后无明显效果，前来就诊。刻下症见：月经量大，腰酸腰痛，小腹冷痛，头晕乏力，经前经期乳房胀痛，多汗怕冷，带下量多，食纳欠佳。

检查：面色萎黄，舌淡红，舌下有瘀斑，苔薄白，脉沉细。

辨证：脾肾阳虚，血脉瘀滞，故成癥瘕；阳虚失温，见小腹冷痛；肾精不足，而腰痛腰酸；脾气虚弱，气血不足，则头晕乏力，食纳欠佳，面色萎黄；气虚不固，见月经量大，带下量多，多汗怕冷。舌淡红，舌下有瘀斑，苔薄白，脉沉细，为正虚血瘀之征。证属脾肾两虚，瘀血内阻；病位在脾、肾、胞宫。

诊断：

中医诊断：癥瘕；脾肾两虚，瘀血内阻证。

西医诊断：子宫肌瘤。

治法：健脾益肾，活血化瘀。

方药：《医级》杞菊地黄汤合《金匮要略》桂枝龙牡汤加味。

枸杞子 10g	野菊花 10g	生 地 10g	桑寄生 10g
菟丝子 10g	生杜仲 10g	防 风 10g	炒白术 10g
生黄芪 10g	桂 枝 10g	白 芍 10g	茯 苓 10g
赤 芍 10g	丹 参 30g	浮小麦 30g	生龙骨 30g
生牡蛎 30g	山慈菇 10g	鸡血藤 10g	老鹳草 10g
木 香 10g	生莱菔子 10g	白花蛇舌草 10g	

结果：上方每日 1 剂，水煎分 2 次服。服药 2 周后，二诊，腰痛腰酸消失，头晕减轻，略感乏力，出汗减轻，白带减少，仍食纳差，苔薄白，脉沉细，效不更法，加生鸡内金 30g，西洋参 10g（另煎炖服）续服。服用 30 剂后，三诊，头晕乏力消失，汗出、食欲正常，舌质红，苔薄白。药已中病，守法易药继续巩固疗效，怕冷，加补骨脂 10g，仙灵脾 10g，蛇床子 10g；面色萎黄，加当归 10g，白扁豆 10g。服药 3 个月后于安阳市某医院复查 B 超，示子宫肌瘤缩小为 1.4cm×1.2cm。汤药改为每晚 1 次，续服 3 个月后复查 B 超，示子宫肌瘤消失，未再复诊。

按语：本案属气血不足，阴阳失调而致气机不畅，脾肾两虚之证，脾与肾为先后二天，相互资生。遵沈师教诲健脾不如补肾。治疗以调肾阴阳方加减，调理阴阳。本案特色：①多汗用玉屏风散加桂枝、白芍调和营卫，益气固表。浮小麦止汗收敛。②配生牡蛎、山慈菇，软坚散结。③鸡血藤、老鹳草为沈氏之家传对药，专治腰痛。④木香行气醒脾，使补而不滞。⑤白花蛇舌草利尿，生莱菔子通腑，使邪有出路。诸药配伍，扶正祛邪，使阴阳平衡，冲任可调，气机通畅，肌瘤消失。

（王敬忠）

案3 肾虚肝郁 冲任失调

瞿某，女，36 岁，2012 年 1 月 9 日初诊（小寒）。

病史：双侧乳腺增生 1 年余，曾服中西药治疗无效，遂来门诊求治。刻下症见：经前乳胀，带下量多，大便干燥，心烦易怒。

检查：舌质红，苔黄腻，双尺脉沉细。触诊：双侧乳房外上象限各有一肿块，质韧不硬，推之能移，压之作痛。

辨证：肝气郁滞，血行不畅，乳络不通，致乳房胀痛；肝郁化火，肝热脾湿，湿热互结，流注下焦，形成带下；肝火上炎，有心烦易怒、便干之症。舌质红，苔黄腻，为肝郁化火之象，尺脉沉细为肾气不足，故本病为虚实夹杂。证属肾虚肝郁，冲任失调；病位在肝、肾。

诊断：

中医诊断：乳癖。肾虚肝郁，冲任失调证。

西医诊断：乳腺增生病。

治法：益肾疏肝，调理冲任。

方药：投沈氏二仙汤加减。

知　母10g	黄　柏10g	当　归10g	蛇床子10g
补骨脂10g	仙灵脾5g	白　芍10g	泽　兰10g
川楝子10g	延胡索10g	山慈菇10g	鸡血藤10g
香　附10g	路路通10g	蒲公英10g	莱菔子10g
草决明10g	生薏苡仁30g	夏枯草10g	生黄芪10g

白花蛇舌草30g

结果：上方每日1剂，水煎分2次服。连用14剂后，二诊，乳房胀痛减轻，带下减轻，余症变化不明显。药已中病，但患者出现腰疼，故上方加老鹳草10g，川续断10g。继服21剂后，三诊，苔转薄白，症状减轻，触诊乳房肿块变小。再服30剂，巩固疗效。

按语：乳腺增生多责之于肝气不舒，气滞血瘀，本案患者心烦易怒为肝气郁滞之象，但其阴阳失调为病之根本，故应调肾阴阳，并疏肝理气，活血散结。因患者纳食佳，可直接调肾阴阳，效果明显。本案特色：①调肾兼顾疏肝。二仙汤为调肾之用，香附、延胡索、川楝子疏肝理气止痛，路路通通行十二经脉，增强止痛疗效。②健脾有助于调肾。生黄芪为补气之首，补而不滞，补气助调肾，并防肝郁克脾。③通利二便。白花蛇舌草、薏米清热利湿，莱菔子、草决明降气通便，给邪出路。④夏枯草为引经药，专入肝经。诸药共用，奏补虚消瘤之效。

（王敬忠）

案4　肝郁化火　痰瘀互结

李某，女，38岁，2009年6月12日初诊（芒种）。

病史：1年来每至月经前1周左右开始出现双侧乳房胀痛，左侧乳房不能触摸，夜间翻身疼痛加重，经后双乳胀痛减轻。今年5月体检证实双侧乳腺增生。某西医院 B 超示：双侧乳房外上象限多发囊性结节，左侧最大者 2.5cm×3.5cm，右侧最大者 2cm×3cm。曾服用"乳癖消"等中成药，效果不佳，遂来就诊。刻下症见：双乳胀痛、痛不可触，疼痛放射至同侧上肢及腋下，左侧尤甚。伴烦躁易怒，口干口苦，夜寐不安，两目干涩，大便秘结，2~3 日 1 行。素日月经周期尚可，经量偏少，行经 4~5 天。经血色暗、有血块，经行腹痛。末次月经 5 月 19 日，现为经前 1 周。

检查：舌质黯红，边尖有瘀点，舌下静脉粗黑，脉象弦涩。双乳外上象限可触及多个大小不等、软硬不一、扁平片状结节包块，边缘清晰，推之移动，触之疼痛。

辨证：女子以肝为先天，乳房属于肝经循行之处。人至中年，压力较大，常有七情内伤，郁怒伤肝，肝郁气滞，气滞血瘀，经脉不通，见乳房胀痛；肝开窍于目，肝火伤及肝经阴血，目失所养，则两目干涩；肝火妄动，热扰心神，复加思虑过度，劳伤心脾，气血乏源，心血不足，则夜寐不安，烦躁易怒；热灼伤津，则口干口苦，大便秘结；肝属木，脾属土，肝木太旺，横克脾土，脾失健运，水湿内停，蕴而成痰，痰浊阻络，痰瘀互结，成结节包块；气滞血瘀，则经血量少，色黯有块，经行腹痛。舌质黯有瘀点，舌下经脉粗黑，脉弦涩等亦为气滞血瘀，阻滞经络之象。证属肝郁化火，痰瘀互结；病位在肝、脾胃。

诊断：

中医诊断：乳癖。肝郁化火，痰瘀互结证。

西医诊断：乳腺囊性增生。

治法：清肝泻火，祛痰化瘀。

方药：《太平惠民和剂局方》逍遥散合《医学心悟》消瘰丸加减。

柴 胡 10g	黄 芩 10g	郁 金 10g	青 皮 10g
延胡索 15g	橘 叶 10g	橘 核 10g	玄 参 15g
浙贝母 15g	夏枯草 15g	山慈菇 10g	鸡血藤 15g
当 归 15g	白 芍 15g	生白术 30g	瓜蒌子 20g

结果：上方每日 1 剂，水煎分 2 次服。配合外敷：芒硝 60g，分装 2 个布袋，外敷双侧乳房。服药 7 剂，二诊，自述服药 3 剂后，乳房胀痛明显减轻，口干口苦减少，排便较前通畅，情绪平和，昨日月经来潮，腹痛较前好转，经血色红，血块减少，仍有两目干涩，睡眠欠佳，舌质黯红，边

尖有瘀点，脉象沉弦，肝火已减，阴血不足显现，守上方增减药物，去黄芩、延胡索、瓜蒌子，加酸枣仁 20g，丹参 15g，白菊花 10g 养血安神，清肝明目。再进 7 剂，暂停外敷，三诊，乳房胀痛消失，口干口苦明显改善，大便通畅，1~2 日 1 行，本次行经 6 天，经量增多，经血色红，血块明显减少，痛经缓解，偶觉腰酸疲乏，睡眠时好时坏，仍有目涩不适，舌淡红，苔薄白，舌边有小瘀点，舌下静脉较粗，脉沉弦细，肝火已去，脾运恢复，血虚之象依然。月经过后，血虚尤甚，治本为主，以养血安神，养肝明目，化痰散结为要，一诊方去黄芩、瓜蒌子、生白术，加夜交藤 20g，枸杞子 10g，生牡蛎 30g（先下），嘱经前 1 周，配合芒硝外敷。连续服用 1 个月，四诊，经前双侧乳房胀痛明显缓解，睡眠改善，两目干涩好转，口干口苦已除，情绪稳定，大便通畅，日行 1 次，月经量增多，行经 5~7 天，经色鲜红，痛经已解。检查双侧乳腺，仍可触及包块结节，质地较软。舌淡红，舌边散在小瘀点，舌下静脉稍粗，肝火已去，血虚得解，仍有痰瘀互结之象，三诊方去夜交藤、枸杞子，加穿山甲 6g，皂角刺 10g 加强化痰散结之力。继续服药 1 个月，五诊，经前无明显不适，偶有乳房发胀，已无疼痛，触诊未发现乳房明显的结节包块，遂将四诊方做水丸，每次服用 6g，每日 2 次，续服 3 个月，巩固疗效。半年后 B 超复查示：双侧乳腺轻度增生。2 年后回访，未发乳房胀痛。

按语： 中医认为"女子以肝为先天"，故乳腺增生的治疗应以调肝为要。本案谨遵中医理、法、方、药，辨证论治，用清肝泻火，祛痰化瘀法，取得较好的疗效。本案特色：①内服中药清泻肝火，疏肝行气，化痰散结，活血通经，标本兼顾；外敷芒硝软坚散结。内外兼治，取效迅速。②根据月经周期用药，经前注重疏肝解郁，清泻肝火，经后注重养血活血，疏通经络。③疏肝行气活血同时，重用化痰散结药物，疗效提高。④柴胡、橘叶、橘核疏肝解郁，行气散结，为乳腺疾病引经药。⑤穿山甲、皂角刺为特殊用药，软坚散结之力专效宏，为治疗囊肿增生之必用药物。

（丁京生）

（三）带下病

案 1　脾虚湿盛　带脉失约

周某，女，28 岁，2007 年 6 月 9 日初诊（芒种）。

病史：近 1 年来带下量多，色白或微黄，质多清稀，偶有腥味，月经稀发，身形略胖，痰多泛恶，胸闷脘痞，口淡而黏，神疲乏力，曾在某医院诊为"细菌性阴道炎"，服消炎药治疗，效果不显，故前来求诊。刻下症见：带下色白，质多清稀，偶有腥味，胸闷脘痞，痰多恶心，纳少便溏，神疲乏力。

检查：舌质淡，苔白腻，脉沉滑。妇科检查：阴道分泌物量多色黄质稀，有异味。宫颈糜烂Ⅱ度。实验室检查白带常规示：脓细胞（＋~＋＋），清洁度Ⅲ度。

辨证：患者略胖，多痰多湿，脾虚之象，水湿内聚，流注下焦，伤及带脉，见带下量多、色白或微黄、质清稀，甚则绵绵不绝；痰湿内聚，阻滞气机，胃气上逆，则痰多泛恶，胸闷脘痞；脾失健运，运化无力，则口淡而黏，神疲乏力，纳少便溏。体肥，舌质淡，苔白腻，脉沉滑皆为脾虚湿盛之象。证属脾虚湿盛，带脉失约；病位在脾胃、肝、带脉。

诊断：

中医诊断：带下。脾虚湿盛，带脉失约证。

西医诊断：细菌性阴道炎；宫颈糜烂。

治法：健脾和胃，除湿止带。

方药：《傅青主女科》完带汤加减。

党　参10g	山　药10g	炒白术10g	陈　皮10g
炒苍术15g	茯　苓10g	法半夏10g	芡　实10g
乌贼骨30g	枳　壳10g	厚　朴10g	车前草10g
柴　胡10g	生薏苡仁10g	黑芥穗10g	莲　须10g

结果：上方每日 1 剂，水煎分 2 次服。配合外洗：蛇床子10g，黄柏10g，地肤子10g，白鲜皮10g，水煎冲洗阴道，每日 1 次。服药 7 剂后，二诊，带下减少，胸闷诸症好转，仍舌质淡，苔白腻，脉滑，加生黄芪、砂仁各10g健脾升阳，化湿醒脾，外用药同前。服用 14 剂，三诊，带下转常，月经来潮，纳食增加，二便自调，舌质淡，苔白略腻，脉滑，加当归10g，益母草10g，再进 7 剂巩固疗效，外用药同前，未再复诊。

按语：《傅青主女科》："带下俱是湿症。"《女科经纶》引缪仲淳言曰："盖以白带多属气虚，故健脾补气要法也。"本案患者形体略胖，病程较长，脾虚不能胜湿，中气下陷而呈带下，治宜大补脾胃之气，稍佐疏肝之品，用完带汤健脾化痰，除湿止带，使脾气健而湿气消，自无白带之患矣。本案特色：①健脾化湿。党参、白术、茯苓补气健脾，杜湿之源；炒苍术、生薏苡仁、法半夏，燥湿化痰，助运除湿。②固涩止带。山药、乌贼骨、芡实、莲须，收涩止带。③调畅气机。虚证健脾固涩带下易止，但药物往往滋腻，用枳壳、厚朴、陈皮治而不腻，柴胡调畅气机，使湿邪易化。诸药合用，脾气健运，湿浊得化，肝气得舒，带下自止。

（张印生）

案2 湿热蕴结 损伤任带

刘某，女，34岁，2008年5月10日初诊（立夏）。

病史：4个月前行人流术，之后出现带下色黄量多，质黏臭秽，持续3月有余，曾在当地医院诊断为"宫颈糜烂"，给予栓剂治疗效果不著，建议手术治疗，患者不愿接受，故前来门诊寻求中医治疗。刻下症见：带下量多，色黄秽臭，时夹血丝，外阴瘙痒，胸闷口腻，口苦咽干，尿黄便秘。

检查：舌质红，苔黄腻，脉滑数。妇科检查：阴道分泌物量多色黄质黏，臭秽难闻。宫颈糜烂Ⅲ度。实验室检查白带常规示：脓细胞（＋＋＋），清洁度Ⅲ级。

辨证：术后体虚，湿热秽毒，乘虚侵入，流注下焦，损伤带脉，故带下色黄量多，质黏臭秽；热伤血络，时夹血丝；湿热郁结，阻滞气机，脾运失健，则胸闷口腻，神疲纳差；湿热伤津，则口苦咽干，尿黄便秘。舌质红，苔黄腻，脉滑数，皆为湿热之象。证属湿热蕴结，损伤任带。病位在任带二脉。

诊断：

中医诊断：带下。湿热蕴结，损伤任带证。

西医诊断：宫颈糜烂。

治法：清热利湿，解毒止带。

方药：《成方便读》四妙丸合《世补斋·不谢方》止带方加减。

炒苍术15g	黄 柏10g	生薏苡仁15g	川牛膝10g
茯 苓10g	猪 苓10g	车前草30g	泽 泻10g
蒲公英10g	生栀子10g	牡丹皮10g	赤 芍10g
生地榆30g	枳 壳10g	茵 陈10g	草决明30g

结果：上方每日 1 剂，水煎分 2 次服。配合外洗：蛇床子 10g，地肤子 10g，白鲜皮 15g，百部 10g，黄柏 10g，苦参 10g，水煎坐浴，每日 1 次，每次 15 ~ 20 分钟。服药 7 剂，二诊，黄带减少，臭秽瘙痒减轻，血丝少见，食纳增加，口苦不显，小便量增，舌质淡红，苔黄微腻，脉滑微数，去枳壳、生地榆，加萆薢 15g，白花蛇舌草 30g 加大清热利湿解毒之力，外用药同前。再服 14 剂，三诊，黄带转白，质黏无味，血丝已无，舌淡苔白，脉象弦缓，前方加减服用 40 余剂，纳食正常，二便通畅，带少色清，毒清痒除。

按语：本案患者因人流术后，见大量黄带，臭秽难闻，并挟有血丝，为感染湿热毒邪，蕴结下焦，损及任带二脉所致。《沈氏女科辑要笺正》载："治遗浊者，固不可仅以兜涩之能事也。"湿热为患，为实证，切不可固涩，当因势利导，清热利湿，解毒止带。本案特色：①清热利湿，分利二便。治用四妙丸（炒苍术、黄柏、生薏苡仁、川牛膝），川牛膝引诸药下行，清下焦湿热；茯苓、生薏苡仁、炒苍术健脾化湿培本，枳壳理气宽中，醒脾燥湿；茵陈、茯苓、泽泻、猪苓、车前草清热利湿；草决明润肠通便。②清热凉血，解毒止痒。黄柏、茵陈、炒栀子、牡丹皮、赤芍，苦寒清热，凉血解毒；蒲公英、白花蛇舌草、萆薢，清热解毒，除湿止痒。③外用坐浴，提高疗效。外用药煎煮，待药温 40℃ 左右坐浴，使药直达病所，除湿止痒。诸药合用，清热利湿解毒，畅利气机除湿，使热祛湿除，毒去痒止，诸症得愈。

（张印生）

（四）不孕

案 1　阴虚内热　胞脉瘀阻

甘某，女，31 岁，2015 年 4 月 18 日初诊（清明）。

病史：人工流产史 2 次，月经周期 40 ~ 50 天，月经量少 1 年余，末次月经 4 月 6 日。西医诊断：多囊卵巢综合征。因急于怀孕，经友介绍前来就诊。刻下症见：月经量少，经色黯红，乳房胀痛，颜面痤疮，手足冷凉，疲倦乏力，时偏头痛。

检查：舌尖红，苔薄黄，脉细弦。

辨证：人流术后正气受损，精亏血少，冲任不足，虚而致瘀，则月经延迟，量少色黯；肝血不足，肝气郁滞，则乳房胀痛，时偏头痛；虚热内盛，见颜面痤疮；气血不充，失于温煦濡养，则手足冷凉，疲倦乏力。舌尖红，苔薄黄，脉细弦，虚热气滞之征。证属阴虚内热，胞脉瘀阻；病位在肾、胞宫。

诊断：

中医诊断：月经后期病；不孕症。阴虚内热，胞脉瘀阻证。

西医诊断：多囊卵巢综合征；继发性不孕。

治法：滋阴清热，活血通经。

方药：沈氏玄参汤6味加味。

玄 参10g	枳 壳10g	茯 苓10g	陈 皮10g
石菖蒲10g	郁 金10g	浙贝母10g	赤 芍10g
白 芍10g	菟丝子10g	泽 兰10g	丹 参30g
穿山甲3g	赤灵芝5g	山 药10g	芦 根10g
生薏苡仁10g	天 麻10g	莱菔子10g	白花蛇舌草10g

结果：上方每日1剂，水煎分2次服。服用14剂，二诊，头痛未发，疲倦乏力缓解，颜面痤疮此起彼伏，手足仍凉，舌尖红，苔薄白，脉细弦，去石菖蒲、郁金、山药、生薏苡仁、芦根，加山萸肉10g补益肝肾，刘寄奴10g活血通经，升麻5g，葛根30g升阳透疹，丹皮10g，紫草10g清热凉血，透疹消斑。续服14剂，三诊，月经如期而至，量少色黯，乳房胀痛，颜面痤疮明显减轻，疲倦乏力缓解，偶有足部浮肿，舌尖红，苔薄白，脉细弦，内热渐消，虚证明显，一诊方去玄参汤6味，加调肾阴阳方4味，阴阳双补，加炒橘核10g理气散结止痛，山萸肉10g补益肝肾，紫草10g清热凉血且透疹。续服21剂，四诊，为经前期，时有腰酸，舌尖红，苔薄白，脉弦，上方去山药、生薏苡仁，加红花10g，赤芍20g，白芍20g活血化瘀，老鹳草10g，鸡血藤10g活血通络。加服中成药诺迪康胶囊，每次2粒，每日2次，增加补益之力。续服14付，五诊，经量增加，已无乳胀，时有腰酸，舌尖红，苔薄白，脉细弦，继上方加减治疗。1个月后检查早早孕试验阳性，舌尖红，苔薄黄，双寸脉滑，改用杞菊地黄汤加减调肾保胎。

枸杞子10g	白菊花10g	生 地10g	黄 精10g
生杜仲10g	桑寄生10g	升 麻5g	葛 根10g
白 芍20g	山 药10g	芦 根10g	焦三仙各10g

生草决明 30g　　　山萸肉 30g　　　黄　芩 10g　　　赤灵芝 10g

结果：上方水煎分 2 次服，服用 7 剂。随证加减治疗保胎 1 个月，无明显不适，停药。后顺利生子。

按语：《女科经纶·嗣育门》引朱丹溪语："妇人久无子者，冲任脉中伏热也……其原必起于真阴不足。真阴不足，则阳盛而内热，内热则荣血枯，故不孕。"本案患者月经后期，婚久不孕，颜面痤疮此起彼伏，为阴虚内热之征，选用"玄参汤"加减，滋阴清热，活血通经，沈氏经验方"调肾阴阳方"阴阳双调。本案特色：①石菖蒲透窍，郁金行气，二药合用可增加行气活血之功，药理研究表明此二者有调整大脑皮层的功能，既可缓解偏头痛又能缓解精神紧张。②菟丝子温补肾阳，泽兰活血利水，现代药理研究证实二药有调整内分泌功能；且泽兰、丹参通经而不破血。③莱菔子、白花蛇舌草分利二便，引邪外出。④"肾固而胎安，脾健则胎不坠"，安胎宜健脾固肾，另入黄芩，清热安胎。顺利生子，母子康健。

（王凤　韩学杰）

案 2　肾阴亏虚　阴虚及阳

安某，女，21 岁，2015 年 3 月 21 日初诊（春分）。

病史：2013 年怀孕 2 月余出现胎停育，行人工流产术后至今未孕，子宫及双附件彩超检查示子宫后壁肌层回声不均，急于怀孕，经友介绍，前来就诊。刻下症见：经行腹痛，月经量少，乳房胀痛，腰凉腰痛，手足心热，神疲乏力，寐差易醒，入睡困难。

检查：舌尖红，质黯红，苔薄黄，脉沉细。B 超检查示子宫腺肌症。尿常规检查示尿蛋白阳性。

辨证：人流术后，耗损真阴，天癸乏源，冲任血海空虚，阴虚内热，冲任胞宫蕴热，不能摄精成孕，发为不孕症；肾阴亏虚，经血化源不足，则月经量少；阴虚内热，则手足心热；阴虚及阳，则腰凉腰酸；乳络失养，则乳房胀痛；肾水不足，水不济火，相火上浮，则寐差易醒，入睡困难。舌尖红，质黯红，苔薄黄，脉沉细，均为肾阴亏虚之征。证属肾阴亏虚，阴虚及阳；病位在肾、胞宫。

诊断：

中医诊断：不孕症；痛经；不寐。肾阴亏虚，阴虚及阳证。

西医诊断：继发性不孕；子宫腺肌症；失眠。

治法：调补阴阳，交通心肾。

方药：《医级》杞菊地黄汤合《韩氏医通》交泰丸加减。

枸杞子 10g	野菊花 10g	生 地 10g	黄 精 10g
生杜仲 10g	桑寄生 10g	山 药 10g	丹 皮 10g
肉 桂 2g	黄 连 5g	夜交藤 60g	炒枣仁 30g
丹 参 30g	赤 芍 20g	白 芍 20g	蚕 沙 15g^包
炒橘核 10g	生薏苡仁 10g	三七粉 3g^冲	白花蛇舌草 10g
生莱菔子 10g			

结果：上方每日 1 剂，水煎分 2 次服。服用 7 剂，二诊，睡眠转佳，疲劳乏力减轻，仍觉手足心热，大便不畅，舌尖红，质黯红，苔薄黄，脉细弦，去枸杞子、野菊花、生薏苡仁、生莱菔子，加知母 10g，黄柏 10g 滋阴降火，泽兰 10g 活血通经，生草决明 30g 润肠通便。续服 21 付，三诊，月经已至，量少色红，痛经减轻，腰背酸痛，遇事入睡困难，眠中易醒，二便自调，舌尖红，质黯红，苔白，脉细弦，一诊方去枸杞子、野菊花、山药、生薏苡仁，加穿山甲 3g 活血通经。续服 14 剂，四诊，眼睛干痛，大便不畅，手心热，舌尖红，质黯红，脉细弦，去肉桂、黄连加菟丝子 10g 补肾益精，泽兰 10g 活血通经。加减治疗 2 个月余，五诊，月经未至，早早孕试验阳性，自觉胸闷，手足心热，眠佳纳少，舌尖红，质黯红，苔薄黄，脉双寸小滑，转为健脾固肾保胎方。加减调理 1 个月未见不适，停药。后电话告知顺利生子。

按语：肾为先天之本，肾藏精，主生殖，胞络系于肾。肾气虚衰，胎失所养，"胎气薄弱，不成而殒"，遂致胚胎停育。《格致余论·受胎论》指出"男不可为父，得阳气之亏者也，女不可为母，得阴气之塞者也"。本案患者手足心热，舌尖红，质黯红，苔薄黄，脉沉细为肾阴亏虚之象，故以杞菊地黄汤为基本方，配合交泰丸滋水降火，交通心肾，水火相济。本案特色：①穿山甲活血消癥，通经，其性走窜，可宣通脏腑，贯彻经络，透达关窍，临证发现可调节内分泌，具有较好的促排卵功效，以助其孕。②丹参、泽兰活血调经而不破血，现代药理研究泽兰、菟丝子可调节内分泌，故为妇人调经助孕要药。③三七粉化瘀止血，活血定痛，止血不留瘀，化瘀不伤正，有通络和血之功。辨证准确，方证相符，便能孕而生育。

（王凤　韩学杰）

案 3　阴阳失调　胞脉失养

穆某，女，33 岁，2015 年 3 月 28 日初诊（春分）。

病史：结婚 8 年未孕，自 17 岁月经初潮起，月经周期紊乱，最短 20 天，最长 2 个月 1 行，2012 年 B 超检查示多囊卵巢综合征，2014 年试管婴儿 2 次未果，急于怀孕，前来诊治。刻下症见：月经量少，经行 7 日，经色黯红，乳房胀痛，眠中多梦，心情烦躁，腰酸腰痛，口干口渴。

检查：舌淡红，苔薄白，脉沉细。

辨证：肾气亏虚，血脉不畅，胞脉失养，故而不孕；肾气不足，则腰酸腰痛；肾阴亏虚，则口干口渴；血虚肝郁，见乳房胀痛；经脉不畅，则经少色黯。舌淡红，苔薄白，脉沉细，为阴阳两虚之象。证属阴阳失调，胞脉失养；病位在肾、胞脉。

诊断：

中医诊断：月经先后不定期；不孕症。阴阳失调，胞脉失养证。

西医诊断：多囊卵巢综合征。

治法：调肾阴阳，通利胞脉。

方药：《医级》杞菊地黄汤加减。

枸杞子 10g	野菊花 10g	生地 10g	黄精 10g
生杜仲 10g	桑寄生 10g	菟丝子 10g	泽兰 10g
浙贝母 10g	赤芍 10g	白芍 10g	赤灵芝 5g
穿山甲 3g包	伸筋草 10g	夜交藤 30g	白花蛇舌草 10g
川续断 10g	芦根 10g		

结果：上方每日 1 剂，水煎分 2 次服。连服 14 剂，二诊，月经已至，腰酸痛减轻，小腹微痛，舌黯红，苔薄黄微腻，脉沉细，痰湿显现，改温胆汤加减。

竹茹 10g	枳壳 10g	茯苓 10g	陈皮 10g
山茱萸 10g	刘寄奴 10g	蚕沙 15g	浙贝母 10g
赤芍 10g	白芍 10g	赤灵芝 5g	穿山甲 3g包
伸筋草 10g	夜交藤 30g	白花蛇舌草 10g	川续断 10g
芦根 10g	菟丝子 10g	泽兰 10g	

结果：上方每日 1 剂，水煎分 2 次服。连服 14 剂，三诊，感冒咽痛，湿疹发作，皮肤瘙痒，眠中易醒，舌尖红，苔薄黄，脉沉细，去竹茹、川

续断、伸筋草、穿山甲、菟丝子，加玄参 10g，连翘 10g，薄荷 10g（后下），紫草 10g，升麻 5g，葛根 10g，夜交藤改为 60g。续服 14 剂，四诊，月经已至，经量尚可，颜色鲜红，鼻炎发作，咽部干痒，舌尖红，苔薄黄，脉沉细，去升麻、连翘、薄荷，加桔梗 10g 祛痰利咽，生蔓荆子 10g 通利鼻窍。继服 14 剂，五诊，仍有入睡困难，眠浅易醒，皮肤瘙痒加重，口唇干裂，舌质黯，苔薄白，脉沉细，去桔梗、生蔓荆子、蚕沙、刘寄奴，加蛇床子 10g，地肤子 10g，葶苈子 10g，丹参 30g，酸枣仁 15g，芦根改为 20g。加减服用近 2 个月，告知早早孕试验阳性，后于 2016 年 4 月 12 日剖腹产一男孩，重 6 斤。

按语： 中医认为多囊卵巢综合征为肾阴阳失调，痰瘀阻络所致，治疗实证以祛痰活血为主，虚证以调肾阴阳为主。本案患者形体微胖，腰酸腰痛，舌淡红，苔薄白，脉沉细无力，呈虚象，故以《医级》杞菊地黄汤加减调肾阴阳，辅以通利经脉。当肾气亏虚之象缓解，痰湿症状显现时改用温胆汤祛除痰湿。本案特色：①浙贝母、穿山甲、赤芍活血散结消肿；伸筋草为引经药，引药直达卵巢。②夜交藤因其藤叶夜间相互交合而得其名，取其从阳入阴之意，用于失眠治疗，配合酸枣仁效果更佳。③止痒三子汤由蛇床子、地肤子、炒葶苈子 3 味药组成，适用于皮肤瘙痒之症。④川续断为治疗腰酸腰痛的专药。全方配合，调和阴阳，流通冲任，通利经脉，使月经应时而下，故而受孕。

（于潇　韩学杰）

案 4　痰湿内阻　冲任不调

刘某，女，31 岁，2015 年 6 月 11 日初诊（芒种）。

病史：婚后 4 年未孕，意欲怀孕，遂来就诊。月经周期 35～40 天，末次月经 5 月 19 日。刻下症见：月经量少，经色黯红，经期小腹疼痛，乳房胀痛，劳累后腰酸带下，疲倦乏力，食纳不佳，食入脘胀。

检查：舌质黯红，苔薄黄微腻，脉细弦。

辨证：痰湿内阻，脾失健运，则疲倦乏力，食纳不佳，食入脘胀；痰湿阻滞，乳络不通，则乳房胀痛；痰浊内阻，湿困带脉，则劳累后带下量多；痰湿凝聚，气机不畅，瘀阻冲任、胞宫，不能摄精成孕，则婚久不孕，经行推后，经量少色黯，经行腹痛。舌质黯红，苔薄黄微腻，脉细弦，为痰湿内蕴之征。证属痰湿内阻，冲任不调；病位在胞宫。

诊断：

中医诊断：不孕症。痰湿内阻，冲任不调证。

西医诊断：原发性不孕。

治法：祛痰利湿，调理冲任。

方药：《三因极一病证方论》温胆汤合《温病条辨》三仁汤化裁。

竹　茹 10g	枳　壳 10g	茯　苓 10g	陈　皮 10g
生薏苡仁 10g	白豆蔻 10g	山　药 10g	生鸡内金 30g
菟丝子 10g	泽　兰 10g	生山楂 10g	白花蛇舌草 30g
蚕　沙 10g^{包煎}	赤　芍 20g	白　芍 20g	

结果：上方每日 1 剂，水煎分 2 次服。服用 7 剂，二诊，食纳好转，夜眠尚可，二便自调，仍有乳房胀痛，咽红咽痒，口干咳嗽，舌尖红，质黯红，苔薄黄，脉细弦，加炒橘核 10g 理气散结，石斛 10g 益胃生津，白菊花 10g，牛蒡子 10g 清热利咽。续服 7 剂，三诊，月经已至，经量增加，经色黯红，行经第 1 天小腹微痛，乳胀已无，仍觉疲劳，舌尖红，质黯红，苔薄黄，脉细弦，去牛蒡子、白豆蔻、生鸡内金，加穿山甲 3g，益母草 10g 活血调经。续服 14 剂，四诊，带下量多，色黄无异味，时有腰痛，舌尖红，质黯红，苔薄黄，脉细弦，去山药、白菊花、生山楂，加炒苍术 10g 燥湿健脾，黄柏 5g 清热燥湿，肉桂 2g 引火归原。续服 14 剂，五诊，月经已至，带下正常。后随证加减，经少，加丹参 30g，红花 10g 活血调经；腰痛，加老鹳草 10g，鸡血藤 10g 舒筋通络；胃凉便溏，加炒白术 10g，砂仁 10g 健脾化湿；口干口渴，加芦根 10g，麦冬 10g 清热生津；口疮咽痛，加连翘 10g，薄荷 10g 清热利咽。治疗 1 个月余，早早孕试验阳性，小腹隐隐时有坠感，疲倦犯困，咽干咽痛，食纳尚可，舌尖红，苔薄黄，脉双寸小滑，予以清热安胎之法，辅以健脾固肾。保胎 3 个月，胎儿发育正常，无明显不适，停药。后告知顺产女婴。

按语：《傅青主女科·种子篇》云"……以致痰湿内生，流注冲任胞脉；或因体脂过盛，壅塞胞脉和胞宫而致不孕"，指出痰湿凝聚，胞脉阻滞不通，不能摄精成孕。本案即是，故以祛痰利湿之法，调理冲任。方用温胆汤祛痰利湿，截断"生痰之源"，合用"三仁汤"畅中、渗下利于痰浊排除。本案特色：①"扶痰者，痰涎壅滞，血海之波不流"，故辅以丹参、赤芍、生山楂活血化瘀，痰瘀同治以提高疗效。②菟丝子、泽兰补益肝肾，活血调经，为沈氏女科调理冲任之有效药对；"女子以肝为本"，以白芍养血调经，柔肝止痛。③山药补脾健胃以助祛除痰湿，又兼收涩之性治疗女子带下；白花蛇舌草虽寒不伤胃，功专清泄湿热，利尿排邪。诸药合用，阻宫之邪清除，则能孕而生育。

（王凤　韩学杰）

案5　阴阳两虚　胞脉瘀阻

许某，女，34 岁，2016 年 5 月 27 日初诊（小满）。

病史：2012 年体检发现卵巢囊肿、子宫肌瘤，试孕 2 年未果，2014 年试管婴儿失败，经友介绍前来就诊。月经周期 30 天，末次月经 5 月 18 日。

刻下症见：月经量少，经色黯红，经期恶心，腹凉腹泻，腰腿酸困，经前乳房胀痛，带下色黄，疲倦乏力，眠中多梦，口腔溃疡反复发作，尿频量少，大便不成形，日行 3 ~4 次。

检查：舌尖红、有瘀点，苔薄黄，双脉沉细。4 月 26 日子宫双附件彩超提示：子宫肌瘤 4.8cm × 5.0cm × 4.0cm，左附件区囊性肿物 2.8cm × 1.9cm × 1.8cm。

辨证：禀赋素弱或后天伤肾，肾气亏虚，精血不足，则月经量少，腰腿酸软；肾气亏损，损及阴阳，肾阳亏虚，血不化赤，则经色黯红，腹凉腹泻；肾阴不足，虚火内生，则眠中多梦，口疮反复，白带色黄；肾虚血瘀，胞脉瘀滞则婚久不孕，渐生癥瘕。舌尖红、有瘀点，苔薄黄，双脉沉细，为肾虚血瘀之征。证属阴阳两虚，胞脉瘀阻；病位在肾、胞宫。

诊断：

中医诊断：不孕症；癥瘕。阴阳两虚，胞脉瘀阻证。

西医诊断：不孕；子宫肌瘤；卵巢囊肿。

治法：调肾阴阳，化瘀消癥。

方药：沈氏二仙汤加减。

仙灵脾 5g	蛇床子 10g	知　母 10g	黄　柏 10g
菟丝子 10g	泽　兰 10g	桂　枝 10g	丹　参 30g
苏　木 10g	红　花 10g	山慈菇 10g	白花蛇舌草 30g
赤灵芝 5g			

结果：上方每日 1 剂，水煎分 2 次服。服用 14 剂，二诊，月经未至，腰腿酸困缓解，口疮未发，大便质稀，解便不畅，舌尖红，质黯红，苔薄

黄，脉沉细，加鸡血藤 10g 活血补血，伸筋草 10g 舒筋活络，肉苁蓉 10g 补肾益精，润肠通便。续服 14 剂，三诊，月经已至，量少色黯，有血块，经期恶心、腹凉腰酸均缓解，仍觉乏力多梦，带下量多，小便频少，大便质稀，舌质黯红，苔薄黄，脉沉细，去肉苁蓉，加生薏苡仁 10g 利水渗湿，健脾止泻。服用 28 剂，四诊，月经已至，量可色红，有血块，腹凉腰酸，眠中多梦，余症缓解，但觉呃逆，胃胀泛酸，舌质黯红，苔薄黄，脉沉细，去生薏苡仁，加白扁豆 10g 健脾补气，化湿和中，肉苁蓉 10g 补肾润肠，葛根 15g 升阳止泻，通经活络，黄连 10g 清中焦之火，燥湿和胃。续服 14 付，五诊，复查子宫双附件彩超提示：子宫肌瘤未见增大，左附件囊性肿物消失。继续门诊随症加减治疗 2 月，自然受孕，后介绍友人来诊告知顺利生子。

按语：《中藏经》曰"积聚癥瘕杂虫者皆五脏六腑真气失，而邪气并，遂乃生焉"，肾藏精，主生殖，妇人以血为本，气血之根在于肾，肾虚则气血瘀滞而为肾虚血瘀，阻滞冲任胞宫，渐成癥瘕。常规投以补肾活血，消癥散结之法。沈师主张补肾不如调肾，以沈氏女科"二仙汤"化裁，调补阴阳，清泻虚火。本案特色：①以温润的蛇床子代"二仙汤"中仙茅，既可避免仙茅燥性及毒性，又具温补肾阳之功；佐以菟丝子助阳，泽兰活血，调理冲任。②山慈菇解毒散结消肿块，对消除子宫肌瘤、卵巢囊肿效果显著，但有小毒，对肝肾有损伤，故用量不易过大，煎剂用 5～10g。③桂枝温通肾阳，通利血脉，配合红花、苏木、丹参活血化瘀，疏通胞络。④赤灵芝益气血、健脾胃、安心神，以扶正气。诸药合用，癥瘕渐消，自然受孕，顺利生子。

（王凤　韩学杰）

案 6　正虚不足　痰热内蕴

张某，女，26 岁，2015 年 9 月 13 日初诊（白露）。

病史：因月经停闭依药来潮，婚久不孕，于当地医院诊断为"多囊卵巢综合征"，给予西药促排卵加人工周期联合方案治疗近 6 个月无效，并出现人工周期无反应，即用补佳乐（雌二醇制剂）内膜无反应，加用黄体酮无阴道出血，遂来就诊。刻下症见：月经 3 个月未行，黄体酮撤退性出血，4 天净量少，色黯红，有小量血块，腰膝酸软，情绪不宁，带下量多，外阴瘙痒，四肢不温。

检查：舌质淡，苔白腻，脉沉细略滑。妇科内分泌化验示：促黄体生成素偏高。B超检查示：卵巢多囊样改变。

辨证：肾气不足，脾失健运，冲任不通，胞宫瘀阻，故月经不下；湿热下注，故带下量多，外阴瘙痒；肝络不畅，故情绪不宁；肾阴阳失调，故腰膝酸软，四肢不温。舌质淡，苔白腻，脉沉细略滑，为痰湿内阻之征。证属正虚不足，痰热内蕴；病位在胞宫、肾、脾。

诊断：

中医诊断：闭经；不孕症；带下病。正虚不足，痰热内蕴证。

西医诊断：多囊卵巢综合征；闭经；原发性不孕。

治法：清热利湿，化瘀止带。

方药：《三因极一病证方论》温胆汤加减。

竹　茹 10g	枳　壳 10g	茯　苓 10g	陈　皮 10g
苍　术 10g	黄　柏 10g	薏　仁 10g	川牛膝 15g
金钱草 30g	萆　薢 10g	伸筋草 10g	鸡血藤 15g
杜　仲 10g	丹　皮 10g	香　附 10g	白　术 10g
肉苁蓉 10g	桂　枝 10g		

结果：上方每日1剂，水煎分2次服。嘱患者畅情志，禁肥甘，适量运动。连服7剂，二诊，带下量少，外阴仍时痒，继服上方，嘱患者用药渣加花椒7粒煎汤外洗。服7剂，三诊，带下减少，外阴痒除，仍腰酸乏力，四肢不温，性欲淡漠，舌淡苔白厚，舌下络脉略显，脉沉细略滑，痰热渐退，脾肾不足，改投沈氏"调肾阴阳方"合"香砂六君汤"加减。

生　地 10g	黄　精 10g	杜　仲 10g	桑寄生 10g
山　药 10g	蒲公英 10g	党　参 10g	白　术 10g
白扁豆 10g	当　归 10g	鸡血藤 10g	伸筋草 10g
艾　叶 10g	小茴香 5g	巴戟天 10g	桂　枝 10g

结果：上方每日1剂，水煎分2次服。加减服用1个月，出现苔腻则用温胆汤，苔不腻则用调肾阴阳合香砂六君汤，1个月后出现阴道少量出血，2天点滴净。继加减治疗2个月后月经正式来潮，4天净，量中等，有血块，经前腰酸不适，经行小腹略痛，舌淡苔白厚，脉沉细，证属脾肾不足，冲任不调，股沈氏"十二子方"合"调肾阴阳方"加减。

菟丝子 10g	蛇床子 10g	补骨脂 10g	枸杞子 10g

| 生　地 10g | 黄　精 10g | 杜　仲 10g | 桑寄生 10g |
| 山　药 10g | 蒲公英 10g | 当　归 10g | 鸡血藤 10g |

伸筋草 10g

结果：根据月经周期加减治疗，经后期，加用当归 10g，白芍 10g；经前期，加桂枝 10g，红花 10g，丹参 30g，川芎 10g。月经规律，量中等，于 8 个月后于市医院经血 HCG 检测诊断妊娠，后成功产下一女婴，母子平安。

按语：不孕症患者发病复杂，病机多样，本案为痰阻胞宫，日久生热，肾气不足，虚、痰、热夹杂为发病特点。本案特色：①祛痰与调肾交替使用，依据为舌象，苔薄用调肾阴阳方，苔腻用温胆汤加减治疗。②调肾、祛痰与化瘀同用，通利胞宫血脉，使月经来至。③桂枝温阳通脉，配红花、丹参、川芎，加强活血之力。

（宋永江）

案 7　肾阳不足　气虚血瘀

杨某，女，35 岁，2015 年 3 月 11 日初诊（惊蛰）。

病史：自 2013 年 2 月起备孕，自然受孕未果，丈夫精液检查结果示精子活力低。2013 年 6 月于北医三院行促排卵治疗，B 超示仅排出 2 个卵子，且卵泡质量欠佳，人工授精 1 次失败。同年 12 月再行试管婴儿术亦未成功。患者既往月经周期不定，末次月经 2015 年 3 月 8 日，经前乳胀。刻下症见：经行量可，色黯有块，腰酸乏力，少腹冷痛，平素手足心热。

检查：舌质黯红，舌体胖大，舌苔白，脉细弦。

辨证：《圣济总录》曰："妇人所以无子，由冲任不足，肾气虚寒故也。"肾气亏虚，气损及阳，温煦无力，致宫寒不孕；肾阳亏虚，故腰酸乏力，少腹冷痛；气虚血瘀，故经前乳胀，经血色黯有块；瘀久化热，则手足心热。舌质黯红，舌体胖大，舌苔白，脉细弦，为气虚血瘀之征。证属肾阳不足，气虚血瘀；病位在胞宫、肾。

诊断：

中医诊断：不孕症。肾阳不足，气虚血瘀证。

西医诊断：排卵障碍性不孕症。

治法：调肾阴阳，行气活血。

方药：《医级》杞菊地黄汤加味。

枸杞子 10g	野菊花 10g	生　地 10g	黄　精 10g
山萸肉 10g	刘寄奴 10g	穿山甲 3g	白花蛇舌草 10g
菟丝子 10g	泽　兰 10g	丹　参 30g	生莱菔子 10g
炒橘核 10g	赤灵芝 5g	浙贝母 10g	赤白芍各 10g
仙灵脾 10g	补骨脂 10g		

结果：上方每日 1 剂，水煎分 2 次服。服药 21 剂，二诊，月经来潮，仍少腹冷痛，腰酸腰痛，经前乳胀，手足心热，自感乏力，偶有头晕、头痛，舌质黯红，舌苔薄白，脉细弦，去滋阴清热之枸杞子、野菊花，加天麻 10g，葛根 5g，伸筋草、蚕沙各 10g。服药 21 剂，三诊，腹痛明显好转，经色转为鲜红，血块明显减少，余症同前，舌黯红，苔薄黄，舌下络脉增粗，血瘀化热更显，去伸筋草、蚕沙，加芦根 10g，赤白芍改为各 20g，葛根增至 20g。服药 21 剂，四诊，腰腹冷痛、手足心热明显减轻，头痛好转，近日入睡困难，眠浅易醒，大便不成形，每日 3 ~ 4 次，舌体胖大，苔白，舌下络脉粗，脉细弦，一诊方去生莱菔子、枸杞子、野菊花，加肉桂 2g，黄连 5g，炒白术、生薏苡仁、山药各 10g。服药 30 剂，五诊，大便已正常，月经量少，少腹坠胀，入睡难，易醒，口苦乏力，舌淡黯，苔薄黄微腻，脉细弦，上方去生地、黄精、肉桂、黄连，加玄参、陈皮、茯苓、白豆蔻各 10g，红花 10g。守方加减服用 9 个月，2016 年 4 月前来告知怀孕，2017 年 1 月 4 日顺利诞下 1 子。

按语：《圣济总录·妇人无子》有云："女子二七天癸至。若冲任不足，肾气虚寒，不能系胞，故令无子。"本案患者肾气肾阳亏虚的基础上继发血瘀，故治以补肾活血为主。择杞菊地黄汤加减，合山萸肉、菟丝子、仙灵脾、补骨脂固本培精，兼顾肾之阴阳。本案特色：①沈师临证尤其强调"舍症从舌，一锤定音"，本案患者初诊时舌质黯红，三诊见舌下络脉增粗，血瘀之象逐渐显露，故活血化瘀贯穿始终。刘寄奴、丹参加强化瘀通经之力，赤白芍养血活血止痛，泽兰活血利水，皆为治本之法。②炒橘核、浙贝母、穿山甲行气散结，消胀止痛，对乳腺增生有良效。其中穿山甲活血通经，且具有较好的促排卵功效，沈绍功教授常用来治疗不排卵型不孕症辨证属瘀血内阻者，疗效满意。③白花蛇舌草清热利湿，利小便以祛邪。赤灵芝补益气血，扶正以祛邪。辨证论治，方证对应，随证加减，故能怀孕产子。

（梁媛　韩学杰）

案8 阴阳失调 胞脉不畅

赵某，女，42 岁，2012 年 4 月 12 日初诊（清明）。

病史：患者曾于 2003、2007 年自然怀孕过 2 次，均因胎儿停止发育而流产，之后未采取避孕措施，至今未孕。既往月经周期通常 45～60 天。刻下症见：少腹隐痛，腰腿酸重，经行 3 天，色黯量可，夹有血块，纳便尚调。

检查：舌质黯红，苔薄黄，脉沉细。B 超检查示双侧卵巢多囊性改变，盆腔积液，子宫肌瘤（1.5cm×1.7cm）。

辨证：《景岳全书·数堕胎》有云："凡妊娠之数见堕胎者，必以气脉亏损而然……况妇人肾以系胞，而腰为肾之府。"患者 2 次流产后肾精不足，冲任失滋，胞脉不系，而胎成不长；冲任亏虚，血海不能按时溢满，而致经迟；肾阴阳失调，日久无力推动血行，瘀血内生，阻滞冲任，而难以受孕；气血无以顺利下行，故见腹痛，月经有血块。舌质黯红，脉沉细为肾虚血瘀之征，苔薄黄为血瘀化热之象。证属阴阳失调，胞脉不畅；病位在胞宫、肾。

诊断：

中医诊断：不孕症；癥瘕。阴阳失调，胞脉不畅证。

西医诊断：继发性不孕症；子宫肌瘤。

治法：调肾阴阳，行气化瘀。

方药：《医级》杞菊地黄汤加减。

枸杞子 10g	野菊花 10g	生 地 10g	黄 精 10g
生杜仲 10g	桑寄生 10g	香 附 10g	鸡血藤 10g
菟丝子 10g	泽 兰 10g	伸筋草 10g	蚕 沙 10g^包
炒橘核 10g	仙鹤草 10g	灵 芝 10g	浙贝母 10g
穿山甲 5g	白花蛇舌草 30g		

结果：上方每日 1 剂，水煎分 2 次服。服药 28 剂，二诊，近日洗澡后着凉，自觉怕冷，纳呆，乳房胀痛，白带色黄，大便偏溏，舌苔黄腻，脉弦细。经前感湿，痰浊中阻，脾失健运，改用温胆汤化裁以理气化痰，通经散结。

竹 茹 10g	枳 壳 10g	茯 苓 10g	陈 皮 10g
郁 金 10g	石菖蒲 10g	香 附 10g	鸡血藤 10g
白豆蔻 10g	石 韦 10g	伸筋草 10g	蚕 沙 10g^包

炒橘核 10g　　　芦　根 10g　　　防　风 5g　　　藿　香 10g

灵　芝 10g　　　浙贝母 10g　　　白花蛇舌草 30g

结果：上方每日 1 剂，水煎分 2 次服。服药 7 剂，三诊，已不怕冷，大便转调，舌苔由黄腻转为薄黄，月经未至，上方去防风、蚕沙，加丹参 30g，赤芍 10g。服药 21 剂，四诊，月经来潮第 5 天，月经量过多，伴大量深红色血块，腰酸牵掣至双下肢，舌质黯红、边有瘀斑，苔薄黄，脉沉细。瘀血阻络，血不归经，用杞菊地黄汤（枸杞子、野菊花、生地、黄精、生杜仲、桑寄生）加菟丝子、五味子各 10g 滋肾固冲，升麻、葛根各 10g 升阳举陷，藕节炭 10g，生牡蛎 30g 收敛止血，茜草 10g 清热凉血，伸筋草、蚕沙各 10g 活血通络止痛，佛手 10g 柔肝理气，灵芝 10g 补益气血。服药 7 剂，五诊，服药 3 日后血止，小腹隐隐不适，双下肢酸胀，眠差易醒，改用一诊方去炒橘核、泽兰、香附、蚕沙，加升麻、葛根各 10g 升举阳气，灵芝改为赤灵芝 5g 以增强补气养血之力，川续断 10g 补益肝肾，强腰膝，夜交藤 30g 养心安神。上方加减治疗 9 个月余，2013 年 4 月 16 日 B 超检查示：子宫、双附件未见明显异常，子宫肌瘤消失，提示药已中的。又坚持调理 3 个月经周期，经事已正常，查早孕阳性。患者自觉腰酸，微感恶心，余无明显不适，故在杞菊地黄汤基础上加苏梗 10g，生鸡内金 10g，仙鹤草 10g，鸡血藤 10g，升麻 10g，葛根 10g，生牡蛎 30g，赤灵芝 10g，黄芩 10g 固肾安胎，升举阳气。后家人告知顺利产下一女婴。

按语：《女科要旨·种子》曰："妇人无子，皆由经水不调。"沈师认为妇人不孕，当以调经为先。调经之法，又当分清虚实，虚证以调肾为主，实证以化瘀为先。患者初诊时正值月经来潮，故先投调肾阴阳方补肾填精。二诊时正值月经将至，血壅于下而气虚于外，外感寒湿后中焦气机不化而出现痰湿内阻的表现，故改用温胆汤六味，取其理气化痰，健脾和胃之功。本案特色：①香附、鸡血藤、伸筋草、蚕沙行气活血，通经止痛，均为沈师治疗经络不通，少腹疼痛的经验用药。②炒橘核、浙贝母、穿山甲行气散结，对子宫肌瘤有较好疗效。③泽兰活血利水，石韦、芦根、白花蛇舌草清热利湿，分利小便，使邪有出路。痰湿渐消后再配合行气活血，促月经来潮。辨证论治，攻补兼施，终使"肾气全盛，冲任流通，经血渐盈，应时而下"，月事通调，癥瘕消而得子。

（梁媛　韩学杰）

案 9　阴阳失调　肾气虚寒

孟某，女，30岁，2014年2月7日初诊（立春）。

病史：婚后2年不孕，2014年1月怀孕后自然流产，遂来就诊。平素体虚乏力，月经周期35天左右。刻下症见：月经量较流产前减少，经色黯红，经前乳胀，无痛经，时有经期腹泻怕冷，小腹凉痛，疲倦乏力，腰部酸痛，寐差多梦。

检查：舌质淡红、边有齿痕，苔薄白，脉细。

辨证：《女科经纶》曰："女之肾脏系于胎，是母之真气，子所赖也。若肾气亏损，便不能固摄胎元。"患者平素工作劳累，肾气亏虚，见体虚乏力，胎元不固，而有流产之症；肾气亏虚，阳失温煦，肾气虚寒，则见怕冷，小腹凉痛，腰部酸痛，经期腹泻；血留胞宫，瘀滞不去，见经量变少、色黯红。舌质淡红，苔薄白、边有齿痕，脉细，皆是肾气虚寒，阴阳失调之征。证属阴阳失调，肾气虚寒；病位在胞宫、肾。

诊断：

中医诊断：不孕。阴阳失调，肾气虚寒证。

西医诊断：原发性不孕。

治法：调肾阴阳，益气温阳。

方药：沈氏二仙汤化裁。

知　母10g	黄　柏10g	仙灵脾5g	蛇床子10g
桂　枝10g	丹　参30g	生黄芪15g	当　归10g
生杜仲10g	桑寄生10g	紫灵芝5g	

结果：上方每日1剂，水煎分2次服。服药7剂，二诊，诸症好转，仍感小腹凉痛，经期将至，上方加白芍10g养血调经，柔肝止痛，红花10g活血通经。间断服药三月余，三诊，期间经期延后数日，经量尚可，近日少腹痛泻，偶有鼻血，咳嗽有痰，上方去生黄芪、当归、红花，加补骨脂10g，菟丝子10g补益肝肾，益脾止泻；泽兰10g活血调经；北沙参10g养阴润肺止咳；生莱菔子10g降气化痰；白扁豆10g健脾化湿。服药30剂，四诊，月经应至未至，末次月经2014年6月11日，孕40余天，偶有鼻血，查孕酮较参考值低，予以"健脾固肾"之法。

党　参10g	炒白术10g	生杜仲10g	桑寄生10g
苏　叶10g	当　归10g	生黄芪15g	补骨脂10g

| 川续断 10g | 仙鹤草 10g | 黄　芩 10g | 白　芍 10g |
| 连　翘 10g | 蒲公英 10g | 竹　茹 10g | |

结果：水煎每日 1 剂，水煎分 2 次服。续服 1 个月，六诊，鼻血已无，时感乏力，上方加赤灵芝 10g 补益气血。续服 30 剂后，无明显不适，嘱停服中药。产后告知 2015 年 5 月顺利生子。

按语：本案证属肾气虚寒，阴阳失调，而见诸症。治疗以二仙汤为主方化裁。方中知母、黄柏滋肾阴降相火，当归补血活血。因原方中的仙茅性温燥，改用蛇床子，协同仙灵脾共奏温肾阳之功。去原方中的巴戟天，加桂枝以温经通阳。全方配伍，滋肾阴，温肾阳，是沈氏女科治疗不孕证属肾阳亏虚，阴阳失调的典型方剂。特色用药：①生黄芪、紫灵芝补益正气，固本培元，合当归、丹参气血共调。②菟丝子既补肾阳益肾阴，又温脾止泻，治疗经期腹泻，颇为贴切；泽兰行而不峻，能舒肝气而通经脉，祛瘀而不伤正气。现代药理研究证实菟丝子、泽兰可调节内分泌。③孕期以调肾之阴阳，固肾安胎之根本大法，并遵"胎前宜清"之训，佐加黄芩、连翘、蒲公英、竹茹清肺胃之热。诸药配伍，补中有泻，温中有通，滋肾阴而温肾阳，泻虚火而调冲任，标本兼治，顺利生子。

（申韦红　韩学杰）

（五）孕胎产后

案 1　脾肾阳虚　冲任不固

黄某，女，26 岁，2005 年 9 月 22 日初诊（白露）。

病史：2003 年来无明显诱因致流产 3 次，于某医院妇科检查染色体无异常，诊断为习惯性流产，经人介绍，前来门诊求治。刻下症见：经前乳胀，腰酸膝软，便溏乏力，精神不振，四肢发凉。

检查：舌黯淡，苔薄白，脉沉细。触诊双侧乳房外上象限各有一结节，压之作痛。

辨证：多次流产，肾精亏乏，损伤冲任，乳络失畅，故乳房胀痛；命门火衰，阳气不达，则四肢发凉；肾阳亏虚，殃及脾阳，则便溏乏力；肾精不足，腰腑失养，则腰膝酸软。舌黯淡，苔薄白，脉沉细，为正虚不足之征。证属脾肾阳虚，冲任不固；病位在脾、肾。

诊断：

中医诊断：滑胎。脾肾阳虚，冲任不固证。

西医诊断：习惯性流产。

治法：补肾固冲，益精养血。

方药：《医级》杞菊地黄汤。

枸杞子 10g	野菊花 10g	生　地 10g	当　归 10g
桑寄生 10g	生杜仲 10g	益母草 10g	蛇床子 10g
菟丝子 10g	泽　兰 10g	川续断 10g	仙鹤草 10g
石菖蒲 10g	郁　金 10g	炒橘核 15g	蒲公英 10g

结果：上方每日 1 剂，水煎分 2 次服。连服 7 剂后，二诊，精神转佳，腰膝酸软减轻，大便转调，舌淡红，苔薄白，此为脾肾健运，去菖蒲、郁金，加生黄芪 15g，鸡血藤 10g 加强补气养血之力。连服 14 剂后，三诊，腰膝酸软消失，全身怕冷，余无不适，舌质红，苔薄白，脉沉细，此为肾阳不足，卫外不固之证，加桂枝、白芍调和营卫。继服 14 剂，四诊，乳胀消失，未触及结节，怕冷减轻，胃部不适，食纳欠佳，舌黯红，苔白腻，此为脾胃湿热，运化失司，方改温胆汤。

竹　茹 10g	枳　壳 10g	茯　苓 10g	陈　皮 10g
石菖蒲 10g	郁　金 10g	生龙骨 30g	生牡蛎 30g
桂　枝 10g	白　芍 10g	蒲公英 10g	车前草 30g

结果：服 14 剂后，五诊，舌淡，苔薄，胃部无不适，食纳转佳，余无不适，改为一诊方。连服 14 剂，六诊，无明显不适，自述怀孕 1 月，故停汤剂，改口服杞菊地黄胶囊，每日 3 次，每次 5 粒，未再复诊。10 个月后产 1 女婴体健。

按语：本案滑胎，主要病机是脾肾虚弱，冲任损伤，胎元不固，胞失所系，治疗原则为"虚者补之"，以补肾阴阳为主，兼以补气养血。本案特色：①虚证时用调肾阴阳方，加川续断、蛇床子、菟丝子调补肝肾，温阳固冲，益血生精。②实证时用"温胆汤"，祛痰利湿和胃。③野菊花、蒲公英清热反佐。④丹参、泽兰、益母草、鸡血藤，活血散瘀，以通经脉。⑤炒橘核、生牡蛎散结，消除乳腺增生。全方合力，使习惯性流产在 3 个月的调理中得以解除，平安生产。

（汪永鹏　韩学杰）

案 2　肝郁脾虚　阴虚火旺

余某，女，36 岁，工人，2008 年 4 月 26 日初诊（谷雨）。

病史：婚后曾发生自然流产 3 次。本次停经 45 天时，曾去医院检查示：妊娠。近 2 天感到腰酸，阴道见少量出血，淋漓色红，小腹不适，要求用中药保胎治疗。刻下症见：阴道出血，色红无块，腰酸腹痛，纳呆口干，恶心欲吐，心烦多梦，尿黄便干。

检查：舌红少津，脉象滑数。B 超检查示：早孕，胎囊为 1.6cm × 1.4cm，有胎芽及胎心搏动。

辨证：禀赋素弱，多次妊娠，肾气虚损，冲任不固，无力系胎，故屡孕屡堕；加之有恐惧再堕之忧，情绪紧张，肝郁化热，热扰冲任，胎气受损，见阴道出血；肾气不足，故腰痛；肝郁克脾土，则纳呆口干，恶心呕吐；热扰心神，则心烦多梦；热移于肠，则尿黄便干。舌红少苔，脉象滑数，为肝郁脾虚之征。证属肝郁脾虚，阴虚火旺；病位在肝、脾、肾。

诊断：

中医诊断：滑胎。肝郁脾虚，阴虚火旺证。

西医诊断：习惯性流产。

治法：补肾健脾，养血安胎。

方药：《景岳全书》保阴煎加减。

枸杞子 10g	菟丝子 10g	川续断 10g	黄　芩 10g
杜仲炭 10g	桑寄生 10g	苎麻根 10g	生黄芪 10g
白　芍 10g	陈　皮 10g	白　术 10g	桑　叶 10g

结果：上方每日 1 剂，水煎分 2 次服。服 5 剂后，二诊，阴道出血已止，大小便通畅，夜寐尚可，无腰酸腹痛，其他症状亦减轻，舌红苔薄黄，脉滑数，继以前方为治，加女贞子 10g，旱莲草 10g，苏梗 10g。再服 7 剂，三诊，不适症状全部消失。此后一直在门诊运用中药辨证安胎治疗，患者精神佳，偶有择食，无其他不适。经治疗 2 个月，自觉有胎动。B 超检查示：胎心搏动良好，羊水适量。足月顺产一女婴，母女安康。

按语：患者屡孕屡堕，习惯流产，损肾伤脾，以致脾肾两亏；加之心里紧张，情绪不稳，恐惧再堕，肝肾虚损，阴虚火旺，虚热内扰，而见阴道出血色红，故用《景岳全书》保阴煎加减治疗补肾健脾，清热安胎。本案特色：①胎前宜凉。因患者妊娠之后，血聚养胎，阴血不足，虚热内扰，加之情绪不稳，肝郁化火，故用白芍，收敛肝阴以养血安胎，平抑肝阳，配黄芩、苎麻根、桑叶清热安胎。②补肾健脾。"胎脉系于肾，胎气载于脾"。肾为先天之本，脾为后天之本，气血生化之源，血以养胎，气以载胎，治疗应健脾补肾，培元固本，则胎气自安。患者多次流产，血虚肾虚，故养胎之法，重在健脾固肾，所谓"肾固而胎安，脾健则胎不坠也"，用枸杞子、菟丝子、川续断、杜仲炭、桑寄生调肾阴阳，生黄芪、白术、陈皮补气健脾。③特殊用药。桑叶虽为解表之常用药，但亦入肝经，有平降肝阳之功，《本草从新》曰："滋燥，凉血，止血。"所以，桑叶能清血海之热，由于性味较平和，故虚实热证均可用之，热去而胎安。

（张印生）

案3 痰热蕴阻 胃失和降

白某，女，26岁，已婚，2005年5月8日初诊（立夏）。

病史：平素月经周期正常，本次经期延后1周未行，用试纸检测早孕。就诊时停经60余天，10天前开始恶心呕吐，逐渐加重，饮水即吐，完全不能进食，遂在本市某医院诊为"早孕""妊娠呕吐"，服中西药效果不显，前来门诊就治。刻下症见：恶心呕吐，不思饮食，口苦口干，头晕目眩，胸闷气短，小便色黄，大便秘结。

检查：舌质红，苔黄腻，双寸脉滑数。

辨证：患者体胖，多湿多痰，妊娠以后，经行停止，冲气上逆，胃失和降，而发为呕吐；湿蒙清窍，故头晕目眩；痰阻中焦，则食后胸闷，不思饮食；久呕伤津，阴伤生内热，痰湿从热化，故口苦口干；热移于肠，故小便黄，大便结。舌质红，苔黄腻，脉滑数，为痰浊蕴久化热之象。证属痰热蕴阻，胃失和降；病位在胃。

诊断：

中医诊断：妊娠恶阻。痰热蕴阻，胃失和降证。

西医诊断：妊娠呕吐。

治法：清热祛痰，降逆止呕。

方药：《千金方》黄连温胆汤化裁。

黄　连 10g	竹　茹 10g	茯　苓 10g	陈　皮 10g
姜半夏 10g	苏　梗 10g	全瓜蒌 30g	藿　香 10g

结果：上方每日1剂，水煎分2次服。嘱其注意饮食调护，不可贪食

膏粱厚味，应多食水果及清淡食品。服 7 剂后，二诊，呕吐减轻，能进少量食物，但食后仍觉胸中闷阻，食欲不佳，舌质红，苔黄腻，守方加莱菔子 10g，焦三仙 30g，佩兰 10g。再服 7 剂，三诊，呕吐已止，饮食正常，精神好转，但感疲乏，加生黄芪 15g，生白术 15g，巩固疗效，未再复诊。

按语： 程钟龄谓："妊娠之际，经脉不行，浊气上干清道，以致中脘停痰，眩晕呕吐，胸膈满闷，名曰恶阻。"方用黄连温胆汤化裁，清热祛痰，降逆止呕。本案特色特点：①清热化痰。黄连温胆汤是温胆汤加黄连而成，黄连清热燥湿，温胆祛痰降逆，共奏清胃热之效，调和肝胃之功，使痰热俱去，诸症可愈。②降逆止呕。患者体胖，多湿多痰，用姜半夏燥湿祛痰，全瓜蒌是润肠而不是攻下，共奏降逆止呕之效。③灵活加减。用苏梗易甘草，去甘草之壅满，加苏梗温胃止呕安胎，恰合病机，因此获效较著，妊娠呕吐告愈。

（张印生）

案 4 气虚下陷 痰浊中阻

梅某，女，35 岁，2014 年 7 月 31 日初诊（大暑）。

病史：患者停经 41 天，尿妊娠试验阳性，近 2 天小腹下坠，阴道少量出血，色黯红，前来就诊。刻下症见：腰痛乏力，全身酸痛，气短畏风，恶心欲吐，食纳欠佳。

检查：舌质黯红，苔黄腻，双寸脉小滑。

辨证：脾胃素虚，孕后阴血下聚养胎，脾不健运，胃失和降，则恶心欲吐，食纳欠佳；中阳不振，清阳不升，则小腹下坠，气短乏力；脾虚气血生化乏源，胎失所养，胎元不固，气不摄血，则阴道少量出血；腰为肾之府，胎气不安，胎系于肾，故见腰酸；舌质黯红，苔黄腻，双寸脉小滑，为痰浊阻滞之征。证属中气下陷，痰浊中阻；病位在胞宫。

诊断：

中医诊断：胎动不安。中气下陷，痰浊中阻证。

西医诊断：先兆流产。

治法：升阳举陷，益气安胎。

方药：《太平惠民和剂局方》四君子汤合升麻葛根汤化裁。

红景天 10g	炒白术 10g	茯 苓 10g	陈 皮 10g
赤灵芝 10g	升 麻 5g	葛 根 10g	山萸肉 10g

刘寄奴 10g　　　山　药 10g　　　竹　茹 10g　　　苏　梗 10g

黄　芩 10g　　　芦　根 10g

结果：上方每日 1 剂，水煎分 2 次服。服用 7 剂，二诊，食纳转佳，恶心减轻，阴道仍有少量出血，小腹下坠，大便 2 日 1 行，舌质黯红，苔薄黄，脉小滑，湿浊已除，补虚为主，去竹茹、茯苓、陈皮，加枸杞子 10g，白菊花 10g，生地 10g，黄精 10g，生杜仲 10g，桑寄生 10g 阴阳双补，当归 10g 润肠通便兼补血，藕节炭 10g 收敛止血，茜草 10g 凉血止血。续服 7 剂，三诊，偶见阴道少量出血，已无小腹下坠感，但见头晕，时有腰酸，大便不畅，眠浅多梦，怕热，舌黯红，苔薄黄，脉滑，去升麻、炒白术、当归、山药、芦根，加天麻 10g 祛风止痛，知母 10g，黄柏 10g 滋阴清热，生牡蛎 30g 收敛固涩兼重镇安神，生草决明 10g 润肠通便。续服 7 剂，四诊，阴道出血已止，多梦易醒，怕热汗出，气短乏力，恶心欲吐，大便偏干，2 日 1 行，舌黯红，苔薄黄，脉滑，去刘寄奴、知母、黄柏、桑寄生，加夜交藤 30g 养血安神，桑叶 10g，芦根 10g，黄芩 10g 清热安胎，山萸肉改为 30g 增加平补阴阳，收涩固脱之功，生草决明改为 30g 增加润肠通便之力。续服 7 剂，时有妊娠反应，余无明显不适，自行停服中药。后微信告之顺产男婴。

按语：《景岳全书·妇人规·胎孕类》："凡妊娠胎气不安者，证本非一，治亦不同。盖胎气不安，必有所因，或虚、或实、或寒、或热，皆能为胎气之病，去其所病，便是安胎之法。"孕妇出现阴道少量出血，小腹下坠，色黯红，腰痛，全身酸痛，气短乏力，是为中气下陷，胎气不固之象，舌黯红，苔黄腻，应先祛湿，故以四君子汤合升麻葛根汤化裁，健脾化湿，升阳举陷。湿邪已祛，增加健脾固肾之力，改用沈氏女科经验方"调肾阴阳方"，阴阳双补，以达"肾固而胎安"之功。本案特色：①四君子汤中人参、甘草，虽可大补元气，补脾益肺，但味甘滋腻，本案患者舌黯红，苔黄腻，湿浊内阻，故用红景天、赤灵芝代之，气血双调，补而不滞。②重用山萸肉补肝肾、固冲任以止血，且能敛汗固脱，以防元气虚脱。《医学衷中参西录》载："萸肉救脱之功，较参、术更胜。盖萸肉之性，不独补肝也，凡人身之阴阳气血将散者，皆能敛之。故救脱之药，当以萸肉为第一。"③佐入苏梗、黄芩、芦根清热安胎，生牡蛎、藕节炭收敛止血，生地、茜草凉血止血，血止胎安。诸药合用，顺产男婴。

（韩学杰　王凤）

案 5 瘀滞胞宫 冲任不固

虞某，女，23 岁，工人，2009 年 8 月 8 日初诊（立秋）。

病史：因不慎怀孕 43 天时，在某医院行药物流产术，阴道流血量中等，血止 3 天后出现腹痛，阴道出血，淋漓不断，时多时少，紫黯有块。到医院检查：B 超提示子宫增大，65mm×55mm×64mm，宫腔内见一25mm×22mm 大小强光团回声，可见血流信号，诊断为药流不全，遂进行刮宫治疗。几天后阴道又出血不止，反而出血量比前增多，现已出血月余，不见好转，前来门诊，求治中医。刻下症见：阴道出血，量多色黯有块，小腹疼痛拒按，情绪抑郁，胸胁胀痛，纳便尚调。

检查：舌质紫黯，脉象弦涩。

辨证：恶露不绝，系人流术后，余血未尽，阻滞胞宫，以致新血难安，冲任失调，血不归经，故阴道出血量较多，淋漓不止，紫黯有块；瘀阻气机，血行不畅，故腹痛拒按，正如《成方便读》云："夫产后血气大虚，固当培补，然有败血不去，则新血亦无由而生，故见腹中疼痛等证……"；情绪抑郁，肝气郁滞，气机不畅，则胸胁胀痛。舌质紫黯，脉象弦涩为瘀滞之征。证属瘀滞胞宫，冲任不固；病位在胞宫。

诊断：

中医诊断：恶露不绝。瘀滞胞宫，冲任不固证。

西医诊断：不完全性流产。

治法：活血化瘀，调经止血。

方药：《傅青主女科》生化汤加减。

当　归 10g	川　芎 10g	桃　仁 10g	红　花 10g
茜　草 10g	益母草 10g	生蒲黄 10g	乌贼骨 30g
仙鹤草 10g	炮　姜 6g	地榆炭 30g	三七粉 6g^冲

结果：上方每日 1 剂，水煎分 2 次服。服药 7 剂，二诊，出血量明显减少，血块减小，腹部疼痛减轻，但感疲乏，加生黄芪 15g，党参 10g，丹参 30g，赤芍 10g，健脾益气，养血活血。再服 7 剂，三诊，出血停止，血块已无，腹部不痛，其他症状消失。经 B 超复查示：子宫大小正常，内膜回声均匀，宫腔内无异常亮点。

按语：《胎产心法》指出："产后恶露不止……由于产时损其气血，虚损不足，不能收摄，或恶血不尽，则好血难安，相并而下，日久不止。"

唐容川曰："既产之后，身痛腰痛，恶血不尽，阻滞其气，故作痛也。盖离经之血，必须下行不留，斯气无阻滞，自不作痛，又能生长新血。若瘀血不去，则新血不生，且多痛楚，宜归芎失笑散及生化汤治之。"本患者虽然不是产后，但药流与产后没有本质区别，药流后阴道流血淋漓不止，属于中医"产后恶露不绝"范畴，系瘀血不化，阻滞胞宫所致，故投以生化汤加减治疗。方中当归、川芎、益母草、三七行气活血，化瘀止痛；桃仁、红花、怀牛膝活血化瘀，引血下行；仙鹤草、茜草、生蒲黄、乌贼骨，补气收敛，化瘀止血，增强固摄之力；炮姜温经散寒，地榆炭解毒止血。诸药合用，是在活血化瘀，理气止痛的同时，加用益气养血，温经散寒等药物，使化瘀不伤正，补虚不留瘀，气血化生有源，故治疗后取得了满意的疗效。《成方便读》认为本方有化瘀生血之功，能使瘀血得化，新血得生，故名"生化汤"。现代药理研究认为生化汤能改善子宫内膜血液循环，促进局部渗出物的吸收，达到消炎止痛的目的。本案特色：①用"生化汤"加减，活血化瘀，调经止血。②不全流产伤正，加生黄芪、党参、仙鹤草，不仅补气，同时又是推动力，促进活血化瘀；当归养血益气，也是妇科主药。③乌贼骨收敛止血，一则出血较多，二则怕化瘀流血过多。④产后宜温，加生姜温宫散寒，温经止痛。⑤地榆炭，不仅凉血止血，而且还有解毒、抗感染之效。

（张印生）

案6 气血俱损 脾运乏力

赵某，女，28岁，2007年5月19日初诊（立夏）。

病史：足月顺产一男婴，出血较多，复因不善调摄，产后1个月来，乳汁一直清稀量少，曾求助民间中医给予通经下乳治疗，但疗效不显，前来就诊。刻下症见：乳汁量少清稀，神倦食少，时感头晕，二便尚可。

检查：面色无华，舌淡红，苔白，脉细弱。乳房柔软。

辨证：新产之妇，出血较多，气为血帅，血为气母，气虚固摄无权，上则漏乳，下则恶露点滴难尽；产后气血俱损，乳汁化源不足，故乳汁清稀量少；又因调摄不善，脾失健运，故神倦食少；气虚血少，不能上荣，故面色无华。舌淡红，苔白，脉细弱，为气血俱虚之证。证属气血俱损，脾运乏力；病位在脾胃。

诊断：

中医诊断：产后缺乳。气血俱损，脾运乏力证。

西医诊断：产后缺乳。

治法：补气养血，通经下乳。

方药：《正体类要》八珍汤和《傅青主女科》通乳丹出入。

党　参 15g	生黄芪 15g	白　术 10g	当　归 10g
川　芎 10g	白　芍 10g	陈　皮 10g	生　地 10g
麦　冬 10g	王不留行 10g	穿山甲 3g	桔　梗 10g
通　草 10g	桂　枝 10g		

结果：上方每日 1 剂，水煎分 2 次服。嘱用鲫鱼加通草 30g，水煎服，喝汤吃肉。服 5 剂后，二诊，乳汁增多，精神转佳，仍食纳欠馨，大便稀溏，加焦三仙 30g，炒白扁豆 10g，山药 10g。继服 5 剂，三诊，乳房有胀感，乳汁较前增多，身体倦怠乏力减轻，大便正常，效不更法，再服 5 剂。服上方后，其家属来电，诉其妻药后乳汁基本正常，诸症缓解，嘱其饮食调理，无须服药。

按语：《女科经纶》曰："妇人经水与乳，俱由脾胃所生。"本案前医治以通经下乳，殊不知无源以化，故不见效。气血之生化全赖脾胃之健运，由于患者一则产后气血俱虚，二则脾失健运，因此用八珍汤调补气血合通乳丹健脾通乳。本案特色：①产后宜温。产后气血骤伤，百脉空虚，故其治总以温补为先，用桂枝温通经络，生黄芪、当归大补气血。②补气养血。四君子汤中，生黄芪易甘草，以减少甘草甜涩之弊，用生黄芪增大补气之功；加陈皮健脾益气，补而不滞。当归、生地、川芎、白芍四物汤补血调肝，养血滋阴，化生乳汁，兼治恶露。③滋阴通乳。四君子汤不用茯苓，因茯苓虽有健脾补虚之效，但利水渗湿，有使乳汁更少之弊。用麦冬滋阴通乳，正如《本草思辨录》所言："麦冬补胃阴以通络，而脉得所资。"《本草求真》谓"乳汁不开，用此则能通活"。王不留行、穿山甲、通草疏通乳络，增加乳汁。④引药上行。桔梗载药上行至乳房，以助通乳之力。全方八珍汤补气和血，通乳丹行气通乳，使之脾胃健，气血调，血脉通，乳汁化源充足，自然乳汁增多。

（张印生）

（六）更年期综合征

案1　营卫不和　阴阳失调

张某某，女，51岁，2013年2月16日初诊（立春）。

病史：经事紊乱2年，经常提前，量多色鲜。近1年背凉畏风，发热汗多，心烦易怒，失眠多梦。多家医院检查诊为"更年期综合征"，中西药治效果不显。昨日经行量多，病友介绍，今日来诊。刻下症见：月经量多，背寒怕风，发热汗多，心烦易怒，寐差多梦。

检查：苔薄黄，质较红，脉弦细。

辨证：仲景《伤寒论》53条有训："病常自汗出者……以荣行脉中，卫行脉外，复发其汗，荣卫和则愈，宜桂枝汤。"营卫不和，既不能营内，又不能卫外，见背寒怕风；阴阳失调，则发热汗多，心烦易怒，失眠多梦。苔薄黄，质较红，脉弦细，为阴阳失调之征。证属营卫不和，阴阳失调；病位在肝。

诊断：

中医诊断：绝经前后诸症。营卫不和，阴阳失调证。

西医诊断：更年期综合征。

治法：和荣卫，调阴阳。

方药：拟《伤寒论》桂枝加龙牡汤进退。

桂　枝10g	白　芍10g	生龙骨30g	生牡蛎30g
浮小麦30g	生黄芪15g	当　归10g	炒白术10g
防　风5g	葛　根5g	仙鹤草10g	生栀子10g
夜交藤30g	知　母10g	车前草30g	

结果：上方每日1剂，水煎分2次服。连服7剂，二诊，汗出显减，经量亦减，昨日已净，轰热心烦解除，失眠好转，背凉依存，苔脉如前，荣卫渐调，再增利尿温阳之品，冀能解除背凉汗多，去仙鹤草、生栀子、知母，加桑白皮10g，补骨脂10g，鹿角霜10g。再服14剂，三诊，背凉解除，汗多消失。嘱改为每晚服1次，经潮则上方早晚分服巩固其效，未再复诊。

按语：更年期综合征难治易复，本案属营卫不和证，桂枝加龙牡均对证。本案特色：①汗多慎用透窍之品，如菖蒲、郁金，用之有碍止汗。

②玉屏风散，配利尿之品，有助止汗。③少量葛根引入项背，骨脂、角霜温阳除凉，栀子除烦，又可反佐，是治背凉心烦的效药。

（沈宁　范竹萍）

案2　气滞痰瘀　阴阳失调

郑某，女，53岁，2010年1月10日初诊（小寒）。

病史：月经周期紊乱、烘热汗出伴背痛2个月，未经其他诊治，前来就医。刻下症见：脊柱疼痛，烘热汗出，月经周期紊乱、量少，入睡困难，眠中易醒，情绪急躁，胃胀纳差。

检查：舌黯红，苔白腻，脉细弦、重按无力。

辨证："女子七七天癸绝"，患者年逾五旬，冲任衰少，则经期紊乱，经量减少，脉显虚象；"肾主骨"，肾虚则脊骨疼痛；肾中阴阳失调，则自觉发热、自汗；心肾不交，则见入睡困难，眠中易醒；肝气不舒，见情绪急躁；气机不通，水液停聚，酿生痰湿，阻滞中焦，见胃胀纳差。舌黯红，苔白腻，脉细弦、重按无力，为肝郁气滞，痰瘀互结，阴阳失调之征。证属气滞痰瘀，阴阳失调；病位在肝、肾。

诊断：

中医诊断：经断前后诸证、经乱。气滞痰瘀，阴阳失调证。

西医诊断：更年期综合征。

治法：祛痰化瘀，交通心肾。

方药：《三因极一病证方论》温胆汤合《万病回春》交泰丸加减。

竹　茹10g	枳　壳10g	茯　苓10g	陈　皮10g
石菖蒲10g	郁　金10g	延胡索10g	川楝子10g
肉　桂3g	黄　连10g	木　香10g	砂　仁10g
莱菔子10g	丹　参30g	泽　兰10g	车前草30g

结果：上方每日1剂，水煎分2次服。服药7剂，二诊，背痛好转，睡眠转佳，胃纳改善，但仍自觉发热，舌质黯红，舌苔薄白，脉沉细，此为痰湿已祛，肾虚之象渐显，治则改调肾阴阳，佐以和胃，拟沈氏经验方二仙汤加减。

知　母10g	黄　柏10g	当　归10g	益母草10g
仙灵脾5g	补骨脂10g	蛇床子10g	川续断10g
泽　兰10g	鸡血藤10g	香　附10g	砂　仁10g

| 木　香10g | 莱菔子10g | 丹　参30g | 车前草30g |
| 狗　脊10g | 葛　根10g | | |

结果：服用14剂，三诊，诸症好转，背痛消失，自觉发热消失，饮食睡眠均正常，惟仍急躁，口略苦，偶有胸闷耳鸣，舌淡红、有齿痕，苔薄白，脉细滑，此为肾中阴阳渐为调和，原有的肝气郁滞，痰饮内停之象再现，治以疏肝行气，健脾利水，拟《三因极一病证方论》温胆汤合《太平惠民和剂局方》逍遥散加味。

竹　茹10g	枳　壳10g	茯　苓10g	陈　皮10g
石菖蒲10g	郁　金10g	山萸肉10g	刘寄奴10g
生栀子10g	丹　皮10g	延胡索10g	川楝子10g
当　归10g	生白芍10g	川续断10g	泽　兰10g
柴　胡10g	黄　芩10g	灵磁石30g	车前草30g

结果：后该患者介绍他人来诊，告知已无不适。

按语：本案虚实错杂，标本同病，初诊属气滞、痰饮、瘀血互结，以治标为主，温胆汤为基本方，清热祛痰；二诊时，气滞、痰饮、瘀血之实邪大部已除，肾中阴阳不调之象渐显，以治本为主，二仙汤加减调肾阴阳；三诊时，肾中阴阳渐为调和，原有的肝气郁滞，痰饮内停之象再现，以治标为主，以温胆汤合逍遥散加味，疏肝健脾，行气利水，佐以调肾。本案特色：①肉桂、黄连交通心肾，安神效佳。②莱菔子、丹参痰瘀同治。③狗脊补肾强腰背，配鸡血藤舒经活络。

（韩学杰　张治国）

案3　肝胃不和　肾阴不足

冯某，女，49岁，2010年3月10日初诊（惊蛰）。

病史：月经紊乱1年余，经期不定，经行约3天，量少，烦躁多汗，头晕胸闷，来门诊求治。刻下症见：头晕目赤，烦躁失眠，口苦咽干，恶心干呕，胸闷纳差，五心烦热，体虚多汗，大便干燥。

检查：舌质红，苔黄腻，脉弦细数。血压150/100mmHg。

辨证：肝胃不和，胃气上逆，致恶心干呕，胸闷纳差；阴虚血亏，致经期不定、量少；肾阴不足，则口苦咽干，五心烦热；水不涵木，肝阳上亢，肝郁化火，则烦躁失眠，头晕目赤。舌质红，苔黄腻，脉弦细数，为肝火旺、肾阴亏之征。证属肝胃不和，肾阴不足；病位在肝、胃、肾。

诊断：

中医诊断：脏躁。肝胃不和，肾阴不足证。

西医：更年期综合征。

治法：祛痰和胃，平肝泻火。

方药：《三因极一病证方论》温胆汤加减。

竹　茹 20g	枳　壳 10g	茯　苓 20g	陈　皮 10g
石菖蒲 10g	郁　金 10g	瓜　蒌 30g	白　芍 10g
神　曲 30g	栀　子 10g	夏枯草 30g	白菊花 20g
莱菔子 30g	半　夏 10g	丹　皮 10g	连　翘 10g
决明子 30g	玄　参 10g		

结果：上方每日 1 剂，水煎分 2 次服。服药 10 剂，二诊，大便通畅，头眩目赤减轻，恶心干呕已去，睡眠饮食好转，血压 140/90mmHg，舌苔退半，脉细数，诸症皆轻，效不更方，继服 5 剂，服法改为每晚 1 法，每 2 日 1 剂。服药 10 日，三诊，舌红苔净，脉略细数，血压 130/90mmHg，仍有口干咽燥、五心烦热、多汗之症，痰热已除，肾虚显现，改为滋水涵木，养阴调肾，以知柏地黄汤加减。

知　母 10g	黄　柏 15g	黄　精 20g	生山药 30g
当　归 10g	白菊花 20g	白　芍 10g	夏枯草 20g
泽　泻 10g	茯　苓 20g	决明子 30g	生杜仲 10g
桑寄生 10g	焦山楂 30g	神　曲 20g	浮小麦 30g
丹　皮 10g			

结果：上方每 2 日 1 剂。连服 10 日，四诊，五心烦热、多汗渐轻，血压平稳，患者自诉月经如期而至，经量适中，颜色如常，大便通畅，睡眠饮食俱佳，精神状态良好，心情舒畅，舌红苔薄，脉细略数。嘱其续服中成药加味逍遥丸、栀子金花丸、知柏地黄丸，每日按量各服 1 次，连服 1 月。丸药缓图，以防复发。

按语：本案既有肝胃不和，又有肾阴不足，虚实兼夹，痰热互结。遵沈师之训，先调肝胃、化痰热，以温胆汤治其标，后滋肾阴。本案特色：①清肝和胃。栀子清泄肝火；夏枯草、白菊花平肝清肝；莱菔子、神曲开胃导滞。②通利大便，瓜蒌、决明子清泄通腑。③半夏降逆止呕燥湿；玄参滋阴反佐半夏燥性。④补肾不如调肾，知母、黄柏降相火，以滋肾阴；

生杜仲、桑寄生从阳求阴，增加滋阴之力。⑤柔肝平肝，当归、白芍柔肝涵木，抑肝阳之亢。诸药配伍，共奏疗效，使难治之更年期综合征诸症得控。此案只是笔者众多病案中的一案，从本个案中真正能够体会到沈氏温胆汤结合调肾法，标本兼治更年期综合征合并诸症的独到之处。

（孙占山）

案4　肾阴不足　虚火上扰

王某，女，51岁，2008年10月2日初诊（秋分）。

病史：2年前开始自觉头晕、头昏、腰酸乏力，阵发性烘热出汗，记忆力下降，烦躁易激动，月经紊乱、先后不定期。9个月前停经至今，曾在某市级医院诊为更年期综合征，口服谷维素、维生素E、更年康等药物，均无疗效，且病情逐渐加重，故来诊。刻下症见：精神萎靡，头晕头昏，手足心热，烘热汗出，周身乏力，腰酸腿软，皮肤瘙痒，口苦口干，尿赤便秘。

检查：面色无华，舌红少苔，脉细数。

辨证：肾阴不足，不能上荣脑窍，则腰酸腿软，精神萎靡，头晕头昏；阴虚内热，则身热汗出，口苦口干，尿赤便秘；肾阴不足，天癸渐竭，冲任已衰，见月经紊乱至闭经；阴虚血燥，则皮肤干燥瘙痒。舌红少苔，脉细数均为阴虚之征。证属肾阴不足，虚火上扰；病位在肾。

诊断：

中医诊断：绝经前后诸证。肾阴不足，虚火上扰证。

西医诊断：更年期综合征。

治法：滋补肾阴，清降虚火。

方药：《医宗金鉴》知柏地黄丸加味。

知　母10g	黄　柏10g	丹　皮10g	茯　苓10g
生　地10g	山萸肉10g	山　药10g	泽　泻10g
枸杞子10g	蝉　蜕5g	蛇床子10g	川牛膝10g
川续断10g	龟　板10g		

结果：上方每日1剂，水煎分2次服。连服7剂，二诊，精神转佳，头晕头昏、手足心热减轻，乏力、瘙痒均好转，烘热汗出次数减少，唯口苦口干、尿赤便秘如前，加当归10g，白菊花10g，车前草30g，芦根15g。继服10剂，患者自觉病愈，未来复诊。又隔2月后来诊，自述服至5剂

时，烘热汗出、瘙痒已止，腰膝酸软、乏力已解，仅头晕头昏减轻未除，病愈后食欲大增，因多食肥甘厚味，近日又感上腹胀满，胸闷不舒，周身酸痛，苔薄黄腻，脉弦滑，是为痰湿中阻之象，治宜祛痰利湿，方用《三因极一病证方论》温胆汤合《温病条辨》三仁汤加减。

竹　茹 10g	枳　壳 10g	茯　苓 10g	陈　皮 10g
石菖蒲 10g	郁　金 10g	莱菔子 10g	丹　参 30g
蒲公英 10g	连　翘 10g	杏　仁 10g	白豆蔻 10g
生薏苡仁 15g	川厚朴 10g	车前草 30g	焦三仙 30g

结果：服药 10 剂后，家人前来告知，患者症状消失，生活如常。嘱其口服中成药坤宝丸以善后，随访 1 年余病情未见反复。

按语：更年期综合征中医称之为"绝经前后诸证"，西医认为是由于性腺功能衰退，性激素分泌减少而致内分泌紊乱所产生的一系列综合症状群。本案特色：①本案患者初诊肾阴亏虚，故用知柏地黄汤滋阴降火，加入血肉有情之品龟板，增强滋阴之力，并且现代药理研究证实有兴奋子宫的作用。②三诊时阴虚火旺已除，因饮食不节而致痰湿中阻，故用温胆汤祛痰，再入三仁汤分利痰湿于三焦。③痰瘀常互结，加丹参活血祛瘀，痰瘀同治。综上，更年期综合征虽以肾虚多见，治以补肾为大法，但也应法随证变，随证加减。

（王再贤）

（七）尖锐湿疣

案 1　湿热蕴结　气血阻滞

杨某，女，56 岁，2005 年 4 月 27 日初诊（清明）。

病史：1 月前外阴部疼痛，并有结节，逐渐增多，当地西医院检查诊断为尖锐湿疣，治疗无效，故来门诊求治。刻下症见：外阴结节疼痛，头晕耳鸣，脘腹胀痛，下肢疼痛，睡眠欠佳，大便干燥。

检查：舌黯红，苔黄腻，脉细弦。外阴部有多个乳头状疣，质软，色淡红，大者约为 1.2cm×0.9cm，触之瘙痒疼痛。查尿常规：WBC（＋），上皮细胞（＋）。宫颈分泌物：沙眼衣原（＋），霉菌（＋）。血压 140/100mmHg。

辨证：热毒侵入阴户，与局部气血相争，经脉不通，故阴部疼痛，积结成块；湿热阻中，脾胃失司，清阳不升，故脘腹胀痛，头晕耳鸣，口苦口黏；湿阻下焦，经络不通，故下肢疼痛；心火上炎，则睡眠欠佳；湿热壅结肠道，则大便干燥。舌黯红，苔黄腻，脉细弦，皆为湿热内蕴之象。证属湿热蕴结，气血阻滞；病位在肝脾。

诊断：

中医诊断：阴疮。湿热蕴结，气血阻滞证。

西医诊断：尖锐湿疣；高血压2级。

治法：清肝泻热，解毒除湿。

方药：沈氏茵陈温胆汤合降压四物汤加减。

茵　陈15g^{后下}	钩　藤15g^{后下}	泽　泻10g	川　芎10g
莱菔子10g	竹　茹10g	枳　壳10g	茯　苓10
陈　皮10g	石菖蒲10g	郁　金10g	丹　参30g
木　香10g	连　翘10g	葛　根10g	天　麻10g

结果：上方每日1剂，水煎分2次服，第3煎加花椒煮水后坐浴。连服14剂后，二诊，外阴部结节变软，心烦减轻，大便通畅，睡眠转佳，改为"降压四物汤"加味。

钩　藤15g^{后下}	泽　泻10g	川　芎10g	莱菔子10g
生　地10g	黄　精10g	当　归10g	石菖蒲10g
郁　金10g	丹　参30g	浙贝母10g	葛　根10g
生薏苡仁30g	草决明30g	海　藻15g	天　麻10g
白花蛇舌草30g			

结果：服14剂后，三诊，口苦口黏消失，胃脘舒畅，大便干燥，血压120/80mmHg，舌黯红，苔薄黄，将莱菔子改为30g增强通腑之力，加丹皮10g，生栀子10g，夏枯草10g，赤芍10g增加清热之功。连服28剂后，四诊，大便仍干，心烦眠差，阴部结块略有变小，余症不显，舌淡红，苔厚腻，痰热复现，改为一诊方加减，去丹参、木香、天麻，竹茹改为天竺黄10g，加草决明30g润肠通便，生牡蛎30g，珍珠母30g，夜交藤30g重镇安神，生黄芪15g，藿香10g补气化湿。连服14剂，五诊，心烦减轻，大便转调，加夏枯草15g，土茯苓10g祛痰散结。连服21剂，六诊，自诉外阴部大结节已消，大便微干，用二诊方加土茯苓10g，生龙骨30g，天竺黄易为竹叶10g。连服28剂，七诊，自诉阴部结节仅存较小者，睡眠转佳，

大便转调，血压正常，二诊方去降压四味，竹茹易为天竺黄10g，加败酱草30g，车前草30g，白菊花10g。连服21剂，八诊，血压稳定，阴部结节完全消失，余无不适，末次汤剂再服10剂，以防再生，未再复诊。

按语：此案属西医尖锐湿疣，《景岳全书》："妇人阴中生疮，多由湿热下注，或七情郁火，或纵情敷药，中于热毒。"本案为下焦湿热，气血凝滞，蕴结成毒，故首方选用茵陈温胆汤泻热除湿。湿除之后，及时扶正，治以滋阴解毒，攻补兼施。本案特色：①连翘清热解毒，使邪从气分而出。②夏枯草、海藻、浙贝母软坚散结。③土茯苓清热除湿，泄热解毒，主治淋浊梅毒。④白花蛇舌草清热利尿，苦寒不伤胃。⑤丹参、丹皮、当归活血化瘀，消肿止痛。⑥三煎加花椒引药透皮，直达患处，增强疗效。

（汪永鹏　韩学杰）

九、儿科疾病验案

（一）呼吸系统疾病

案1　风热犯肺　肺失清肃

石某，女，6岁，2012年7月6日初诊（小暑）。

主诉：流黄涕，咳嗽3天，伴头面部红疹。

病史：流黄涕，咳嗽3天，伴头面部红疹，自服感冒胶囊等药物，病情无好转，遂至门诊求治。刻下症见：发热头痛，咳嗽痰黏，口渴欲饮，纳差便干。

检查：舌尖红，苔白腻，脉弦数。体温38℃，咽部充血，扁桃体1度肿大，无脓点，两肺呼吸音粗。

辨证：肺开窍于鼻，外合皮毛，主宣发肃降。风热犯肺，正邪交争，则发热；肺失宣降则见咳嗽；热邪伤津，致口渴欲饮、便干；小儿为稚阴稚阳之体，热郁肌腠，导致痱毒。舌尖红，苔白腻，脉数为风热外袭之征。证属风热犯卫，肺失清肃；病位在肺卫。

诊断：

中医诊断：感冒；咳嗽；痱毒。风热犯肺，肺失清肃证。

西医诊断：上呼吸道感染；痱子。

治法：辛凉解表，宣肺清热。

方药：投以《三因极一病证方论》温胆汤加减。

竹　茹 3g	枳　壳 3g	陈　皮 3g	茯　苓 3g
大腹皮 3g	泽　兰 3g	芦　根 3g	桑白皮 3g
石菖蒲 3g	郁　金 3g	葛　根 3g	升　麻 3g
生黄芪 5g	辛　夷 3g	藿　香 3g	莱菔子 3g
草决明 3g	冬瓜皮 3g		

结果：上方每日 1 剂，水煎分 2 次服。连服 5 剂后，诸症减轻，体温正常，痱毒减轻，面部红疹明显消退。再服 7 剂，恢复正常。

按语：本案为风热犯肺证。肺为娇脏，喜润恶燥，易受外邪侵袭。首应清肺解表。本案特色：①小儿脏腑娇弱，卫外不固，治疗小儿外感应顾护正气，故用生黄芪扶正祛邪。②升麻、葛根透邪外出，利于透疹。③小儿脾胃素虚，应顾护脾胃，茯苓、陈皮健脾行气。④桑白皮、芦根清肺热，提壶揭盖，甘寒而不伤胃；泽兰凉血利湿祛疹；上焦热盛，可通二便使热下泄，草决明、莱菔子通便，冬瓜皮清热利水，给邪出路。⑤本病时逢小暑，故加藿香祛暑湿。全方重在宣肺解表，兼以清热透疹，清小儿肺热之时，应兼顾其稚阴稚阳之体，谨慎用药，故药量较轻，祛邪兼以扶正，故药到病减。

（王敬忠）

案 2　风热袭表　脾胃失和

韩某，女，8 个半月，2009 年 11 月 3 日初诊（立冬）。

病史：家属代诉幼儿发烧 3 天，经服用消炎及退热药效果欠佳，高烧持续不退，遂来求诊。刻下症见：身热无汗，哭闹不止，不思饮食，大便干燥。

检查：口干唇红，舌尖红，苔黄腻，指纹紫黑。体温 38.7℃ ~40.0℃。

辨证：患儿脏腑娇嫩，易为邪侵，风热袭表，则身热无汗；热邪伤津，则口干唇红，大便干燥；热邪扰心，则哭闹不止；胃失和降，而不思饮食。舌红苔薄黄，指纹紫黯为热盛之象。证属风热袭表，脾胃失和；病位在肺胃。

诊断：

中医诊断：外感发热。风热袭表，脾胃失和证。

西医诊断：发热。

治法：疏散风热，消食导滞。

方药：《温病条辨》银翘散化裁。

方药：

青　蒿10g^{后下}　　生鸡内金30g　　　焦三仙30g　　　　白菊花10g

莱菔子10g　　　　连　翘10g　　　荆芥穗5g

结果：上方浓煎频服，服用1剂后，患儿哭闹已止，体温降至正常，未再反复，口唇红润，食欲振奋，大便顺畅。

按语：《温病条辨·解儿难》曰"肌肤嫩，神气怯，易于感触"，小儿脏腑稚嫩，为"纯阳"之体，感受外邪，热证居多，本案即是。本案特色：①青蒿凉血清热，以防邪入血分。②荆芥穗、白菊花、连翘疏散解表，使热邪得以舒发，此三药均为质轻、味薄之品，可直达上焦。③焦三仙、生鸡内金健脾和胃，补而不滞。④莱菔子通腑泄热。⑤患儿年龄小，故用药宜少，且中病即止。

（韩学杰　王凤）

案3　风热外袭　热毒上攻

王某，男，8岁，2011年2月25日初诊（雨水）。

病史：患儿平素饮食不节，零食无度，消化不良，经常咽痛。2天前淋雨，发热不退，咽喉肿痛，门诊求治。刻下症见：咽痛发热，痰黏难咯，不思饮食，便干尿黄。

检查：面黄肌瘦，舌苔黄腻，质见深红，脉象滑数。体温38.5℃。查扁桃体3度红肿，满布脓点。

辨证：不慎雨淋，感受风热，循经上壅，结聚咽喉，故而发热，咽脓肿痛；风热犯肺，痰黄且黏；横克中土，脘胀纳呆；移热于肠，便干溲黄。苔腻质红，脉象滑数，系热毒上炎之象。证属风热外袭，热毒上攻；病位在肺、咽喉。

诊断：

中医诊断：乳蛾。风热外袭，热毒上攻证。

西医诊断：急性扁桃体炎。

治法：泻火解毒。

方药：投沈氏抗链丸加味。

金银花 10g	连 翘 10g	桔 梗 10g	车前草 15g
板蓝根 15g	生甘草 5g	野菊花 10g	玄 参 5g
茯 苓 10g	陈 皮 10g	莱菔子 10g	草决明 15g
葶苈子 10g	大腹皮 5g	焦三仙 30	僵 蚕 10g

结果：上方每日 1 剂，水煎分 2 次服，兑 1 匙蜂蜜。3 剂后，二诊，热退痰除咳止，咽喉肿痛缓解，仍有便干尿黄，加全瓜蒌 30g，生薏苡仁 10g，射干 5g，连服 1 周，咽喉肿痛解除，食纳增加，二便通调。嘱服中成药加味保和丸，午晚餐后各 10 粒，巩固其效。

按语："抗链丸"由金银花 10g，连翘 10g，玄参 10g，桔梗 5g，生甘草 5g，板蓝根 15g 共 6 味药组成。《疡科心得集·辨喉蛾喉痈论》："夫风温客热，首先犯肺，化火循经，上逆入络，结聚咽喉肿如蚕蛾。"本案特色：①泻火解毒，选用银翘、板蓝根、野菊花。②儿科消导取效当首选。小儿脾胃娇嫩，加之素体消化不良，故用茯苓、陈皮、莱菔子、焦三仙，既健胃又防苦寒伤胃。③通腑至关重要，葶苈子、草决明、瓜蒌，既祛痰又通腑，配以车前草分利二便，便于热毒外排。④兑蜂蜜服用，既防小儿怕苦拒药，又能润肺通腑，一举两得。⑤僵蚕、射干、玄参、桔梗、生草，均为利咽消蛾的效药。

（沈宁）

案 4 痰湿内阻 热蕴肺胃

患儿，男，9 岁，2011 年 8 月 6 日初诊（大暑）。

病史：患儿素易感冒，食欲欠佳。近 1 周来时有咳嗽，未予治疗，近 2 日咳嗽加重，前来就诊。刻下症见：咳嗽时作，咳有黏痰，不易咯出，纳食减少，大便干结，1 ~ 2 日 1 行。

检查：舌质红，苔黄腻，脉滑数。形体偏瘦，双侧扁桃体未见肿大，双肺呼吸音粗。

辨证：本案患儿形体偏瘦，平素食欲欠佳，中焦运化不及，肺卫不固，易患感冒；大暑时令，湿热困脾，中焦失运，则胃纳不佳；食积停滞，湿热痰食互结，郁而化热，痰热蕴肺，肺失宣降，可见咳嗽，咳有黏痰，不易咯出；热移大肠，则大便干结。舌质红，苔黄腻及脉滑数，为痰热内蕴之征。证属痰湿内阻，热蕴肺胃；病位在肺胃。

诊断：

中医诊断：咳嗽。痰湿内阻，热蕴肺胃证。

西医诊断：急性支气管炎。

治法：祛痰除湿，宣肺止咳。

方药：《温病条辨》三仁汤和《韩氏医通》三子养亲汤加减。

苏 子 5g	莱菔子 10g	炒葶苈子 5g	杏 仁 5g
生薏苡仁 10g	白豆蔻 5g	藿 香 5g	茯 苓 10g
陈 皮 10g	蒲公英 10g	焦三仙 30g	芦 根 15g
紫 菀 5g	炙杷叶 5g	生白扁豆 10g	木 香 10g

结果：上方每日1剂，水煎分2次服。连服5剂，患儿咳嗽已止，大便通畅，日行1次，纳食转佳，舌质转为淡红，舌苔由黄腻转为薄白，脉象亦由滑数转为弦细。湿热痰浊已除，肺气已降，胃纳转和，停服汤药。嘱其多食山楂片以健胃消食，脾胃健运则卫外自固，防止咳嗽复发。

按语：呼吸系统疾病中医治疗以祛痰为主，投三子养亲汤加减治疗。区分寒痰和热痰的关键不在痰色，而在痰质，本案患儿咳黏痰，辨为热痰，选用三子养亲汤。患儿平素脾胃较弱，运化失健，湿阻中焦；发病又在长夏大暑之时，湿热蕴蒸，故选用三仁汤。本案特色：①三子养亲汤中以清化热痰的炒葶苈子易温热的白芥子，配炙杷叶，清肺润肺止咳；加芦根，增强清肺之力；配紫菀以止咳。②藿香为夏季时令用药，芳香化浊，助三仁汤祛湿。③治疗小儿病证要注意顾护脾胃，健脾开胃，以增强抵抗力，截断生痰之源。方中茯苓淡能渗湿，甘能健脾；陈皮、木香芳香醒脾，疏利气机；生白扁豆益气健脾；焦三仙消食和胃；蒲公英清胃热不伤阴，诸药共用健运脾胃，以绝生痰之源，为健脾胃治本之法。④治疗小儿病证用药宜轻，中病即止，防止再度伤正。

（连智华 李成卫）

案5 风邪犯肺 痰热内蕴

张某，女，3岁，2010年8月10日初诊（立秋）。

病史：反复咳嗽气喘月余，伴发热，体温在38℃～39℃波动，用阿奇霉素针、炎琥宁针、地塞米松针、咳喘灵等药，症状稍有缓解，但咳嗽时轻时重，体温白天正常，夜间升高，遂求诊治。刻下症见：咳嗽痰鸣，不易咯出，鼻塞流涕，心烦哭闹，夜寐不安，食纳欠佳，汗出口渴，小便短赤，大便干结。

检查：舌质红，苔黄腻，脉滑数。精神倦怠。查咽部红肿，双侧扁桃体2度肿大。听诊心率100次/分，双肺可闻及湿啰音。

辨证：肺气失宣，气道不利，风热犯肺，致咳嗽气喘，痰黏难咯，鼻塞流涕，身热汗出；痰浊内生，阻滞气机，则饮食减少；热扰神明，则心烦哭闹；热移下焦，则小便短赤，大便干结。舌质红，苔黄腻，脉滑数，皆为热盛之象。证属风邪犯肺，痰热内蕴；病在肺。

诊断：

中医诊断：咳喘。风邪犯肺，痰热内蕴证。

西医诊断：急性支气管炎。

治法：清热祛痰，宣肺止咳。

方药：投《韩氏医通》三子养亲汤合《三因极一病证方论》温胆汤加减。

炒苏子5g	莱菔子10g	炒葶苈子5g	竹 茹10g
枳 壳5g	陈 皮10g	茯 苓10g	川 贝5g
北沙参5g	紫 菀5g	木 香5g	车前草15g
焦三仙30g	桑 皮5g	桔 梗5g	草决明15g

结果：上方每日1剂，水煎频服，每剂煎2次，除口服外剩余药液全部由肛门直肠滴入。用药后第3天，二诊，咳嗽气喘明显减轻，未见发热，精神好转，夜寐变酣，舌质红，苔薄黄腻，继服药至第5天，三诊，咳嗽气喘完全消失，仍有流黄涕，鼻塞，热邪渐退，津液渐复，胃纳好转，二便转调，舌脉同前，热邪未清，加辛夷5g，芦根10g。再进3剂，四诊，流涕鼻塞消失，身热未复，未再咳嗽，舌变为淡红，苔转为薄白，脉象缓和，肺气已宣，扁桃体肿大消失，痰出热清，心肺听诊无异常。

按语：小儿脏腑娇弱，病后易于传变，加以不知冷暖，饮食失节，感受外邪，从阳化热者多，热易伤阴，易耗阴竭液。本案患儿受感于外邪，邪郁肺卫，肺失宣肃，痰浊内生。小儿"纯阳之体"，生长力旺盛，临床实证、热证为常见，痰从热化，蕴结于肺。沈师告诫：肺系之病，一定先祛痰，祛痰首先分清寒热，辨寒热的关键不在色，而在质，质黏为热，质稀为寒。本案患儿咳痰黏稠，难以咯出，舌质红，苔黄腻，脉滑数，属热痰，痰浊化热，痰出则咳喘热皆除。本案特色：①用三子养亲汤祛痰，以炒葶苈子易白芥子清肺祛痰，伍草决明通腑，车前草利尿，给邪出路，有助于肺气宣降功能的恢复。方中选用车前草而不用车前子，草既能清热祛痰，又能使痰浊从小便排出。②痰热瘀肺，郁而化热，治宜清热润肺，选用沙参、桑皮滋而不腻，桔梗载药上行，紫菀、川贝为润肺止咳有效对药。③"脾为生痰之源，肺为贮痰之器"，儿科应注意开胃助运。本例患儿用抗生素后脾胃受损，食欲不佳，也是病情迁延不愈的原因，故配醒脾助运，和胃消导之茯苓、木香、焦三仙。④小儿服药常常依从性不高，怕服苦药，故依中医理论"肺与大肠相表里"，通过灌肠给药，提高疗效，且患儿容易接受，达到治愈目的。

（王敬忠）

（二）消化系统疾病

案1 痰食中阻 积久蕴热

陈某，男，2岁，2004年8月19日初诊（立秋）。

病史：平素喜食肥甘厚味，且食量较大。近周来纳食明显减少，伴有声音嘶哑，曾在西医院做相关检查，均无阳性发现，遂来求治中医。刻下症见：近周食纳急降，急躁易哭，声音嘶哑，大便干结，

检查：形胖面红，舌质红，苔黄腻，指纹紫。查手心灼热，闻之有痰梗于喉间难出。

辨证：恣食肥厚，脾运不健，食积停滞，则食欲下降；食滞中焦，痰浊内生，痰食互结，郁久化热，则急躁哭闹，手心灼热，大便干结；"喉为肺之门户"，痰火扰喉，则语音沙哑。舌质红，苔黄腻，指纹紫，为内热之征。证属痰食中阻，积久蕴热；病位在脾胃。

诊断：

中医诊断：厌食。痰食中阻，积久蕴热证。

西医诊断：消化不良症。

治法：祛痰消食，清热和中。

方药：《丹溪心法》保和丸合《三因极一病证方论》温胆汤进退。

| 竹 茹 5g | 枳 壳 5g | 茯 苓 10g | 陈 皮 10g |

| 焦三仙 30g | 白菊花 5g | 桔　梗 5g | 金银花 5g |
| 连　翘 5g | 莱菔子 10g | 车前草 15g | |

结果：上方每日 1 剂，水煎分 2 次服，蜂蜜调服。连服 7 剂，二诊，食欲增加，音哑减轻，大便转润，热邪渐减，痰食渐消，方证相符，再增消导，加生鸡内金 15g，改为每晚服 1 次。再服 14 天，三诊，食欲复常，手热已除，苔薄黄，指纹淡红，以中成药加味保和丸巩固。

按语：患儿肥胖，饮食所伤而痰食互结，发为厌食。以祛痰、消食、清热为大法，"保和丸"为经方，巧合温胆加强祛痰之力，配三仙、内金增加消食之力。本案特色：①桔梗利咽且引经。②白菊花虽用 5g，但其作用不可小视，有 3 端：一是清肺通便，与莱菔子、车前草相配，分利二便，使痰热外出；二是上行头目，与连翘相配，可疏散邪热而利咽喉；三是清肝火，而防止木火刑金。③小儿脏气未充，不仅易为邪侵，也易被药伤，故剂量为成人量的一半，且应及时改为每天只饮 1 次，以图缓效，也避免了药伤脾胃之弊。④小儿畏苦，可用蜂蜜来调味，且能润肺通腑。

（沈宁）

案2　食阻中焦　积而化热

沈儿，男，1 岁 2 个月，2011 年 1 月 20 日初诊（大寒）。

病史：平素喜食肥甘厚味，且食量较大。昨晚进食牛肉面，至夜而发脘腹胀满，疼痛拒按，前来就诊。刻下症见：腹痛拒按，时有嗳气，恶闻食嗅，大便干结，急躁易哭，夜卧不安。

检查：面红气粗，舌质略红，苔黄厚腻，指纹偏紫。

辨证：饮食不节，食滞中焦，损伤脾胃，则腹满胀痛，拒按恶食；胃纳失降，则嗳气时作；胃不和，卧不安，则急躁易哭；食积生热，则面红气粗，大便秘结。舌红纹紫，苔黄厚腻，皆里实热之象。证属食阻中焦，积而化热；病位在脾胃。

诊断：

中医诊断：食积。食阻中焦，积而化热证。

西医诊断：小儿消化不良症。

治法：消食化积，清热和中。

方药：《丹溪心法》保和丸出入。

| 茯　苓 10g | 陈　皮 5g | 枳　壳 5g | 连　翘 5g |

| 木　香 5g | 蒲公英 5g | 大腹皮 5g | 莱菔子 5g |
| 芦　根 10g | 焦三仙 15g | | |

结果：上方 2 剂，水煎分 2 次，每日服 1 煎；指腹按摩足三里，每日 3 次，每次 10 分钟。连服 2 剂，二诊，脘胀腹痛缓解，嗳气已除，食纳略增，大便偏干，苔薄黄，热邪渐减，食积渐消，效不更法，莱菔子改为 10g，加生鸡内金 1g（研粉冲服），白扁豆 10g，仍每日服 1 煎。又进 1 剂，三诊，胀痛嗳气未作，食欲转佳，大便正常，舌质由红转为淡红，苔由薄黄转为薄白，停服汤剂，嘱清淡饮食，以生山楂 15g，芦根 15g，煮水代饮，平时常食果丹皮，以代零食。

按语：小儿脾胃幼嫩，运化无力，加之父母娇宠，常常饮食失节，以致食阻成为儿科最常见的病证。脾胃一伤，影响健运，诸症蜂起，变证从生。本案病程短，大便干，属实证，用保和丸消食和胃。本案特色：①治以和胃消导为主。焦山楂善消肉食油腻之积，焦神曲能化酒食陈腐之积，焦麦芽专治米面果食之积，莱菔子消胀除满而不破气，大腹皮行气宽中加强消导。生鸡内金的成分易受高热破坏，应以生用为佳，研粉冲服，如以煎服用量宜增大，用到 30g 以上。配以理气和中的陈皮、枳壳。②食阻郁而化热多见，故以连翘清热散结，蒲公英清热和胃，芦根清热除烦，并佐醒脾助运的木香。③小儿形气、脏腑未充，不仅易为邪侵，也易被药伤，所谓"脾气一受伤于食，再受伤于药"，应时时顾护脾胃。须中病即止，药量亦为成人剂量的一半，汤药 2 天 1 剂改投。④如畏其苦，可用蜜糖调味，且能润肺通腑，避免使用白糖，白糖属蔗糖，可助热停食。⑤多吃山楂糕、果丹皮、红果酱等，既代零食，又除停食。⑥山楂、芦根煮水代饮，按摩、捏脊助运消食，既治病又防病，一举两得，应多提倡。诸药配伍，使食积消化，胃气因和。

（沈宁）

案 3　内有蕴热　正虚不足

胡某，男，9 个月，2011 年 11 月 2 日初诊（霜降）。

病史：发烧 2 天，体温 38.6℃ ~ 39.2℃，呕吐腹泻频作，经西医诊治后呕吐已止，但食纳欠佳，仍腹泻稀水状夹奶花样便，延余会诊。刻下症见：面红身热，便稀无汗，哭闹不止。

检查：舌尖红，少苔，气关指纹淡紫。体温 39.2℃。

辨证：患儿稚阴稚阳之体，脾胃薄弱，感邪极易化热，故面红身热；

脾胃升降失司，浊清不分，故呕吐，水谷不化，下利稀水状夹奶花样便。舌尖红，少苔，气关指纹淡紫，为热伤津之征。证属内有蕴热，正虚不足；病位在胃肠。

诊断：

中医诊断：泄泻。内有蕴热，正虚不足证。

西医诊断：急性胃肠炎。

治法：益气健脾，清热止泻。

方药：《太平惠民和剂局方》四君子汤合《伤寒论》葛根芩连汤加减。

| 党　参 10g | 茯　苓 10g | 陈　皮 10g | 炒白术 10g |
| 黄　连 5g | 蒲公英 10g | 煨葛根 10g | 生杜仲 5g |

羚羊角粉 0.3g[冲]

结果：上方每日 1 剂，水煎后加生姜 2 片，频服，2 剂。当天中午患儿服药后微微汗出，体温逐渐下降，中午家长来电告知患儿服母乳后又腹泻，嘱停母乳，改食稀粥。晚上八九点钟时体温降至正常，精神转佳，大便渐成形。第 2 天饮食如常，二便自调，热退身凉，嘱药减量。

按语：小儿为稚阴稚阳之体，脏腑娇嫩，形气未充，明代医家万全曾提出小儿五脏有余不足之说，其在《幼科发挥》中云："脾常不足，此却是本脏之气也。"《小儿卫生总微论方·吐泻论》指出"小儿吐泻者，皆由脾胃虚弱，乳哺不调，风寒暑湿，邪干于正之所致也"。患儿脾虚水泻，治疗当以健脾扶正固本为主，祛邪为次，方用四君子汤为主，合葛根芩连汤加减治疗。本案特色：①四君子汤扶正治本，以陈皮代甘草，防甘草滋腻碍邪。②煨葛根善于升发清阳，鼓舞脾胃阳气上升，而有止泻作用。③辅以清热。黄连清热厚肠；蒲公英入阳明胃、厥阴肝经，凉血解热；羚羊角粉性寒味咸，归肝、心经，清热泻火，以防惊厥，为小儿退烧良药。④水煎后加生姜 2 片，既制蒲公英、黄连苦寒之性，又宣发阳气，温胃健脾。⑤温肾助阳。脾以阳为运，肾寄命门真火，患儿禀赋不足加之吐泻，均可损伤脾肾之阳，佐生杜仲 5g 益火补土，补肾健脾，以达止泻之功。

（刘兴方　韩学杰）

（三）湿疹

案 1　湿热内蕴　发于肌肤

高某，女，11 岁，2010 年 5 月 6 日初诊（立夏）。

病史：全身湿疹 3 个月余，近期加重，前来诊治。刻下症见：疹热色红，瘙痒难耐，食纳不香，情绪烦躁，眠多易困，二便自调。

检查：舌质红，苔薄黄，左脉沉细右脉弦。前胸后背泛发性红色皮疹，浸淫成片，破溃处结痂，皮肤干燥，色素沉着。

辨证：儿童脏腑娇弱，脾运失职，生湿化热，湿热内蕴，则食纳不香；湿热蕴结，发于肌肤，则疹热色红，疹痒难耐；湿性重浊，则眠多易困；热扰心神，则情绪烦躁；湿热蕴久，热伤营血，阴血耗伤，则皮肤干燥，色素沉着。舌质红，苔薄黄，右脉弦为湿热之证。证属湿热内蕴，发于肌肤；病位在脾胃。

诊断：

中医诊断：湿疮。湿热内蕴，发于肌肤证。

西医诊断：湿疹。

治法：清热解毒，凉血止痒。

方药：沈氏三子止痒汤合玄参汤加味。

地肤子 10g	蛇床子 10g	炒葶苈子 10g	玄 参 10g
枳 壳 10g	茯 苓 10g	陈 皮 10g	石菖蒲 10g
郁 金 10g	升 麻 10g	葛 根 10g	紫 草 30g
莱菔子 10g	生薏苡仁 10g	焦三仙 30g	生鸡内金 30g

结果：上方每日 1 剂，水煎分 2 次服。服用 7 剂，二诊，食纳转佳，仍有前胸疹痒，口干口渴，舌尖红，苔薄黄，脉细弦，加芦根 10g，清热泻火，生津止渴；皂角刺 10g，白蒺藜 10g，软坚散结，祛风止痒；赤芍 10g，丹皮 10g，清热凉血；白豆蔻 10g，化湿温中。续服 7 付，三诊，皮肤湿疹明显减少，疹色变浅，口干口渴已无，仍觉疹痒，舌质黯红，苔薄黄，脉细弦，效不更法，去芦根、白蒺藜、赤芍，加生栀子 10g，败酱草 10g 清热解毒。再服 7 剂，四诊，湿疹减少，腹部皮肤变白，舌黯红，苔薄黄。随症加减：大便干燥，加草决明 30g，熟大黄 10g；眩晕胸闷，加天麻 10g，苏木 10g；腹痛腹泻，加砂仁 10g，片姜黄 10g，藿香 10g；腹胀胃痛，加蚕沙 10g。治疗 2 月，湿疹消退，无明显痕迹，未再复诊。

按语：湿疮总由禀性不耐，风湿热之邪客于肌肤而成。而本案疹热色红，舌质红，苔薄黄，为湿热蕴结，热入营血之象，治则清热解毒，凉血止痒，方选三子止痒汤合玄参汤。本案特色：①驱湿热之邪从营血出，选紫草、赤芍、丹皮、生栀子、败酱草，清热解毒，凉血活血。②生薏苡仁清热利湿，利小便；草决明通大便，分利二便，使邪从二便解。③儿童脾胃娇弱，治宜顾护脾胃，以健脾和胃为首则，勿用苦寒之品伤胃，选用陈皮、焦三仙、生鸡内金、砂仁等健运脾胃。④上身疹多，用升麻、葛根引药上行，入阳明经达病所。⑤疹溃结痂，皮肤干燥，色素沉着为热伤营血之象，加皂角刺、浙贝母、紫草解毒散结，凉血和血。诸药合用，湿疹消退。

（韩学杰　王凤）

（四）过敏性紫癜

案1　湿热蕴结　血热妄行

杨某，男，10岁，2010年2月20日初诊（雨水）。

病史：腰膝酸软乏力伴下肢瘀斑4个月。患者于2009年10月下旬，因饮食不节腹泻后，出现双下肢散在瘀斑，加重伴腰酸沉，尿血10天，在省某医院诊为过敏性紫癜伴肾损伤，住院治疗3个月，服用激素3个月，瘀斑点稍轻，尿血，仍感腰酸，放弃西医治疗，前来就诊。刻下症见：腰酸乏力，手足心热，纳差口渴，头昏头晕，关节疼痛，偶有腹痛，尿血。

检查：舌质红，苔薄黄，脉细滑。满月脸，水牛背，双下肢散在瘀斑点。查尿潜血（＋＋＋），尿蛋白（＋＋）。血小板及凝血4项检查正常，体温37℃。

辨证：湿热蕴结，热毒亢盛，迫血妄行，故皮肤瘀斑，尿血；瘀血阻络，故关节疼痛，腹痛；湿阻中焦，脾胃失和，见纳差口渴，手足心热；热扰清窍，则头昏头晕；邪伤正气，气虚肾亏，则腰酸乏力。舌质红，苔薄黄，脉细滑，为痰热内盛之征。证属湿热蕴结，血热妄行；病位在脾胃、肾、肌肤。

诊断：

中医诊断：肌衄。湿热蕴结，血热妄行证。

西医诊断：过敏性紫癜伴肾损伤。

治法：清热凉血，散瘀宁络。

方药：《备急千金药方》犀角地黄汤加减。

生　地10g	玄　参10g	水牛角丝10g	茯　苓10g

陈　皮 10g	枳　壳 10g	生黄芪 10g	防　风 10g
赤　芍 10g	丹　皮 10g	槐花炭 10g	竹　叶 10g
白扁豆 10g	仙鹤草 10g	丹　参 20g	白茅根 10g
芦　根 10g	白花蛇舌草 15g	藕　节 10g	紫　草 10g

结果：上方每日 1 剂，水煎分 2 次服。服用 15 剂，二诊，瘀斑减轻，仍有纳差，大便不畅，加焦三仙 30g，生鸡内金 30g，草决明 30g。继服 15 剂，口渴减轻，瘀斑基本消失，仍有手足心热，腰膝酸软，查尿潜血（＋），尿蛋白（＋），热瘀已去，肝肾不足证显，改用《医宗金鉴》知柏地黄汤加减治疗。

知　母 10g	黄　柏 10g	生　地 10g	黄　精 10g
生杜仲 10g	桑寄生 10g	枸杞子 10g	野菊花 10g
竹　叶 10g	白茅根 10g	芦　根 10g	白扁豆 10g
仙鹤草 10g	牛　膝 10g	山　药 10g	生薏苡仁 10g
灵　芝 10g	丹　皮 10g	藕　节 10g	紫　草 10g
白花蛇舌草 15g			

结果：加减治疗月余，尿常规检查无异常，满月脸、水牛背消失，腰膝酸软、头昏乏力消失，用中成药杞菊地黄丸巩固治疗，每次 1 丸，每日 2 次，服用半月停药。随访至今未再复发。

按语：过敏性紫癜中医属"肌衄"范畴，本案属湿热蕴结，血热妄行，故用犀角地黄汤清热解毒凉血，散瘀宁络。本案特色：①水牛角丝替代犀牛角，清热凉血，配紫草、藕节、槐米炭凉血止血。②生地、玄参滋阴清热，凉血止血。③白茅根、芦根、白花蛇舌草清热利尿，引邪从小便出。④防风为祛风要药，去头面及周身之风邪，配生黄芪益气固表。⑤知柏地黄汤加减滋阴降火，调肾阴阳。患儿采用中药治疗前口服强的松 20mg/次，每日 1 次；服中药后，自行停服激素，未见症状反复，见证了中药的疗效。

（崔叶敏）

（五）心肌炎

案 1　痰阻心脉　心神不宁

程某，男，7 岁，2010 年 6 月 12 日初诊（芒种）。

病史：胸闷气短伴心慌 1 个月。患儿 1 个月前反复上呼吸道感染，喜叹息，胸憋闷，在县某医院诊为心肌炎，经治疗效不明显，前来就诊。刻下症见：胸闷气短，心慌胆怯，易受惊吓，梦多口干，大便稍干。

检查：舌尖红，苔薄黄腻，脉促结。心电图示频发室早。血生化检查心肌酶乳酸脱氢酶256U/L（正常91～180U/L），肌酸激酶同工酶40U/L（正常0～20U/L），肌酸激酶238U/L（正常38～174U/L）。

辨证：痰浊中阻，胸阳不振，则心慌心悸，胸闷气短；热扰心神，则心慌易惊，梦多；热伤津液，则口干便干。舌尖红，苔薄黄腻，脉促结，为热扰心神之征。证属痰阻心脉，心神不宁；病位在心。

诊断：

中医诊断：心悸。痰阻心脉，心神不宁证。

西医诊断：心肌炎；频发室早；心律失常。

治法：祛痰化瘀，清心定惊。

方药：沈氏三参饮合《三因极一病证方论》温胆汤加减。

党　参10g	苦　参5g	丹　参10g	竹　茹10g
茯　苓10g	陈　皮10g	枳　壳10g	石菖蒲10g
郁　金10g	瓜　蒌10g	薤　白10g	桂　枝10g
苏　木10g	白扁豆10g	仙鹤草10g	夜交藤10g
生牡蛎10g	野菊花10g	川　芎10g	

结果：上方每日1剂，水煎分2天4次服。服用10剂后，二诊，胸闷憋气缓解，继加减治疗。气阴两虚，咽红，加射干10g，牛蒡子10g，金银花10g；暑湿，加藿香10g，苏梗10g，薄荷10g；纳差，加焦三仙30g，生鸡内金30g。加减治疗2个月，临床症状消失，心电图示正常，心肌酶示乳酸脱氢酶120U/L、肌酸激酶同工酶15U/L、肌酸激酶96U/L。停用中药，嘱服中成药杞菊地黄水丸，每次3粒，每日2次，服用1个月，停药，随访至今未再复发。

按语：心肌炎属中医"心悸""怔忡"范畴，多因久病或先天所致气血阴阳亏虚，或脏腑功能失调，情志内伤及外邪侵袭所致。三者互相影响，互为因果，益气养血，滋阴温阳，化痰涤饮，活血化瘀为治疗心肌炎主要原则。本案属心神不宁，痰阻心脉，用沈氏三参饮合温胆汤治之。本案特色：①苦参清热燥湿，现代药理研究其可抗心律失常，但苦参苦寒，故用焦三仙、生鸡内金、白扁豆健脾和胃以佐之，防止伤胃。②瓜蒌、薤白通阳散结，豁痰下气，伍桂枝温通心阳，苏木活血，增强通阳祛痰之力。③白扁豆、仙鹤草补益心气，扶正祛邪。④患儿属稚阳之体，补肾药慎用，以补气健脾为主。全方合用有益气养阴清热，养血活血，清心定惊，祛痰化瘀功效，患儿经治疗复常。

（崔叶敏）

十、肿瘤疾病验案

（一）脑瘤

案 1　痰瘀互结　脑窍受阻

王某，女，13 岁，2004 年 12 月 24 日初诊（冬至）。

主诉：阵发性头晕头痛。

病史：患儿时感头晕头痛，恶心呕吐，于某医院行脑 CT 检查示颅内占位性病变，脑桥部一圆形密度增高影 2cm×3cm，边缘清晰。诊断为：脑干胶质瘤，建议手术治疗。患者恐惧手术，来门诊求治。刻下症见：头痛头晕，心慌心悸，恶心呕吐，夜寐难安，月经未潮 3 个月。

检查：舌黯红，苔黄腻，脉细滑。血压 120/80mmHg，心率 84 次/分，律齐。左侧脚趾内翻屈曲，四肢活动稍差，痛温觉正常。

辨证：痰浊蒙窍，故见头晕头痛；痰浊流注经脉，筋脉失荣，故见脚趾内翻屈曲；痰浊阻于脾胃，故恶心呕吐；痰浊郁而化热，热扰心神，故寐差心慌；痰瘀阻于胞络，故月经未潮。舌尖红，苔黄腻，脉滑弱系痰瘀内结之征。证属痰瘀互结，脑窍受阻；病位在心、脾胃、脑。

诊断：

中医诊断：头痛。痰瘀互结，脑窍受阻证。

西医诊断：脑干胶质瘤。

治法：祛痰化瘀，开窍散结。

方药：投沈氏茵陈温胆汤加减。

茵　陈 15g^{后下}	泽　泻 10g	天竺黄 10g	枳　壳 10g
茯　苓 10g	陈　皮 10g	莱菔子 10g	丹　参 30g

川　芎 10g	天　麻 10g	葛　根 10g	夏枯草 10g
生山楂 10g	草决明 30g	生栀子 10g	桃　仁 10g
白花蛇舌草 30g			

结果：上方每日 1 剂，水煎分 2 次服。连服 14 剂后，二诊，心悸消失，月经来潮，痰浊之邪减，拘挛感减轻，天竺黄易为竹茹，去平肝清热之茵陈、泽泻、夏枯草、生栀子，化瘀活血之生山楂、桃仁，加滋水涵木之生杜仲 10g，槲寄生 10g，导血下行之川牛膝 10g，清热野菊花 10g，利湿之车前草 30g，祛痰软坚之山慈菇 10g，行气止痛之川楝子 10g，延胡索 10g。加减服用 2 个月，三诊，头痛减轻，舌质暗淡，苔转薄白，腰酸乏力，浊邪已去，肝肾不足之征渐显，易方《医级》杞菊地黄汤加减。

枸杞子 10g	野菊花 10g	生　地 10g	黄　精 10g
丹　参 30g	川　芎 10g	天　麻 10g	葛　根 10g
鸡血藤 10g	夏枯草 10g	生薏苡仁 10g	山慈菇 10g
生牡蛎 30g	川牛膝 30g		

结果：上方每日 1 剂，服用 30 剂后，四诊，自觉身轻，头部不痛，心悸减轻，但因血分内热出现皮肤红色丘疹，去黄精、丹参、川芎、鸡血藤、夏枯草、生薏苡仁、山慈菇、生牡蛎、川牛膝，加泽兰 10g，生黄芪 10g，当归 10g 益气养血和血，蛇床子 10g，地肤子 10g 燥湿止痒，石菖蒲 10g，郁金 10g 开窍解郁。继服 14 剂，五诊，丘疹消失，为巩固治疗继服前方 14 剂。于某医院做头 CT 示脑部胶质瘤已液化变软，并缩小为 1.5cm×2.0cm。患者月经正常，已无心悸，病情稳定，丸药缓服。

按语：本案是由于痰浊瘀血内停，阻于脑窍，并留结而成块，发为脑瘤，治宜祛痰化瘀，开窍散结。本案特色：①初诊苔黄腻，用温胆汤清热祛痰，因病位在脑，故温胆汤以天竺黄易竹茹，豁痰透窍入脑络；后期苔黄腻已祛，转为薄黄，苔薄白，脉沉细，腰酸乏力，现肝肾不调之征，治则亦改为调肾阴阳，改用杞菊地黄汤加减。②川芎、葛根引诸药上行脑窍，石菖蒲、郁金豁痰透窍。③痰瘀同治，祛痰同时加丹参、桃仁等活血之品。④痰祛热清，必有出路，以白花蛇舌草、生薏苡仁利小便，草决明、莱菔子通大便，使邪从二便而出。⑤山慈菇、夏枯草、生牡蛎软坚散结以消瘤。全方用药遣方巧妙，应细心体会。

（刘颖　韩学杰）

案2 肝阳上亢 痰瘀互结

梁某，男，65岁，2010年7月26日初诊（大暑）。

病史：1年前出现偏头痛，忧思恼怒加重，自服止痛药（药名不详）开始有效，后偏头痛逐渐加重，且左右交替，出现右脸颊部抽掣放电样疼痛，在当地医院诊为"三叉神经痛"，药物加神经阻滞治疗，疼痛减轻，后又逐渐加重。2010年5月20日在省某医院做核磁共振报脑瘤（听神经瘤），放射外科做伽马刀消融术。1个月前出现头痛头昏，眩晕，头目胀痛，在当地治疗无效，前来就诊。刻下症见：头昏眩晕，头痛如裹，心烦多梦，急躁易怒，腰膝酸软，胃纳尚可，口苦口干，头目胀痛，尿黄便干。

检查：颜面潮红，舌质紫，舌尖红，舌下络脉紫粗，苔黄腻，脉弦滑。血压160/100mmHg，核磁共振检查示脑瘤切除部位水肿。

辨证：肝喜条达而恶抑郁，忧思恼怒而致肝失条达，气机不畅，郁而化火，风阳易动，上扰头目，发为头昏眩晕，头目胀痛，颜面潮红；火扰心神，故心烦多梦；肝郁化火，致口苦口干，尿黄便干，脉弦。舌尖红，苔黄腻，脉滑，为痰浊蒙窍之象；舌质紫，舌下络脉紫粗，为瘀血阻络之象。证属肝阳上亢，痰瘀互结；病位在心、肝、脑。

诊断：

中医诊断：眩晕。肝阳上亢，痰瘀互结证。

西医诊断：脑瘤（听神经瘤）。

治法：清肝泻火，祛痰化瘀。

方药：沈氏祛痰平肝汤合《三因极一病证方论》温胆汤加减。

钩 藤20g后下	川 芎10g	泽 泻10g	莱菔子10g
竹 茹10g	茯 苓10g	陈 皮10g	枳 壳10g
石菖蒲10g	郁 金10g	升 麻10g	葛 根10g
牛 膝10g	丹 参30g	夏枯草15g	海 藻10g
车前草30g	草决明30g	白花蛇舌草30g	白菊花10g

结果：上方每日1剂，水煎分2次服。服14剂，二诊，头昏眩晕、头目胀痛、颜面潮红明显减轻，二便正常，血压130/80mmHg，仍有失眠梦多，口干口苦，苔薄黄，去车前草、草决明，加夜交藤30g，生牡蛎30g镇静安神，玄参15g生津增液。服20剂，三诊，眩晕头昏、头目胀痛消失，纳可寐可，二便正常，仍有腰膝酸软乏力，偶感耳鸣，舌质淡黯，舌

下络脉紫，苔薄黄，脉细弦，血压 120/80mmHg，核磁共振检查示脑瘤切除部位水肿带明显缩小，痰瘀渐去，肝阳上亢已除，肝肾阴虚证显，改用沈氏《医级》杞菊地黄汤加减治疗。

枸杞子 10g	野菊花 10g	生 地 10g	黄 精 10g
生杜仲 10g	桑寄生 10g	菟丝子 10g	泽 兰 10g
续 断 10g	石菖蒲 10g	郁 金 10g	夏枯草 15g
海 藻 10g	升 麻 10g	葛 根 10g	川牛膝 10g
丹 参 30g	川 芎 10g	莱菔子 10g	白花蛇舌草 30g

结果：服用 20 剂，四诊，腰膝酸软轻，耳鸣消失，血压 130/80mmHg，舌苔薄黄，舌下络脉稍紫，脉细弦，核磁共振检查示术后水肿带基本消失。继加减治疗，改为 1 副药分 2 天服，每日 1 煎，连服 1 个月，改为杞菊地黄丸每次 1 丸，每日 1 次，每晚服用。门诊随访 2 年，未见患者病情复发，已停药。

按语：脑瘤治疗一般从活血化瘀，软坚散结论治，但中医取效关键是辨证论治。本案治疗特色：①初期属肝阳上亢，痰瘀互结证，用沈氏祛痰平肝汤加温胆汤治疗，痰瘀去，阳亢除，改用沈氏《医级》杞菊地黄汤方加减治疗收功。②祛痰平肝汤有钩藤、川芎、泽泻、莱菔子组成，为治肝阳上亢经验方，运用升降理论，泽泻利尿，莱菔子消导，川芎、葛根可以透过血脑屏障，配升麻引药上行入脑，川牛膝引血下行，升清降浊利于清肝阳，祛痰邪。③泽泻、莱菔子利湿祛痰，川芎活血，痰瘀同治，利于消脑瘤术后水肿。④夏枯草清肝火，海藻软坚散结，二药配合清肝火降血压，散结治脑瘤。⑤调肾阴阳方调补肾精，生杜仲、桑寄生、菟丝子阳中求阴，配软坚散结海藻，活血化瘀丹参，开窍豁痰石菖蒲，诸药配合，使脑瘤部位水肿带基本消失，临床症状消失，病情未见复发。

（崔叶敏）

（二）鼻咽癌

案1 肺肾阴虚 瘀热蕴结

牛某，男，80 岁，2006 年 10 月 17 日初诊（寒露）。

病史：6 个月前开始出现反复鼻塞鼻腔出血，经多方治疗无效，在省某医院检查怀疑鼻咽癌，后在北京肿瘤医院确诊为鼻咽癌。连续放化疗 6

次后，因不能耐受放化疗，而放弃西药治疗，寻求中医治疗。刻下症见：体瘦纳差，言语迟缓，神疲乏力，少气懒言，胃脘胀满，咳痰少黏，口鼻咽干，五心烦热，腰膝酸软，溲黄便结。

检查：舌质黯红，舌有瘀斑点，舌下络脉紫粗，舌苔薄，脉细数。病理报告为鳞状细胞移行上皮癌。

辨证：肺阴不足，见口咽鼻干，咳痰少黏，大便干结；肾阴亏虚，则腰膝酸软；阴虚内热，见五心烦热；气虚不足，见神疲乏力，少气懒言；肺阴虚损，脾胃受累，运化无力，则胃脘胀满。舌质黯红，舌有瘀斑点，舌下络脉紫粗，舌苔薄，脉细数，为热瘀毒结；证属肺肾阴虚，瘀热毒结。病位在肺、胃、肾。

诊断：

中医诊断：鼻衄。肺肾阴虚，瘀热蕴结证。

西医诊断：鼻咽癌。

治疗：滋肾润肺，化瘀解毒。

方药：《医级》杞菊地黄汤化裁。

枸杞子 10g	野菊花 10g	生 地 10g	黄 精 10g
生杜仲 10g	桑寄生 10g	石菖蒲 10g	郁 金 10g
山萸肉 10g	白扁豆 10g	仙鹤草 10g	生薏苡仁 30g
白花蛇舌草 30g	丹 参 30g	川 芎 10g	芦 根 15g
北沙参 10g	灵 芝 10g	焦三仙 30g	生鸡内金 30g

结果：上方每日 1 剂，水煎分 2 次服。连服 2 个月，二诊，口咽鼻干、便干减轻，胃纳转佳，舌上瘀斑变浅，脉沉细，阴津渐复，仍有瘀热毒结，去焦三仙、生鸡内金，加桃仁 10g，草决明 15g，全瓜蒌 15g 通腑活血，泻热润肺。继服 1 个月，三诊，大便通畅，五心烦热消失，咽鼻干燥减轻，舌上瘀斑但较前明显好转，加当归 10g，生黄芪 10g 益气补血，夏枯草头 15g 清肝火，散郁结。连服 3 个月后，四诊，口咽鼻干及五心烦热未复发，偶腰酸软，舌质淡红，苔薄白，脉沉细，守法加减用药。气虚加西洋参、太子参、生黄芪，血虚加当归、熟地。半年后汤药改为每 2 天 1 付，每天服 1 煎，2 年后汤药改为每 3 天 1 付，仍在随访，无明显不适。CT 复查每年 1 次，癌灶无复发、无转移。

按语：鼻咽癌多发生于上额窦，其次为鼻腔，开始以鼻塞鼻衄为主，以后可有听力下降，视力障碍，头痛，颈部一侧或两侧肿块，以淋巴上皮细胞癌最多。此病案为鳞状细胞移行上皮癌。中医根据其症状归属于"鼻衄"范畴。《诸病源候论·鼻衄候》说："鼻衄者，由伤动血气所为，五脏皆禀血气，血气和调则循环经络，不涩不散，若劳伤损动，因而生热，气逆流溢入鼻者，则成鼻衄也。"以痰浊内阻，气滞血瘀，热毒内蕴，气阴两虚等为常见病机，本患者属瘀热毒蕴，气阴两虚证，治疗宜调肾阴阳，滋肾润肺，化瘀解毒。本案特色：①枸杞子滋补肝肾，提高机体免疫功能，现代药理研究枸杞子多糖在肿瘤免疫调节网络中有免疫增强作用。②益气养阴为大法，沙参、芦根养阴，白扁豆、仙鹤草益气，黄精补气养阴。③佐以化瘀散结，通腑泻肺。丹参、桃仁化瘀，野菊花、夏枯草清热散结，桃仁、全瓜蒌、草决明通腑以泻肺热。④川芎化瘀通窍，引诸药入鼻窍。诸药配伍，扶正祛邪，标本兼治，防止复发。

（崔叶敏）

（三）食道癌

案1 痰浊化火 升降失调

金某，男，48岁，2011年7月6日初诊（小暑）。

病史：吞咽有梗塞感半年，经食道X线钡餐造影显示下段充盈缺损长3cm，病理确诊为食道下段腺癌。放疗5次，病灶未缩小，反应较大，而求治中医。刻下症见：吞咽发噎，尤进干食明显，时有恶心，食道部憋闷烧灼，口黏纳呆，便干心烦。

检查：舌质红，苔黄腻，脉弦滑。

辨证：脾胃失和，水谷停聚，化为痰浊，阻碍气机，升降失衡，故而吞咽困难，发为噎膈；痰浊中阻，则口黏纳呆；胃气上逆，则见恶心；痰浊化火，烧灼心烦；热移大肠，则见便干。舌质红，苔黄腻，脉弦滑，皆为痰浊之象。证属痰浊化火，升降失调；病位在脾胃、食道。

诊断：

中医诊断：噎膈。痰浊化火，升降失调证。

西医诊断：食道癌。

治法：清热祛痰，调畅气机。

方药：沈氏茵陈温胆汤合《伤寒论》小陷胸汤。

茵　陈15g^{后下}	泽　泻10g	天竺黄10g	枳　壳10g
茯　苓10g	陈　皮10g	石菖蒲10g	郁　金10g
黄　连10g	全瓜蒌30g	姜半夏10g	蒲公英10g
生赭石30g	白花蛇舌草30g	莱菔子10g	丹　参30g

结果：上方每日 1 剂，水煎分 2 次服。连服 14 剂，二诊，腑行已畅，食纳增加，仍有噎嗝，苔腻退半，胸憋亦缓，痰浊渐祛，再增升降之剂，去姜半夏，加升麻 5g，川牛膝 15g，三七粉 6g（冲）。再服 30 剂，三诊，噎嗝明显缓解，已能慢进干食，胸憋烧灼已除，食道钡餐造影示下段病灶缩小为 1.5cm，效不更方，去天竺黄，改为竹茹 10g，加服中成药固元胶囊、犀黄丸。连服半年，四诊，CT 复查示食道病灶消失，纳食正常，上方加牛黄 1g，麝香 1g，冬虫夏草 2g，熊胆 5g，西洋参 30g，三七粉 90g，乳香 30g，没药 30g，共为水丸常服。半年后陪病友门诊，述噎嗝未复，工作生活正常，嘱服水丸 5 年以上，以资巩固。

按语：本案噎嗝属痰浊化热，升降失调，治宜清热祛痰降浊，茵陈温胆合小陷胸汤切证而获效。本案特色：①除噎嗝调理升降至关重要，升者小量升麻，降者大量赭石、川牛膝。②姜半夏虽降逆有效，但其温燥，对痰热不利，中病即止。③天竺黄清热通便，便畅仍改用竹茹清热祛痰。④三七配赭石除噎效药。⑤最后以效方配犀黄丸制成丸剂缓图，服用半年，病灶消答，可见癌症难治，并非不治。

（沈宁）

案 2　肝胃不和　痰瘀互结

李某，女，77 岁，2012 年 11 月 25 日初诊（小雪）。

病史：5 个月前出现吞咽困难，在省某医院诊为食道癌，因患者病变出现转移，放弃手术，改为放疗。放疗 4 次，出现吞咽困难加重，伴乏力、胸部灼痛，反应加重，遂放弃西医治疗，前来就诊。刻下症见：吞咽困难，口苦口干，疲乏无力，尿少色黄，纳差便溏，胃脘胀满，胁肋胀痛。

检查：疲惫面容，舌质淡，边有瘀斑，舌苔黄腻，脉细舌下脉络紫粗。

辨证：痰阻中焦，升降失司，则吞咽困难，纳差便溏，胃脘胀满；肝气不舒，则胁肋胀痛；肝郁化火，则口苦口干；热移小肠，则尿少色黄；久病伤正，则疲乏无力。舌质淡，舌两侧有瘀斑点，舌苔黄腻、根部重，舌下络脉紫粗曲张，脉细滑，为痰瘀互结，郁而化热之征。证属肝胃不和，痰瘀互结；病位在肝、脾胃、食道。

诊断：

中医诊断：噎膈。肝胃不和，痰瘀互结证。

西医诊断：食道癌。

治法：疏肝和胃，祛痰化瘀。

方药：《三因极一病证方论》温胆汤加减。

竹　茹 10g	茯　苓 10g	陈　皮 10g	枳　壳 10g
石菖蒲 10g	郁　金 10g	白花蛇舌草 30g	蒲公英 10g
山　药 10g	生薏苡仁 20g	野葡萄藤 20g	藤梨根 20g
灵　芝 10g	升　麻 10g	代赭石 30g	焦三仙 30g
生鸡内金 30g	木　香 10g	砂　仁 10g	丹　参 30g

上方每日 1 剂，水煎分 2 次服。

胶囊配方：

牛　黄 5g	麝　香 5g	熊胆粉 5g	冬虫夏草 5g
海　马粉 30g	西洋参 50g	醋鳖甲 50g	三七粉 60g
丹　参 80g	灵　芝 30g	生薏苡仁 100g	莱菔子 30g
浙贝母粉 50g	代赭石 100g	枳　实 50g	半　夏 50g
白花蛇舌草 100g			

结果：水煎剂每日 1 剂，水煎分 2 次服。胶囊剂的中药共研细末，装入 0 号胶囊，每次 5 粒，每日 3 次，多吃菌类、新鲜蔬菜。服用 14 剂，二诊，口苦口干、胃脘胀满减轻，纳可寐可，二便正常，守法用药，继服上方。服用 14 剂，三诊，口苦口干消失，吞咽困难减轻，舌质淡，舌苔薄，舌两侧瘀斑点减轻，舌下络脉紫粗改善，脉细，痰瘀互结渐减，肝肾阴虚证显，改用《医级》杞菊地黄汤加减。

枸杞子 10g	野菊花 10g	生　地 10g	黄　精 10g
生杜仲 10g	桑寄生 10g	菟丝子 10g	泽　兰 10g
山　药 10g	生薏苡仁 20g	野葡萄藤 20g	藤梨根 20g
灵　芝 10g	三　棱 10g	莪　术 10g	升　麻 10g
代赭石 30g	丹　参 30g	蒲公英 10g	白花蛇舌草 30g

结果：胶囊剂服用同前，水煎剂加减治疗 3 个月，四诊，吞咽困难消

失，去升麻、代赭石，守法加减治疗，暑湿加藿香 10g，苏梗 10g；气虚加白扁豆 10g，仙鹤草 10g，生黄芪 15g；胁肋不适加柴胡 10g，香附 10g；乏力加鸡血藤 20g，石韦 10g，当归 10g。治疗 3 个月，五诊，在省某医院 CT 检查示食道癌放疗后改变，两侧胸膜下小结节样影，甲状腺内小结节钙化影，腹部 CT 未见异常。病情稳定，临床症状消失，舌苔薄，舌下络脉稍紫。仍在门诊治疗随访中。

按语： 食道癌属中医"噎膈""膈中""关格""反胃"等范畴，认为本病主要病因为内伤饮食、情志、脏腑功能失调所致，形成气滞、血瘀、痰阻，病性为本虚标实。本案特色：①治疗肿瘤取效关键在于先开胃口，胃口开，正气自复。以焦三仙、生鸡内金、木香、砂仁开胃口，助消化，增强食欲，增强患者抗病抗癌信心。②白花蛇舌草、蒲公英清热解毒，苦寒不伤正，蒲公英还可以健胃。③胃纳转佳，痰瘀渐去后，肝肾阴虚证显，宜以扶正为主，滋阴助阳。④半夏、代赭石降逆顺膈。⑤野葡萄藤、藤梨根清热解毒，利湿消肿，是治疗消化道肿瘤对药、效药。⑥二者可有效地提高患者自身抵抗肿瘤的能力，可提高肿瘤的治疗效果；胶囊剂为沈师经验方，祛瘀解毒不伤正，补气扶正不留邪。

（崔叶敏）

案 3 阴虚津亏 瘀热毒结

靳某，女，67 岁，2010 年 5 月 9 日初诊（立夏）。

病史： 口咽鼻干，纳差消瘦 1 年，加重 1 个月。患者食道癌术后 10 年。2009 年 2 月出现吞咽困难，纳差消瘦，口腔有巨大溃疡，在省某医院诊为食道癌复发伴口腔转移，于 3 月 14 日开始化疗，2 周后改为放疗，进行 8 个疗程。患者放化疗结束后，纳差消瘦加重，自觉口腔干燥，无唾液分泌，遂放弃西医治疗，寻求中医治疗。刻下症见：身体消瘦，言语无力，口腔咽鼻干燥，无唾液，五心烦热，腰膝酸软，大便燥结，纳差寐可。

检查： 舌光红无苔，舌有裂痕，舌下络脉紫粗曲张，成串珠样，脉细涩。口腔左颊部有一长约 2cm 裂口，裂口创面有苔藓样物覆盖，触之易出血。

辨证： 脾气虚损，则身体消瘦，言语无力；津液不足，阴虚内热，则口咽鼻干，五心烦热，大便燥结；肾阴不足，见腰膝酸软。舌光红无苔，舌有裂痕，舌下络脉紫粗曲张，成串珠样，脉细涩，为阴液不足，瘀血内结之征。证属阴虚津亏，瘀热毒结；病位在脾胃、肾。

诊断：

中医诊断：噎膈。阴虚津亏，瘀热毒结证。

西医诊断：食道癌术后复发伴口腔转移。

治法：滋肾生津，化瘀解毒。

方药：《医级》杞菊地黄汤加减。

枸杞子10g	野菊花10g	生　地10g	黄　精10g
生杜仲10g	桑寄生10g	菟丝子10g	泽　兰10g
续　断10g	麦　冬10g	玉　竹10g	百　合10g
白扁豆10g	仙鹤草10g	川牛膝10g	白茅根10g
芦　根10g	丹　参30g	灵　芝10g	当　归10g
白花蛇舌草30g	蒲公英20g		

结果：上方每日1剂，水煎分2次服。服12剂，二诊，口咽鼻干减轻，纳可便调，口腔转移病灶表面白苔减轻，创面范围缩小，去菟丝子、泽兰、续断，加玄参、竹叶，增加滋阴生津之力。服药3个月，三诊，吞咽困难明显减轻，口腔转移病灶逐渐减小。上方加减治疗，疼痛重，加徐长卿、延胡索；咳嗽，加浙贝母、海藻；寐差，加炒枣仁、夜交藤、生牡蛎；血瘀重，加当归、赤芍、桃仁、红花、三七。半年后改为每2天1付，巩固治疗1年，随访至今，无明显不适，口腔溃疡基本消失，癌灶无加重、无转移，继续治疗中。

按语：食道癌属中医"噎膈"范畴，多由阴阳不和，三焦隔绝，津液不行所致。本案患者食道癌复发伴口腔转移，放化疗致阴虚火盛，津液亏耗，故用调肾阴阳方调肾阴阳。本案特色：①枸杞子、生地、黄精、麦冬、玉竹、百合滋阴，配生杜仲、桑寄生阳中求阴。②益气养阴，配合白扁豆、仙鹤草、黄精补气滋阴。③白花蛇舌草、生薏苡仁、蒲公英、野菊花清热解毒抗肿瘤。该患者以调肾阴阳方治疗食道癌口腔转移，异于清热解毒，以毒攻毒之法，患者服药后无身体不适，心情舒畅而口腔转移病灶渐消，效果甚佳。

（崔叶敏）

（四）胃癌

案1 痰瘀互结 脾胃不和

汪某，男，70岁，2010年7月26日初诊（大暑）。

病史：1年前因脘痛纳呆，到某医院行CT检查示胃小弯有肿物3cm，边缘欠整。胃镜活检确诊为胃腺癌，即行胃次全切术。术后做2次大剂量冲击化疗，呕吐不止，白细胞下降至1200，遂来求治中医。刻下症见：胃脘胀痛，食纳不佳，疲乏无力，大便溏薄。

检查：舌质红，苔黄腻，脉弦滑。

辨证：痰瘀互结，脾运失健，则胃脘胀痛，食纳不佳；湿阻肠道，见大便溏薄；正气不足，见疲乏无力。舌质红，苔黄腻，脉弦滑，为痰热内盛之征。证属痰瘀互结，脾胃不和；病位在脾胃。

诊断：

中医诊断：胃反。痰瘀互结，脾胃不和证。

西医诊断：胃癌术后。

治法：祛痰化瘀，运脾止痛。

方药：《三因极一病证方论》温胆汤合《袖珍方》金铃子散化裁。

竹　茹10g	枳　壳10g	茯　苓10g	陈　皮10g
石菖蒲10g	郁　金10g	当　归10g	莱菔子10g
川楝子10g	延胡索10g	白扁豆10g	蒲公英10g
仙鹤草10g	白花蛇舌草30g	丹　参30g	三七粉3g^{冲}

结果：上方每日1剂，水煎分2次服。服14剂后，二诊，脘痛减轻，食纳增加，便溏已止，仍感疲乏，苔腻依存，痰浊减而未祛，加强退腻之力，去白扁豆，加茵陈15g（后下），泽泻10g，生龙牡各30g。再服14剂，三诊，胃痛已止，苔腻已退，精神好转，中阻痰浊已除，改投调肾阴阳方。

枸杞子10g	野菊花10g	生　地10g	黄　精10g
生杜仲10g	桑寄生10g	仙鹤草10g	蒲公英10g
补骨脂10g	川楝子10g	延胡索10g	白花蛇舌草30g
三七粉3g^{冲}			

结果：连服1个月，四诊，症情稳定，汤剂减为每晚服1次，加服中

成药杞菊地黄胶囊、固元胶囊，每日 2 次。续治已 3 年余，无明显不适。复查 CT 示胃小弯肿块缩小至 1cm 以下，仍在门诊治疗随访中。

按语：治疗肿瘤的原则应先保护胃气，增食欲是成功前提，本案痰浊中阻，故投温胆汤合金铃子散。本案特色：①莱菔子祛痰，丹参化瘀，二药同用，痰瘀同治。②痰浊祛除，改为调肾阴阳法，以杞菊地黄为主方。③仙鹤草、白扁豆、三七粉益气活血，扶正抗癌，无论虚证实证均可投用。④蒲公英、白花蛇舌草健胃抗癌，虚实之证均可用，是有效辅佐。⑤补骨脂、生杜仲、桑寄生从阳求阴，调肾阴阳不可缺少。

（沈宁　白伟超）

案 2　脾失健运　胃失和降

梁某，男，60 岁，2006 年 9 月 8 日初诊（白露）。

病史：4 个月前，因胃脘区疼痛到省某医院做胃镜，报告：胃癌（鳞状上皮细胞癌），做胃大部切除术，化疗 2 次，因反应重，身体虚弱，腹胀纳差，而放弃西医治疗，前来就诊。刻下症见：胃脘胀满，嗳气泛酸，腹胀便溏，神疲乏力，纳差寐差，腰膝酸软。

检查：身体消瘦，疲惫面容。舌质淡黯，舌下络脉紫粗，舌苔薄黄，脉细。

辨证：术后伤及正气，正气不足，则神疲乏力，身体消瘦；脾失健运，则纳差便溏；胃失和降，则嗳气泛酸；脾虚及肾，则腰膝酸软，面容疲惫。舌质淡黯，舌下络脉紫粗，舌苔薄黄，脉细为正虚血瘀之征。证属脾失健运，胃失和降；病位在脾胃。

诊断：

中医诊断：胃反。脾失健运，胃失和降证。

西医诊断：胃癌（鳞状上皮细胞癌）术后。

治法：健脾补气，和胃降逆。

方药：《时方歌括》香砂六君子汤加减。

党　参 20g	白　术 20g	山　药 10g	生薏苡仁 20g
茯　苓 10g	陈　皮 10g	枳　壳 10g	白花蛇舌草 30g
蒲公英 10g	木　香 10g	砂　仁 5g	煨葛根 10g
川牛膝 10g	丹　参 30g	灵　芝 10g	白扁豆 10g
仙鹤草 10g	鸡血藤 30g	石　韦 10g	

结果：上方每日 1 剂，水煎分 2 次服。服用 20 剂，二诊，二便转调，食纳转佳，脘腹胀满减轻，腰膝酸软仍显，苔薄，去煨葛根，加生杜仲 10g，桑寄生 10g 补肾，脾肾同治。服用 20 剂，三诊，脘腹胀满消失，腰膝酸软减轻，继随症加减治疗。情志抑郁，加石菖蒲 10g，郁金 10g；肾虚头昏，加枸杞子 10g，野菊花 10g；口干，加芦根 20g，百合 10g；胁肋胀满，加川楝子 10g，延胡索 10g；嗳气泛酸，加香附 10g，海螵蛸 10g。2008 年 12 月 15 日检查未见异常，停药。随访 4 年，未见复发。

按语：胃癌属于中医"胃反"范畴。本案特色：①胃癌术后大伤元气，脾胃俱虚，胃失和降，"胃气为本"，用香砂六君子汤加减健脾和胃，降逆，振奋食欲，增强患者治病信心。②肝肾同治，加生杜仲、桑寄生，益火生土。③脾健胃和，加白花蛇舌草、蒲公英清热解毒抗癌，苦寒不伤胃，山药、生薏苡仁健脾利水渗湿。④白扁豆、仙鹤草补气，扶正解毒。⑤芦根生津除烦止呕，利尿排邪外出；百合养阴，清心安神，二者配合，生津养阴治口干。⑥香附疏肝理气止痛，利三焦，解六郁，配海螵蛸止痛。诸药配合，脾健胃和，病稳未复发。

（崔叶敏）

案3　肝胃不和　痰瘀互结

赵某，女，63 岁，2011 年 9 月 16 日初诊（秋分）。

病史：1 年前开始出现胃脘区疼痛，自服奥美拉唑症状时轻时重。2 个月前胃脘区疼痛加重，在省某医院做胃镜检查报胃癌侵及食道下段，给予胃大部及食道下段切除术，因身体虚弱，不能接受化疗治疗，前来就诊。刻下症见：胃脘胀满，两胁胀痛，纳差梦多，疲乏无力，大便稍溏，尿少色黄，腰膝酸软。

检查：形体消瘦，神疲面容。舌质淡黯，舌苔黄腻，舌两侧有瘀斑点，舌下络脉紫粗曲张，脉细滑。胃镜报贲门癌侵及食管下段。病理结果：贲门中－低分化腺癌，肿瘤侵透全层达浆膜、脂肪组织，累及食道下段，淋巴结转移，纵隔内稍大淋巴结。血常规检查白细胞 3.32×10^9/L。肿瘤 4 项检查结果：癌胚抗原 8.63μg/L（正常 0.11～5.093μg/L），铁蛋白 243.5μg/L（正常 13～232μg/L），糖类抗原 CA19－9 56U/ml（正常 0.46～37U/ml），糖类抗原 CA72－4 6.12U/ml（正常 0.21～6U/ml）。

辨证：痰阻中焦，升降失司，致纳差便溏，胃脘胀满；瘀血阻络，肝气不舒，致两胁胀痛；手术伤及正气，痰瘀互结，气机阻滞，清阳不升，故形体消瘦，神疲乏力。舌质淡黯，舌苔黄腻，舌两侧有瘀斑点，舌下络脉紫粗曲张，脉细滑为痰瘀互结之征。证属肝胃不和，痰瘀互结；病位在肝、脾胃。

诊断：

中医诊断：胃反。肝胃不和，痰瘀互结证。

西医诊断：胃癌术后。

治法：疏肝健脾，祛痰化瘀。

方药：《三因极一病证方论》温胆汤加减。

竹　茹 10g	茯　苓 10g	陈　皮 10g	枳　壳 10g
白花蛇舌草 30g	蒲公英 10g	山　药 10g	生薏苡仁 20g
焦三仙 30g	生鸡内金 30g	木　香 10g	砂　仁 5g
白扁豆 10g	仙鹤草 10g	川楝子 10g	延胡索 10g
灵　芝 10g	丹　参 30g	党　参 10g	生黄芪 10g

胶囊配方：

牛　黄 10g	麝　香 5g	熊胆粉 10g	冬虫夏草 10g
海　马 40g	西洋参 30g	醋鳖甲 30g	三七粉 60g
丹　参 80g	生薏苡仁 100g	白花蛇舌草 100g	灵　芝 20g
莱菔子 30g	浙贝母粉 50g		

结果：水煎剂每日 1 剂，水煎分 2 次服。胶囊配方的中药共研细末，装 0 号胶囊，每次 5 粒，每日 3 次。服用 14 剂，二诊，纳食转佳，二便正常，精神好转，脘胀、胁胀减轻，去川楝子、延胡索、焦三仙、生鸡内金，加石菖蒲 10g，郁金 10g，病情稳定，准备化疗。服药 12 剂，三诊（2011 年 11 月 10 日），自述 10 月 7 日开始化疗，因白细胞迅速下降，不能进行第 2 次化疗，见大便干结，尿黄，苔黄腻，血常规查白细胞 2.9×10^9/L，去竹茹，加天竺黄 10g，竹叶 10g 祛痰通便利尿，导邪外出，加鸡血藤 10g，石韦 10g，当归 10g 补益气血。服 14 剂，四诊，二便转调，去天竺黄、竹叶，仍改为竹茹，继续治疗，复查血常规示白细胞 3.92×10^9/L。肿瘤 4 项：癌胚抗原 3.85μg/L，铁蛋白 165.54μg/L，糖类抗原 CA19 - 9 11.62U/ml，糖类抗原 CA72 - 4 2.13U/ml。上方加减服用 20 剂，五诊，腰膝酸软仍显，苔薄，痰瘀去，肝胃和，改用调肾阴阳方加减。

枸杞子10g	野菊花10g	生　地10g	黄　精10g
生杜仲10g	桑寄生10g	菟丝子10g	泽　兰10g
续　断10g	白花蛇舌草30g	蒲公英10g	山　药10g
生薏苡仁20g	白扁豆10g	仙鹤草10g	木　香10g
砂　仁5g	川牛膝10g	丹　参30g	鸡血藤30g
石　韦10g			

结果：2012年5月28日复查，血常规白细胞4.92×10^9/L。肿瘤4项：癌胚抗原3.05μg/L，铁蛋白100.5μg/L，糖类抗原CA19 - 9 8.23U/ml，糖类抗原CA72 - 4 2.03U/ml。CT报贲门癌术后化疗后改变，纵隔无肿大淋巴结，肝脾肾未见转移。化疗已结束，继用中药加减治疗随访中。

按语：本案属肝胃不和，痰瘀互结，治则疏肝和胃健脾，祛痰化瘀解毒，温胆汤加减。本案特色：①化疗后白细胞低，鸡血藤、石韦养血和血，配补气养血当归，组成对药，针对化疗后白细胞减少效好。②痰瘀渐祛，肝肾阴虚证显，及时调方为调肾阴阳方，滋水涵木，生杜仲、桑寄生阳中求阴。③丹参活血化瘀不伤正，生黄芪扶正而祛邪，组成对药。④胶囊剂为沈师经验方，根据犀黄丸加减组成治疗肿瘤的方剂，祛瘀解毒不伤正，补益扶正不留邪。

（崔叶敏）

（五）结肠癌

案1　脾肾两虚　肠络损伤

耿某，女，48岁，2013年7月27日初诊（大暑）。

病史：1年前在某医院检查确诊为早期结肠癌，手术治疗，未做化疗。近1个月因生气，发现腹痛便血，因不愿做化疗，而求治中医。刻下症见：腹痛便血，腰酸腿软，升举无力，纳呆便溏。

检查：苔薄黄，质淡胖，脉沉细。触诊左下腹压痛有块，如鸡蛋大小。

辨证：手术耗伤气血，损伤正气，脾虚而见纳呆便溏，肾亏则有腰酸腿软，损络以致腹痛便血。苔薄黄，质淡胖，脉沉细，脾肾双亏之象。证属脾肾两虚，肠络损伤；病位在脾、肾、肠。

诊断：

中医诊断：积聚。脾肾两虚，肠络损伤证。

西医诊断：结肠癌术后。

治法：健脾开胃，益肾止血。

方药：投沈氏香砂乌梅汤。

党　参 10g	炒白术 10g	茯　苓 10g	陈　皮 10g
木　香 10g	砂　仁 10g	乌　梅 10g	焦三仙 30g
白扁豆 10g	蒲公英 10g	生杜仲 10g	桑寄生 10g

结果：上方每日 1 剂，水煎分 2 次服。连服 14 剂，二诊，食纳明显增加，精神好转，腹痛便血依存，改投调肾阴阳方，宗《医级》杞菊地黄汤化裁。

枸杞子 10g	野菊花 10g	生　地 10g	黄　精 10g
白扁豆 10g	仙鹤草 10g	生杜仲 10g	桑寄生 10g
川楝子 10g	延胡索 10g	地榆炭 10g	槐　米 10g
补骨脂 10g	煨葛根 10g	木　香 10g	砂　仁 10g
白花蛇舌草 30g			

结果：连服 14 剂，三诊，腹痛显减，便血已少，便溏已止，腰酸未减，脾已健运，肾仍亏虚，加强调肾之力，去葛根、木香、砂仁，加狗脊 10g，巴戟天 10g，鸡血藤 10g，老鹳草 10g。再服 1 个月，四诊，腰酸显减，便血已止，腹痛轻微，下腹肿块缩小，压痛轻微。上方每晚服 1 次，加服中成药固元胶囊、犀黄丸。连服 3 个月，肿块腹痛消失，纳便正常，便血未复，仍在门诊治疗。

按语：治疗肿瘤，先开胃口，本案苔薄黄不腻，故投香砂乌梅汤 14 剂即胃口开，及时转成调肾阴阳方，以杞菊地黄汤为主方，再从阳求阴，3 个月后腹痛便血解除，腹块消失而获效。本案特色：①煨葛根、白扁豆、木香、砂仁益气升清，行气健脾，为除便溏妙药。②地榆炭、槐米、仙鹤草止便血效佳。③白花蛇舌草、犀黄丸消腹块效显。

（沈宁　范竹萍）

（六）肺癌

案 1　痰热壅肺　灼伤肺络

邱某，男，68 岁，2008 年 9 月 14 日初诊（白露）。

主诉：胸痛咳嗽，痰中带血 2 个月。

病史：嗜烟近50年，1周前不慎感冒，发热虽退，咳嗽不止，痰黏带血，胸痛纳呆，精神不振，口黏便干。在某西医院行支气管镜检查确诊为右肺门支气管癌，病理证实属鳞癌。化疗1个月，癌瘤反增，症状未减，求治中医。刻下症见：咳痰带血，甚则胸痛，口黏纳呆，大便干结。

检查：精神不佳。舌质红，苔薄黄腻，脉象弦滑。

辨证：患者年叟嗜烟，痰浊内生，阻肺化热，肺为清肃之脏，痰热内壅，遂有胸痛咳痰；热移大肠，则大便干结；痰阻中焦，胃纳失和，见纳呆食少；痰热伤络，溢血妄行，则咳痰带血。舌质红，苔薄黄腻，脉象弦滑，为痰热内蕴之征。证属痰热壅肺，灼伤肺络；病位在肺。

诊断：

中医诊断：息贲，咳血。痰热壅肺，灼伤肺络证。

西医诊断：右肺门支气管肺癌。

治法：清肺祛痰，通腑止血。

方药：投沈氏千金苇茎六物汤加味。

芦　根30g	生薏苡仁10g	桃　仁10g	冬瓜仁10g
鱼腥草30g	白花蛇舌草30g	全瓜蒌30g	仙鹤草10g
莱菔子10g	葶苈子10g	丹　参30g	天竺黄10g
北沙参10g	紫　菀15g	三七粉3g^{冲}	

结果：上方每日1剂，水煎分2次服。连服7剂，二诊，咳血已止，咳痰减少，腑行已畅，胸痛已除，食纳增加，咳仍频作，痰浊渐祛，再增止咳之力，去三七、天竺黄、桃仁，加川贝粉3g（冲），桔梗10g，炙枇杷叶10g。再服14剂，三诊，频咳明显缓解，效不更方。续进14剂，四诊，频咳逐渐缓解，纳便已调，苔已不腻，脉现弦细，再增调肾清热之药，加枸杞子、野菊花、生地黄、山萸肉、生杜仲、桑寄生各10g。连服1个月，五诊，咳血未复，咳痰已轻，自行胸片复查示癌瘤有所缩小。续服上方，再加经验方加味犀黄丸、中成药杞菊地黄胶囊。1年后复查，肺癌明显缩小，精神好转，余无不适。至今已门诊回访5年，咳血未复。

按语：肺癌咳血预后较差，本案属痰热内蕴，治宜清热祛痰，自拟千金苇茎六物汤有效。本案特色：①肺癌祛痰至关重要，痰祛利于止血，天竺黄、全瓜蒌、莱菔子、葶苈子既可祛痰又能通腑，利于清泻肺火。②痰瘀同治，冬瓜仁祛痰，生薏苡仁利湿，桃仁化瘀，共用增强疗效。③鱼腥草、白花蛇舌草，增其清化又能抗癌，现代药理研究其均有抗肿瘤作用。④仙鹤草、三七粉，益气止血又抗癌。现代药理研究仙鹤草鞣酸是一种潜在的抗肿瘤物质，三七有抗肿瘤作用。⑤丹参功同四物和血，利于血止而不致瘀。⑥紫菀、川贝系止咳有效药对。⑦后入调肾之品，系治本之法，防止复发，巩固疗效。肺癌能维持5年，实乃辨证论治之功。

（沈宁）

案2　痰瘀互结　热毒袭肺

任某，男，78岁，2009年11月18日初诊（小雪）。

病史：患者有吸烟史，已戒5年。半年前出现咳嗽，先呛咳、干咳，后出现咳嗽有痰，服用抗菌消炎止咳药，咳嗽时轻时重，后痰中带血。在省某医院做2次CT检查，报告：间质性肺炎。静脉输液抗菌消炎止咳药，症状减轻，1个月后又加重伴气短，做加强CT报告：右肺癌（晚期），丧失手术机会，放弃化疗，前来就诊。刻下症见：咳嗽频作，痰中带血，胸痛气短，胁肋胀痛，腰膝酸软，尿黄便干。

检查：舌质淡黯、两侧有瘀斑点，舌下络脉紫粗曲张，苔黄腻，脉细滑。CT报告：右肺中心型肺癌，右肺下叶阻塞性肺炎，纵隔淋巴结转移，肺气肿，胸腔少量积液。

辨证：痰毒阻肺，气机不畅，故见咳嗽频作，痰中带血，胸痛气短；痰阻气滞，见胁肋胀痛；痰毒阻肺，血不归经，见痰中带血；久病伤正，肾虚不足，见腰膝酸软；热移肠道，则尿黄便干。舌质淡黯、两侧有瘀斑点，舌下络脉紫粗曲张，苔黄腻，脉细滑，为痰瘀互结之征。证属痰瘀互结，热毒袭肺；病位在肺。

诊断：

中医诊断：息积。痰瘀互结，热毒袭肺证。

西医诊断：右肺中心型肺癌，纵隔转移，胸腔积液。

治法：祛痰解毒，清肺降逆。

方药：《三因极一病证方论》温胆汤合《韩氏医通》三子养亲汤加减。

竹　茹 10g	茯　苓 10g	陈　皮 10g	枳　壳 10g
白花蛇舌草 30g	蒲公英 10g	炒葶苈子 10g	苏　子 10g
莱菔子 10g	瓜　蒌 20g	山　药 10g	生薏苡仁 20g
白扁豆 10g	仙鹤草 10g	鱼腥草 10g	杏　仁 10g

芦　根 20g　　　天花粉 10g　　　石菖蒲 10g　　　郁　金 10g

结果：上方每日 1 剂，水煎分 2 次服。生薏苡仁煮粥代食。服用 14 剂，二诊，痰中带血、气短改善，仍有痰稠，胁肋胀痛，腰膝酸软，二便正常，苔薄黄，去石菖蒲、郁金，加浙贝母粉去顽痰，川楝子 10g，延胡索 10g 理气止痛。再服 20 剂，三诊，胸痛、胁肋胀满消失，咳痰明显减轻，苔薄黄，去葶苈子、苏子、莱菔子，加沙参 10g，百合 10g 滋阴润肺，丹参 30g 活血化瘀养血。服用 20 剂，四诊，咳嗽明显减轻，仍感腰膝酸软，苔薄，脉细，痰瘀毒轻，肝肾阴虚证显，改用《医级》杞菊地黄汤加减治疗。

枸杞子 10g　　　野菊花 10g　　　生　地 10g　　　黄　精 10g
生杜仲 10g　　　桑寄生 10g　　　白花蛇舌草 30g　蒲公英 10g
山　药 10g　　　生薏苡仁 20g　　白扁豆 10g　　　仙鹤草 10g
百　合 10g　　　沙　参 10g　　　天花粉 10g　　　浙贝母粉 5g
川牛膝 10g　　　丹　参 30g　　　灵　芝 10g　　　芦　根 20g

结果：服用 30 剂，五诊，做 CT 检查报肺癌病灶缩小，纵隔淋巴结缩小，胸腔积液消失，偶感腰膝酸软，继加减治疗。咽痛，加射干 10g，牛蒡子 10g；头痛，加蔓荆子 10g，藁本 10g；尿频，加五倍子 10g，益智仁 10g；咳嗽痰多，加桑白皮 10g，炙枇杷叶 10g。门诊加减治疗 1 年 2 个月，2011 年 1 月 15 日因冠心病猝死。

按语：肺癌大多以气滞、痰阻、毒结、血瘀为主，此肺癌患者右肺下叶阻塞性肺炎伴纵隔转移、胸腔积液，为晚期，属痰瘀互结，热毒袭肺，治则祛痰解毒，清肺降逆，温胆汤和三子养亲汤加减治疗。本案特色：①肺与大肠相表里，杏仁祛痰，配合全瓜蒌润肠通腹，清泄热毒。②肺癌见痰必先祛痰，祛痰主方为三子养亲汤。因痰浊日久化热，故用炒葶苈子替代三子养亲汤中白芥子，炒用防其苦寒损伤脾胃。炒葶苈子、苏子、莱菔子清肺祛痰、止咳，治有形热痰，为治疗咳喘的有效药对。③白扁豆、仙鹤草补气扶正抗癌，仙鹤草为止咳血要药。④药食同源，配合生薏苡仁煮粥，加大抗癌作用。⑤百合、沙参、天花粉生津增液润肺。痰瘀渐去，肝肾阴虚症显，选用沈氏调肾阴阳方巩固治疗，治其根本。病情稳定，惜于猝死。

（崔叶敏）

案3 疫毒阻肺 痰瘀互结

刘某，女，63岁，2008年4月11日初诊（谷雨）。

病史：2个月前出现反复咳痰带血，在省某医院行CT检查诊为肺癌，右侧胸腔积液，右侧胸膜增厚。手术切除病灶，术后进行化疗。仅化疗1次，因反应重，放弃西医治疗，前来就诊。刻下症见：咳嗽痰黏，胸胁胀满，纳差乏力。

检查：咳痰中夹血，舌质红，舌下络脉紫粗，苔黄腻，脉弦滑。

辨证：疫毒攻肺，痰热内盛，则咳痰多黏；痰阻气滞，则胸胁胀满，纳差；瘀毒阻络，血不归经而咯血。舌质红，舌下络脉紫粗，苔黄腻，脉弦滑，为痰瘀互结之征。证属疫毒阻肺，痰瘀互结；病位在肺。

诊断：

中医诊断：肺积。疫毒阻肺，痰瘀互结证。

西医诊断：肺癌。

治法：祛痰解毒，清肺降逆。

方药：《三因极一病证方论》温胆汤合《温病条辨》三仁汤加味。

杏 仁 10g	苡 仁 30g	白豆蔻 10g	竹 茹 10g
茯 苓 10g	陈 皮 10g	枳 壳 10g	石菖蒲 10g
郁 金 10g	白花蛇舌草 30g	蒲公英 10g	灵 芝 10g
丹 参 30g	夜交藤 30g	浙贝母 10g	白扁豆 10g
仙鹤草 10g	芦 根 15g	天花粉 10g	炒葶苈子 10g
苏 子 10g	莱菔子 10g		

结果：上方每日1剂，水煎分2次服。连服1个月，二诊，咯血止，胸痛咳嗽减轻，纳可，舌质淡红，苔黄腻，脉沉细，疫毒未清，正气渐复，加北沙参10g，川贝4g，紫菀10g等润肺之品。连服30剂，三诊，偶咳无痰，食欲好转，舌苔薄，邪已去半，正气未复，用沈氏调肾阴阳方加减，固护正气，祛邪解毒。

枸杞子 10g	野菊花 10g	生 地 10g	黄 精 10g
生杜仲 10g	桑寄生 10g	石菖蒲 10g	郁 金 10g
杏 仁 10g	生苡仁 30g	白豆蔻 10g	白花蛇舌草 30g
浙贝母 10g	海 藻 10g	白扁豆 10g	仙鹤草 10g
芦 根 15g	百 合 10g	北沙参 15g	天花粉 10g

灵　芝 10g

结果：上方加减治疗，热毒入血，加丹皮 10g，紫草 10g；湿滞，加藿
香 10g，佩兰 10g；肝郁，加柴胡 10g，香附 10g；血瘀，加赤芍 10g，桃仁
10g，三棱 10g，莪术 10g；气虚，加太子参 10g，生黄芪 10g。服药 2 个月，
患者偶咳，纳可，精神状态恢复正常，做 CT 检查未见转移病灶。继用药，
嘱平时多服用白银耳。半年后改为每 2 天 1 付，2 年后改为每 3 天 1 付，
继续随访，患者精神状况良好，病灶反复检查未复发。

按语： 肺癌属中医"肺积""咳血""咳嗽"的范畴。中医认为正气
虚损，邪毒犯肺，肺气宣降失司，气机不畅，津液不布，积聚成痰，痰凝
气滞，血行受阻，气滞血瘀，络脉阻滞，积聚成肺癌。本案属疫毒阻肺，
痰瘀互结，用温胆汤加味，化痰祛瘀。本案特色：①白花蛇舌草、蒲公英
清热解毒，消痈散结，苦寒而不伤胃。②石菖蒲豁痰开窍，宁神镇惊，芳
香化浊，郁金行气解郁，合用增强行气活血之力。③白扁豆健脾化湿，现
代药理研究其可提高细胞免疫功能；灵芝益气扶正，现代药理研究其可提
高机体免疫力，抗癌。④葶苈子、苏子合用利水消胸腔积液。⑤痰瘀渐退
后，改用沈氏调肾阴阳方加味，固护正气。温胆汤与调肾阴阳方辨证应
用，病情很快稳定，患者信心倍增，更加配合治疗。

（崔叶敏）

案 4　邪毒阻肺　痰瘀互结

李某，女，59 岁，2010 年 4 月 19 日初诊（谷雨）。

病史：身痛半年，头痛、恶心伴呕吐 2 个月。患者右肺上叶腺癌术后
2 年，在省某医院放化疗 8 次。半年前开始出现身痛，做核磁共振检查诊
断骨转移，右侧胸腔积液。2 个月前出现头痛恶心呕吐，做核磁共振报脑
转移瘤，放弃西医治疗，前来就诊。刻下症见：头痛身痛，以下肢及胸骨
疼痛为甚，咳痰带血，恶心欲吐，疲乏无力，纳差寐差，大便干结。

检查：情绪低落，舌质紫黯，舌两侧有瘀斑，舌下络脉紫粗曲张呈串
珠样，舌苔黄腻，脉弦滑。胸骨有压痛。

辨证：痰热内蕴，疫毒攻肺，损伤肺络，则咳痰带血；毒袭脑窍，故
头痛欲吐；邪毒侵袭骨髓，故周身疼痛；热移大肠，则大便干结；痰热中
阻，胃失和降，则纳差恶心。舌质紫黯，舌两侧有瘀斑，舌下络脉紫粗曲
张呈串珠样，舌苔黄腻，脉弦滑，为痰瘀互结之征。证属邪毒阻肺，痰瘀

互结；病位在肺、脑、骨。

诊断：

中医诊断：肺积。邪毒阻肺，痰瘀互结证。

西医诊断：肺癌骨转移、脑转移。

治法：祛痰解毒，清肺散结。

方药：《温病条辨》三仁汤、《三因极一病证方论》温胆汤、《症因脉治》三子养亲汤加减。

杏　仁 10g	生薏苡仁 30g	白豆蔻 10g	茯　苓 10g
陈　皮 10g	枳　壳 10g	炒葶苈子 10g	苏　子 10g
莱菔子 10g	白花蛇舌草 30g	蒲公英 10g	升　麻 10g
葛　根 10g	白扁豆 10g	仙鹤草 10g	浙贝母 10g
海　藻 10g	丹　参 30g	灵　芝 10g	徐长卿 20g
沙　参 10g	三七粉 4g	芦　根 20g	竹　茹 10g

胶囊配方：

牛　黄 5g	冬虫夏草 5g	麝　香 2g	西洋参 30g
熊胆粉 5g	海马粉 5g	醋鳖甲 30g	三七粉 90g
丹　参 60g	生苡仁 90g	白花蛇舌草 90g	灵　芝 90g
蚕　沙 90g	生鸡内金 90g	生杜仲 90g	桑寄生 90g
浙贝母 90g	葛　根 90g		

结果：汤剂每日 1 剂，水煎分 2 次服。胶囊中药共研细末，装入 0 号胶囊，每次 3g，每日 2 次。服用 15 剂后，二诊，咳嗽痰多、头痛恶心、大便干结减轻，仍有身痛，去葶苈子、苏子、莱菔子、升麻、葛根，加川楝子 10g，延胡索 20g，骨碎补 20g，补骨脂 20g 增强补肾止痛作用。服用 20 剂，三诊，大便转调，头痛恶心明显减轻，身痛减轻，继加减治疗。暑湿，加薄荷、苏梗、藿香各 10g；寐差，加夜交藤、生牡蛎各 30g；纳差，加焦三仙、生鸡内金各 30g；热毒入血，加丹皮、紫草各 10g；肝郁，加柴胡、香附各 10g；血瘀重，加桃仁、红花各 10g；气虚加太子参 10g，生黄芪 15g。加减治疗半年，四诊，做核磁共振检查示右侧胸腔积液消失，脑转移瘤、骨转移瘤部位阴影无变化，舌苔薄，舌质红，脉细，改用《医级》杞菊地黄汤巩固治疗。

枸杞子 10g	野菊花 10g	生　地 10g	黄　精 10g

生杜仲 10g	桑寄生 10g	石菖蒲 10g	郁　金 10g
川　芎 10g	泽　泻 10g	蒲公英 10g	白花蛇舌草 10g
灵　芝 10g	浙贝母 10g	海　藻 10g	徐长卿 10g
三七粉 10g	白扁豆 10g	仙鹤草 10g	牛　膝 10g

结果：2011 年 3 月复查核磁共振示病灶未见增大，仍在随访治疗中。

按语：本案肺癌患者病邪袭脑、骨，为肺癌中之重症，属痰瘀互结，痰热阻肺，以祛痰清热为治疗大法。本案特色：①肺癌治疗关键为祛痰，痰热用三子养亲汤祛痰，利水消胸腔积液，清有形之痰；配三仁汤开胃祛痰，分利三焦，痰祛胃开。②"胃气为本"，以温胆汤祛痰开胃，胃纳佳则患者信心倍增，利于病情稳定。③化疗伤正，故用生黄芪、仙鹤草、灵芝固护正气。④加味犀黄丸为沈师在传统犀黄丸基础上改进方，采用破血逐瘀，祛痰导滞，清热解毒为主法，配以扶正固本，益气养阴，开胃消食，丸药缓图，治疗肿瘤，防止复发。⑤痰祛病稳，用沈氏调肾阴阳方固其根本。本案属肺癌中之重症，但抓住其病机之关键，通过祛痰、扶正、抗癌、补肾分步骤综合治疗，使患者病稳，延长生存期。

（崔叶敏）

（七）胆囊癌

案 1　毒蕴少阳　痰瘀互结

孙某，女，58 岁，2012 年 2 月 18 日初诊（雨水）。

病史：1 个月前间断性右上腹痛到医院诊治，CT 检查示胆囊癌伴胰头门静脉间淋巴结转移。B 超报告：胆囊实性占位，肝脏受侵，腹膜后多发淋巴结肿大。手术切除胆囊，病理结果为胆囊黏液腺癌伴肝转移。考虑晚期胆囊癌并发转移，给予对症处理，7 天前出现右上腹痛加剧，伴恶心欲吐，腹胀纳呆，在当地治疗无效，前来就诊。刻下症见：右上腹痛，胃脘胀满，恶心欲吐，口苦口干，纳呆寐差，尿黄便干。

检查：面色黯淡，舌质淡黯，舌两侧有瘀斑点，舌下络脉紫粗曲张，舌苔黄腻，脉弦滑。CT 检查示胆囊癌伴胰头、肝脏、腹膜后淋巴结转移。肿瘤生化癌胚抗原 11.55μg/L（正常 0.11 ~ 5.093μg/L），铁蛋白 160.30μg/L（正常 13 ~232μg/L），糖类抗原 CA19 – 9 863.60U/ml（正常 0.46 ~37U/ml），甲胎蛋白 3.26μg/ml（正常 0 ~7μg/ml）。

辨证：少阳胆经郁结，气机不利，故右上腹痛；胆胃不和，故胃脘区胀满，恶心欲吐，纳差；痰热毒邪结于中焦，见胃脘胀满，口苦口干；热移肠道，则尿黄便干。舌质淡黯，舌两侧有瘀斑点，舌下络脉紫粗曲张，舌苔黄腻，脉弦滑，为痰瘀互结之征。证属毒蕴少阳，痰瘀互结；病位在肝胆、胃。

诊断：

中医诊断：胁痛。毒蕴少阳，痰瘀互结证。

西医诊断：胆囊癌伴肝、胰腺、腹膜后淋巴结转移。

治则：祛痰化瘀，解毒利胆。

方药：《三因极一病证方论》温胆汤合《太平圣惠方》金铃子散加减。

竹　茹 10g	茯　苓 10g	陈　皮 10g	枳　壳 10g
白花蛇舌草 30g	蒲公英 10g	山　药 10g	生薏苡仁 20g
焦三仙 30g	生鸡内金 30g	木　香 10g	砂　仁 5g
川楝子 10g	延胡索 10g	灵　芝 10g	金钱草 30g
白扁豆 10g	仙鹤草 10g	车前草 30g	草决明 30g

结果：上方每日 1 剂，水煎分 2 次服。服用 14 剂，二诊，食纳好转，二便转调，胃脘区胀满减轻，仍有寐差，右上腹痛重，舌淡黯，苔薄黄，去车前草、草决明、焦三仙、生鸡内金，加醋鳖甲 15g 增强软坚散结之功，夜交藤 30g，生牡蛎 30g 镇静安神，丹参 30g 活血和血。服用 14 剂，三诊，寐可，右上腹痛重，舌淡黯，舌苔薄黄，去夜交藤，加徐长卿 15g 增强止痛之功，三棱 10g，莪术 10g 增强破血行气散结之功。服用 14 剂，四诊，肿瘤生化 4 项检查结果：癌胚抗原 10μg/L，铁蛋白 150.3μg/L，糖类抗原 CA19-9 523U/ml，甲胎蛋白 2.3μg/ml，舌苔薄黄，右上腹痛轻，腰膝酸软，痰毒渐轻，肝肾阴虚显，改沈氏调肾阴阳方加减。发热，加茵陈 20g(后下)，泽泻 10g；口干，加白茅根 20g，芦根 20g 生津增液；口苦，加生栀子 10g。维持治疗 4 个月，病情稳定，继门诊治疗中。

按语：胆囊癌伴肝、胰腺、腹膜后淋巴结转移为癌中之重症，一般生存期 2~3 个月，常规治疗以清热解毒抗癌，以毒攻毒，活血化瘀，软坚散结为主，而忽略胃纳情况，患者往往因为胃纳差更加丧失生存之信心，导致治疗效差，恶性循环。本案毒蕴少阳，痰瘀互结，用温胆汤和金铃子散加减祛痰利湿，健脾解毒。本案特色：①治疗肿瘤须先开胃，选用木香、砂仁运脾，焦三仙、生鸡内金消食。胃纳转佳，患者生存信心增强，利于配合治疗，从而增强疗效。②金铃子散为治疗肝郁胁痛的要方。③车前草、草决明分利二便，导邪外出。④金钱草、生牡蛎、醋鳖甲、丹参祛痰散结，化瘀解毒，为沈师所常用。⑤病情稳定后，改用沈氏调肾阴阳方扶正固本。本案患者生存期已超过 3 个月，仍在随访治疗中。

（崔叶敏）

（八）肝癌

案 1　肝脾不调　气虚血瘀

白某，男，39 岁，2008 年 2 月 14 日初诊（立春）。

病史：患乙肝大三阳 5 年。平素烟酒无度，性躁善郁。月前生气劳累，以致肝区作痛，在某医院经系统检查确诊为"原发性肝癌"，不愿化疗，门诊求治中医。刻下症见：上腹胀满，倦怠乏力，大便溏薄，食纳减少。

检查：苔薄白根腻，舌质有瘀斑，脉弦细不畅。触诊肝大肋下 1cm，质硬压痛，表面结节，腹无移动性浊音。转肽酶 900μ。腹部 B 超示：肝左叶见 4.1cm×4.6cm 类团形肿块，边界不清。

辨证：肝郁气结，痰浊凝聚，不通则痛，见肝区作痛，上腹胀满；脾失健运，则腹胀便溏，纳呆乏力。苔薄白根腻，舌质有瘀斑，脉弦细不畅，为痰浊瘀血，气虚不足之征。证属肝脾不调，气虚血瘀；病位在肝、脾。

诊断：

中医诊断：肝积。肝脾不调，气虚血瘀证。

西医诊断：原发性肝癌。

治法：疏肝解郁，健脾活血。

方药：以沈氏茵陈四逆散合《内外伤辨惑论》当归补血汤加减。

茵　陈 15g[后下]	泽　泻 10g	柴　胡 10g	枳　壳 10g
白　芍 10g	木　香 10g	砂　仁 10g	白扁豆 10g
生黄芪 15g	当　归 10g	丹　参 30g	醋鳖甲 15g
莱菔子 10g	生山楂 15g	三七粉 6g[冲]	白花蛇舌草 30g

结果：上方每日 1 剂，水煎分 2 次服。连服 14 剂，二诊，便溏已止，食纳增加，肝痛缓解，再增补气活血之力，去木香、砂仁，加仙鹤草 10g，

炒白术 10g，白人参 10g（另煎兑服），泽兰 10g，苏木 10g，地龙 10g。连服 30 剂，三诊，精神好转，肝痛亦止，苔薄白，质腻减，脉已畅。复查 B 超示肝叶肿块缩小为 2.1cm×1.6cm。守法加减，再配中成药精乌、固元胶囊，一直维持逾 5 年，后因车祸亡故。

按语：《诸病源候论》曰："诊得肝积，脉弦而细，两胁下痛。"本案以肝郁脾虚，痰凝血瘀为核心病机，治疗以舒肝气、健脾运、祛痰瘀为主，方用沈氏"茵陈四逆散"化裁。《伤寒论》四逆散为后世疏肝理气类方剂的祖方。本案特色：①四逆散为输布阳气，助运水气之剂。水气即痰湿浊气，方中柴胡为疏肝主药，枳壳理气透窍，利于痰浊之祛；白芍柔肝，以防柴枳之燥又恐痰浊化热。②加茵陈、泽泻，更增祛痰渗湿之功，组成"茵陈四逆散"，对于肝郁湿聚之证，临证投用，每每中的。③针对气虚血瘀，再佐健脾活血的当归补血汤，醒脾开胃的木香、砂仁，同调肝脾而获效。④莱菔、丹参为痰瘀同治药对。⑤仙鹤草、白花蛇舌草、人参、白术、三七、泽兰、地龙、苏木，扶正抗癌，益气活血，均系有效辅佐。⑥醋鳖甲入肝，软坚消积，乃重要的引经药。肝癌恶化程度极高，一般生存期仅 3~6 个月。本案以纯中药能维持逾 5 年，实属不易。

（沈宁）

案 2　痰瘀互结　毒损肝络

梁某，男，53 岁，2008 年 5 月 8 日初诊（立夏）。

病史：肝硬化病史 20 年，肝区不适，右上腹肿块 2 个月就诊。在省某医院做 CT、核磁共振确诊为肝癌、胸腔积液、腹水，告知生存期 2 个月，放弃西医治疗，寻求中医治疗。刻下症见：肝区胀痛明显，上腹胀满，下腹坠胀，皮肤瘙痒，纳呆食少，疲倦寐差，小便短少，大便稍干。

检查：颜面灰暗黄，舌质紫黯、有瘀斑，舌下络脉紫粗曲张，苔黄厚腻，脉弦滑。右上腹可触及一包块，如拳头大，质地坚硬，有触痛感，核磁检查报告肝硬化、肝癌。甲胎蛋白强阳性，

辨证：肝郁气滞，痰浊凝聚，则右上腹肿块，肝区疼痛；脾失健运，升降失常，则腹胀纳呆；肝郁痰阻，清阳不升，则疲倦乏力。证属痰瘀互结，毒损肝络；病位在肝、脾。

诊断：

中医诊断：肝积，鼓胀。痰瘀互结，毒损肝络证。

西医诊断：肝硬化；肝癌伴腹水、胸腔积液。

治法：祛痰利水，解毒开郁。

方药：茵陈温胆汤加减。

茵　陈 15g	泽　泻 10g	竹　茹 10g	茯　苓 10g
陈　皮 10g	枳　壳 10g	石菖蒲 10g	郁　金 10g
生龙骨 30g	生牡蛎 30g	醋鳖甲 15g	丹　参 30g
浙贝母 10g	海　藻 10g	夜交藤 30g	生薏苡仁 30g
白花蛇舌草 30g	白扁豆 20g	仙鹤草 10g	地肤子 10g
紫　草 15g	焦三仙 30g	生鸡内金 30g	柴　胡 10g

胶囊配方：

牛　黄 5g	冬虫夏草 5g	麝　香 2g	西洋参 30g
熊胆粉 5g	海马粉 5g	醋鳖甲 30g	三七粉 60g
丹　参 60g	苡　仁 60g	白花蛇舌草 60g	灵　芝 60g
莱菔子 30g			

结果：汤剂每日 1 剂，水煎分 2 次服。胶囊中药共研细末，装入 0 号胶囊，每次 3g，每日 2 次。服药 2 个月，二诊，食纳增加，体力渐复，皮肤瘙痒、腹胀减轻，仍有胁肋胀痛，苔黄腻，舌质紫黯、瘀斑，舌下络脉粗紫，脉弦滑，改为三仁汤合温胆汤加减。

茵　陈 15g	杏　仁 10g	生薏苡仁 30g	白豆蔻 10g
竹　茹 10g	枳　壳 10g	石菖蒲 10g	郁　金 10g
丹　参 30g	浙贝母 10g	灵　芝 10g	生龙骨 30g
生牡蛎 30g	三七粉 6g	金钱草 15g	生鸡内金 30g
白　芍 10g	紫　草 15g	白花蛇舌草 30g	

胶囊配方：

牛　黄 5g	熊胆粉 5g	冬虫夏草 5g	麝　香 2g
三七粉 60g	丹　参 60g	灵　芝 60g	白花蛇舌草 60g
仙鹤草 100g	浙贝母 60g	生薏苡仁 60g	草决明 60g
赤　芍 60g	白　芍 60g	蚕　沙 60g	姜　黄 60g
生杜仲 60g			

结果：服药 30 剂，三诊，纳可，皮肤瘙痒明显减轻，胁肋胀满痛轻，继用上方加减治疗。血瘀重，加桃仁、红花各 10g；肝区痛，重加川楝子、

延胡索各 10g；胃脘区胀满重，加木香、砂仁各 10g。治疗 1 年，四诊，皮肤瘙痒消失，胁肋胀痛消失，到省某医院检查，胸腹水消失，肝癌病灶无变化，继用上方加减治疗。2009 年 11 月，因饮食不节，划破食道内血管，大出血不止病故。

按语：本案肝癌属痰瘀互结，毒损肝络，治宜祛痰为主，选用温胆汤。本案特色：①治疗恶性肿瘤以扶正为主，胃气为本，扶正重在调肾阴阳，保护胃气，首先振奋食欲。②紫草清热凉血，和地肤子止痒。③胶囊剂为沈师在加味犀黄丸基础上加上临床经验用药而制，具化痰软坚，解毒消肿之功，尤其运用牛黄味苦性寒，气味芳香，长于清热解毒，化痰散结；麝香芳香走窜，活血散结，通经治络。二者合用，化痰散结，更增消肿溃坚之功。综观全方，调理肝脾，祛痰解郁为主法，配以清热解毒，醒脾和胃，同时配合稳定患者情绪，达到热清、毒解、痰化、瘀散、肿消之目的。患者服用中药 1 年多，带癌生存，生活质量明显提高，因饮食不节导致病故，甚为遗憾。

（崔叶敏）

案3 痰瘀蕴热 毒损肝络

王某，男，32 岁，2010 年 2 月 15 日初诊（雨水）。

病史：肝区疼痛，腹部坠胀感伴纳差 2 个月。患慢性乙型肝炎（小三阳）30 年，嗜烟酒，情绪易波动。半年前出现反复感冒，身体偶发窜痛，近 2 个月身痛加重，在省某医院做核磁共振检查：肝癌（巨大型）、腹腔少量积液，考虑肝癌晚期，做姑息手术，告知生存期 3 个月，寻求中医治疗，以延长生命为目的。刻下症见：身痛胁痛，倦怠乏力，口干口黏，恶心欲吐，食少纳差，腹部坠胀，腰膝酸软，大便稍干，小便短少，反复发热，体温波动在 38℃～39℃ 之间。

检查：身体消瘦，疲惫面容，脸色暗黄，巩膜轻度黄染。舌质紫，舌体有瘀斑、以两侧为重，舌下络脉紫粗曲张成串珠样，舌苔黄腻，脉细弦。肝区叩击痛，右胁下有包块，右下腹有压痛，有液体冲击感。体温 39℃。

辨证：情志抑郁，气机不畅，肝失疏泄，脾胃失和，故见腹部坠胀，食少纳差，恶心欲吐，口干口黏；气滞湿阻，郁而化热，湿热移肠，则大便稍干，小便短少；血瘀痰阻，滞于胁下，故胁下包块；久病正虚，见倦怠乏力，腰膝酸软；湿热内蕴，见黄疸发热。舌质紫，舌体有瘀斑、以两侧为重，舌下络脉紫粗曲张成串珠样，舌苔黄腻，脉细弦，为气滞湿阻，痰瘀互结之征。证属痰瘀蕴热，毒损肝络；病位在肝。

诊断：

中医诊断：石岩。痰瘀蕴热，毒损肝络证。

西医诊断：肝癌（晚期）。

治法：祛痰解郁，疏肝清热。

方药：《三因极一病证方论》温胆汤合《伤寒论》茵陈蒿汤加减。

竹 茹 10g	茯 苓 10g	陈 皮 10g	枳 壳 10g
石菖蒲 10g	郁 金 10g	白花蛇舌草 30g	蒲公英 10g
海 藻 10g	白扁豆 10g	仙鹤草 10g	浙贝母 10g
丹 参 30g	柴 胡 10g	生薏苡仁 30g	灵 芝 10g
三 棱 10g	莪 术 10g	醋鳖甲 15g	山慈菇 10g
牛 膝 10g	茵 陈 20g^{后下}		

胶囊配方：

牛 黄 5g	冬虫夏草 5g	麝 香 2g	西洋参 30g
熊胆粉 5g	海马粉 5g	醋鳖甲 30g	三七粉 90g
丹 参 60g	苡 仁 90g	白花蛇舌草 90g	灵 芝 10g
羚羊角粉 10g	蚕 沙 90g	生鸡内金 90g	生杜仲 90g
桑寄生 90g			

结果：上方每日1剂，水煎分2次服。胶囊药共研细末，装入0号胶囊，每次3g，每日2次。服药10剂，二诊，热退复升，舌苔黄腻，脉弦滑，舌下络脉紫粗。因热未退，改三仁汤利湿清热。

青 蒿 15g^{后下}	杏 仁 10g	生薏苡仁 30g	白豆蔻 10g
竹 茹 10g	茯 苓 10g	陈 皮 10g	枳 壳 10g
生龙骨 30g	生牡蛎 30g	车前草 30g	丹 参 30g
白花蛇舌草 30g	焦三仙 30g	醋鳖甲 15g	三七粉 5g
灵 芝 10g	白扁豆 10g	芦 根 20g	

结果：服用15剂，三诊，热退未再复发，腹水、恶心欲吐消失，自觉手足心热，肝肾阴虚证显，改用沈氏调肾阴阳方加减。

枸杞子 10g	野菊花 10g	生 地 10g	黄 精 10g

生杜仲 10g	桑寄生 10g	石菖蒲 10g	郁　金 10g
丹　参 30g	浙贝母 10g	海　藻 10g	三　棱 10g
莪　术 10g	灵　芝 10g	生薏苡仁 30g	牛　膝 10g
白扁豆 10g	仙鹤草 10g	醋鳖甲 15g	芦　根 20g

结果：服用 20 剂，四诊，身痛乏力、口干口黏、腰膝酸软症状消失，肝区仍有叩击痛，二便正常，继加减治疗。血瘀重，加桃仁、红花各 10g；肝区疼痛，加川楝子、延胡索各 10g；寐差，加夜交藤、生牡蛎各 30g；胃脘胀满，加木香、砂仁各 10g。随访至今，症状缓解，生存期超过 1 年，继治疗随访中。

按语：肝癌为重症，属中医学"石岩""癥瘕积聚""肝积""臌胀""黄疸"等范畴。本案患者自幼患乙型肝炎（其父因肝癌已去世），加之情绪不稳，嗜烟酒，致石岩，证属痰瘀互结，毒损肝络，故用温胆汤加减治疗，使痰瘀去、情志调。本案特色：①急则治标，发热为急症，宜首诊急治，治疗湿热证的发热三仁汤为首选。②山慈菇解毒散结，治疗肝癌效好，但有毒性，须中病即止。③祛痰散瘀，软坚散结，选用三七、醋鳖甲、生龙骨、生牡蛎。④白花蛇舌草、车前草、生薏苡仁清热利湿，利于消退腹水。⑤三棱、莪术、醋鳖甲破血太过，用生杜仲、桑寄生调肾阴阳，扶正抑制其破血。本案通过综合治疗，祛痰散结为主法，配以清热解毒，益气调肾，稳定患者情绪，使之带癌生存，达热清、毒解、痰祛、瘀散、肿稳之目的。

（崔叶敏）

（九）甲状腺肿瘤

案 1　痰瘀互结　气郁阻滞

赵某，女，58 岁，2006 年 10 月 14 日初诊（寒露）。

病史：近半年来，由于家庭琐事，情绪低落，自觉颈部不舒，咽喉发紧，颈前部肿大、按之较硬，经某市级医院 B 超检查，确诊为"甲状腺多发腺瘤"。建议手术切除，但患者不愿手术，求治于中医，曾在北京、上海、济南等几家中医院门诊治疗，服用"消瘿丸"等中药汤剂，未见好转，且有渐渐增大之势，遂来门诊求治。刻下症见：颈前肿大，心烦易怒，胸闷纳差，二便尚调。

检查：舌质红，苔薄白，脉弦滑。颈前部肿大，摸之坚硬，表面光滑，边界清楚，无压痛，可随吞咽动作上下移动。B超检查示：甲状腺右叶最大结节 1.5cm×0.7cm，左叶最大结节 1.4cm×1.1cm。

辨证：女子以肝为主，多气多血。思虑过度，郁结伤脾，脾气不行，津液停滞而为痰，痰气郁结而发为瘿瘤。气滞痰凝，血脉瘀阻，气、痰、瘀壅结颈前，故瘿肿结节较硬，经久不消；情志不舒，肝气郁结，气机不畅，故心烦易怒；气郁痰阻，脾失健运，故胸闷纳差。苔白腻，脉弦滑，为痰湿之象。证属痰瘀互结，气郁阻滞；病位在肝。

诊断：

中医诊断：肉瘿。痰瘀互结，气郁阻滞证。

西医诊断：甲状腺多发腺瘤。

治法：解郁祛痰，软坚消瘿。

方药：《伤寒论》四逆散合《太平圣惠方》金铃子散加味。

竹　茹 10g	枳　壳 10g	茯　苓 10g	陈　皮 10g
柴　胡 10g	赤　芍 10g	夏枯草 20g	川楝子 10g
延胡索 10g	丹　参 10g	玄　参 15g	生牡蛎 30g
浙贝母 10g	僵　蚕 10g	乳　香 10g	没　药 10g

结果：上方每日1剂，水煎分2次服。服用7剂，二诊，胸闷、心烦、易怒等症状减轻，自觉患处发热和虫爬感，晨起有泡沫白痰，加苏子10g，白芥子10g，莱菔子10g，加强祛痰之力。再服14剂，三诊，情绪稳定，甲状腺肿物摸之仍硬，加三棱10g，莪术10g，破气逐瘀。再服14剂，四诊，患者无明显不适，甲状腺肿瘤明显减小，效不更法，继服前方。服用14剂，五诊，颈部肿物消失，触之未见结节。彩色多普勒超声检查示：肿物全消；甲状腺功能检查正常。遂将中药改为每2日1剂，每日1煎以资巩固，连服1个月，患者又分别在2家医院做B超检查，诊断未见结节，停服中药。随访4年，未见复发。

按语：甲状腺瘤属中医学瘿瘤之"肉瘿"范畴。《诸病源候论》："瘿者，由忧患气结所生。"《济生方·瘿瘤论治》："夫瘿瘤者，多由喜怒不节，忧思过度而成斯疾焉。"《外科正宗》："夫人生瘿瘤之证，非阴阳正气结肿，乃五脏瘀血、浊气、痰滞而成。"瘿瘤常规治疗软坚散结，而本案患者思虑过度，痰气凝结，以气滞痰阻为主要病机，采用疏肝解郁，软坚祛痰，活血化瘀之法。本案特色：①疏肝理气。选用柴胡、枳壳、川楝子、延胡索、陈皮，疏肝解郁，理气化痰。②痰瘀同治。温胆汤清热化痰，调和脾胃，截痰之源；三棱、莪术、丹参、赤芍破气散结，逐瘀通络。痰瘀同治，以利散结。③软坚散结。浙贝母、生牡蛎、僵蚕、白芥子、玄参软坚祛痰，消瘿散结；夏枯草、玄参清热降火，祛痰散结。诸药配伍，共收理气解郁，祛痰散坚，破气逐瘀之功，收到较好疗效。

（张印生）

案2 痰瘀互结 络脉阻滞

刘某，女，48岁，2010年2月20日初诊（雨水）。

病史：吞咽困难，音哑伴颈部抽紧感4个月。患者2009年10月开始出现吞咽困难，颈部抽紧感，音哑，咽痒干咳，自觉乳腺有结节，于11月在省某医院诊为甲状腺癌、乳腺增生、卵巢囊肿，予手术治疗，加局部淋巴结清扫，并化疗1次，因反应重，前来就诊。刻下症见：吞咽困难，颈部抽紧，音哑咽痒，心烦易怒，胸闷心悸，头昏寐差。

检查：舌质紫黯、两侧有瘀斑点，舌下络脉紫，舌苔薄黄腻，脉弦滑。

辨证：痰浊阻滞，胸阳不展，清窍被蒙，见胸闷心悸、头昏；痰浊瘀血，结于颈前，气机不畅，见吞咽困难，颈部抽紧，音哑咽痒；郁而化炎，则心烦易怒；热扰心神，见寐差。舌质紫黯、两侧有瘀斑点，舌下络脉紫，舌苔薄黄腻，脉弦滑，为痰瘀互结之征。证属痰瘀互结，络脉阻滞；病位在肝。

诊断：

中医诊断：石瘿。痰瘀互结，络脉阻滞证。

西医诊断：甲状腺癌术后；乳腺增生；卵巢囊肿。

治法：祛痰化瘀，软坚散结。

方药：《三因极一病证方论》温胆汤加味。

竹 茹 10g	茯 苓 10g	陈 皮 10g	枳 壳 10g
石菖蒲 10g	郁 金 10g	升 麻 10g	葛 根 10g
丹 参 30g	浙贝母 10g	海 藻 10g	夏枯草 15g
灵 芝 10g	白花蛇舌草 30g	蒲公英 10g	珍珠母 30g
川 芎 10g	生薏苡仁 30g	白扁豆 10g	仙鹤草 10g

柴　胡10g

结果：上方每日1剂，水煎分2次服。嘱多服菌类，每日服用银耳大枣汤。服用15剂，二诊，吞咽困难、头昏乏力减轻，仍有音哑、颈部抽紧，继随症加减治疗。散结节，加三棱、莪术、山慈菇各10g；经期乳房胀痛，加川楝子、延胡索各10g，头昏眼涩，加白菊花、赤芍各10g。服药3个月，三诊，情绪稳定，音哑胸闷、吞咽困难、颈部抽紧消失，B超检查示乳腺增生明显缩小，卵巢囊肿消失。见手足心热，腰膝酸软，舌质紫黯，瘀斑色轻，痰瘀渐去，肝肾不足证显，改用沈氏《医级》杞菊地黄汤加减。

枸杞子10g	野菊花10g	生　地10g	黄　精10g
生杜仲10g	桑寄生10g	玄　参10g	石菖蒲10g
郁　金10g	升　麻10g	丹　参30g	浙贝母10g
海　藻10g	夏枯草15g	灵　芝10g	白花蛇舌草30g
珍珠母30g	生薏苡仁30g	山慈菇10g	川　芎10g
生牡蛎30g			

结果：随症加减治疗，瘀血重，加桃仁、红花各10g；肝气不舒，加柴胡、香附各10g；软坚散结，三棱10g，莪术10g与山慈菇10g交替应用；气虚乏力，加白扁豆、仙鹤草各10g。复查甲状腺癌未再复发转移，未进行化疗，乳腺增生结节消失，病情稳定，仍在治疗随访中。

按语：甲状腺癌属中医"石瘿"范畴。一般癌肿治疗以清热解毒，以毒攻毒法，易致正气益虚，邪气更盛。本案属痰瘀互结，络脉阻滞，故选用温胆汤祛痰邪。本案特色：①白扁豆、生薏苡仁、白花蛇舌草，益气健脾，清热利湿，扶正以祛邪。②升麻、葛根、川芎载药上行，引药作用于颈部。③浙贝母、海藻、珍珠母软坚散结，去顽痰。④痰祛瘀减之后，以调肾阴阳方滋补肝肾，扶助正气。诸药配合，不仅甲状腺癌病情好转，乳腺增生、卵巢囊肿亦消失。

（崔叶敏）

（十）乳腺癌

案1　肾水不足　肝阳上亢

王某某，女，43岁，2005年4月26日初诊（谷雨）。

病史：患妇素性急躁多虑，1个月前体检发现右乳外上象限有1个

1cm×1cm 肿块，质硬活动度较差。在某医院诊断为乳腺癌，予右乳腺癌根治手术。术后病理诊断为乳腺单纯癌，未见淋巴转移。计划化疗 6 次，但化疗 2 次后反应剧烈，患者难以接受而停止，改求中医治疗。刻下症见：眩晕心悸，胁胀且满，腰酸膝软，夜寐不酣，烦躁易怒，纳便不调。

检查：精神欠佳，头发全脱。舌质红，苔薄黄，脉弦细。

辨证：肝肾阴虚，肝阳上亢，见眩晕烦躁，胁胀易怒；肾虚不足，则腰膝酸软；母病及子，心火上炎，水火不济，则心悸眠差。舌质红，苔薄黄，脉弦细，为阴虚内热之征。证属肾水不足，肝阳上亢；病位在肝、肾。

诊断：

中医诊断：乳岩。肾水不足，肝阳上亢证。

西医诊断：乳腺单纯癌术后。

治法：滋水涵木，平肝潜阳。

方药：《医级》杞菊地黄汤加减。

枸杞子 10g	野菊花 10g	生　地 10g	黄　精 10g
生杜仲 10g	桑寄生 10g	生栀子 10g	炒枣仁 30g
夜交藤 30g	制首乌 10g	生黄芪 10g	当　归 10g
夏枯草 10g	白花蛇舌草 30g		

结果：上方每日 1 剂，水煎分 2 次服。连服 14 剂，二诊，心烦解除，夜寐好转，头发见长，胁胀腰酸依存，再增滋水涵木之力，加柴胡、知母、黄柏、补骨脂各 10g。再服 1 个月，三诊，胁胀腰酸解除，头发已长，无明显不适。上方每 2 日 1 剂，每晚服 1 次，加服中成药杞菊地黄胶囊、固元胶囊，早晚各服 1 次。半年后复诊，四诊，头发复常，无明显不适，苔薄黄，脉弦细，B 超检查未见复发。嘱服西洋参每日 5g，继服杞菊地黄胶囊、固元胶囊，每日 3 次。半年后复诊，一切正常，改服中成药精乌胶囊，随访已 8 年未复发。

按语：常规治疗乳腺癌以活血消瘤为主，本案以滋水涵木为治。本案特色：①知柏降相火而滋阴，配合生杜仲、桑寄生、补骨脂从阳求阴。②生黄芪、当归益气养血，有助于调肾阴阳。③柴胡疏肝平肝，制首乌滋阴生发，夏枯草清肝散结，均利于滋水涵木，系增效辅佐。④白花蛇舌草、夏枯草苦寒抗癌且不伤胃，生栀子除烦、清心以平肝，西洋参益气，均系巧治。本案调肾阴阳以治癌，疗效确切。

（沈宁）

案2 痰瘀互结 毒袭肺胃

安某，女，58 岁，2011 年 5 月 18 日初诊（小满）。

病史：2010 年 6 月 20 日在体检中发现左侧乳腺外上象限有 2cm×2cm 左右肿物，无疼痛感，触之坚硬，局部有粘连。在省肿瘤医院确诊为乳腺癌，手术切除加化疗 6 次。1 个月前开始出现胃脘不适，纳差，乏力，咳嗽，前来就诊。刻下症见：胃脘胀满，纳谷不香，腰膝酸软，咳痰稠黏，乏力梦多，尿黄便干。

检查：舌质黯红，舌尖红，舌下络脉紫粗，苔黄腻，脉弦滑。左腋下触及淋巴结 1cm×1cm，质稍硬，无粘连；右腋下触及淋巴结 0.5cm×1cm，质稍硬，无粘连。B 超检查示肝有结节样影。胸部 X 线片报肺门淋巴结增大，肺纹理增粗。

辨证：痰阻中焦，气机不顺，故胃脘胀满，纳谷不香；肺胃同病，痰热瘀阻，则咳痰稠黏，尿黄便干；术伤正气，见腰膝酸软，乏力；热邪移肠，则尿黄便干。证属痰瘀互结，毒袭肺胃；病位在肝、肺、胃。

诊断：

中医诊断：乳岩。痰瘀互结，毒袭肺胃证。

西医诊断：乳腺癌术后。

治法：祛痰化瘀，清肺疏肝。

方药：《三因极一病证方论》温胆汤加减。

竹　茹 10g	茯　苓 10g	陈　皮 10g	枳　壳 10g
白花蛇舌草 30g	蒲公英 10g	山　药 10g	生薏苡仁 20g
白扁豆 10g	仙鹤草 10g	夏枯草 15g	海　藻 10g
山慈菇 10g	天花粉 10g	丹　参 30g	芦　根 20g
鱼腥草 15g	灵　芝 10g	浙贝母粉 5g	野菊花 10g

结果：上方每日 1 剂，水煎分 2 次服。嘱大枣银耳水煎代茶饮，多吃木耳、菌类、蔬菜。服用 14 剂，二诊，咳嗽减轻，食欲好转，二便正常，胃脘区胀满减轻不明显，腰膝酸软，苔黄腻，舌下络脉紫，去芦根、天花粉、鱼腥草，加木香 10g，砂仁 5g。服用 14 剂，三诊，胃脘区胀满消失，纳便转调，仍有腰膝酸软，乏力梦多，腋下淋巴结变化不明显，舌黯红，

舌苔薄，痰邪渐去，肾虚证显，改方沈氏调肾阴阳方加减治疗。

枸杞子 10g	野菊花 10g	生 地 10g	黄 精 10g
生杜仲 10g	桑寄生 10g	菟丝子 10g	泽 兰 10g
续 断 10g	白花蛇舌草 30g	蒲公英 10g	山 药 10g
生薏苡仁 20g	夏枯草 15g	海 藻 10g	山慈菇 10g
白扁豆 10g	仙鹤草 10g	丹 参 30g	灵 芝 10g

结果：服用 14 剂，四诊，腰膝酸软明显减轻，夜寐稍差，腋下淋巴结基本消失，肺门肿大淋巴结、肝脏结节无变化，苔薄，脉细，舌下络脉稍紫，继加减治疗。结节肿大，加三棱 10g，莪术 10g，浙贝母粉 5g；寐差多梦，加夜交藤 30g，生牡蛎 30g；胁肋疼痛，加川楝子 10g，延胡索 10g；口干口渴，加沙参 10g，百合 10g，玄参 10g；暑湿，加藿香 10g，苏梗 10g；瘀血重，加赤芍 10g，丹皮 10g。患者病情稳定，仍在治疗随访中。

按语：肿瘤治疗取效关键是胃气为本。本案特色：①放化疗后出现胃胀等症状，属痰浊中阻，清热解毒抗癌反伤胃气，宜先开胃口，痰瘀同治，用温胆汤，碍胃之品不用，抗癌用白花蛇舌草、蒲公英。②痰瘀渐祛，肾虚证显，治宜调肾阴阳，养阴为主，阳中求阴用杜仲、桑寄生。③肝肺转移，用夏枯草、海藻、三棱、莪术、浙贝母粉消痰破血，软坚散结；山慈菇为治乳腺癌之要药，但不宜量大，10g 以内即可，因其有毒性，配丹参合用，防其毒性。④手术化疗伤及正气，白扁豆、仙鹤草、灵芝补气，扶助正气抗癌。⑤痰瘀毒渐消，肝肾阴虚证显，改用调肾阴阳方加减治疗，增强免疫力，治其根本。诸药配合得当，乳腺癌伴肝肺转移治疗近 1 年，病情减轻。

（崔叶敏）

（十一）宫颈癌

案 1 痰瘀互结 毒蕴胞宫

钱某某，女，57 岁，2011 年 1 月 16 日初诊（小寒）。

病史：高分化宫颈腺癌术后 1 年，化疗 6 次，腹腔转移 1 个月，因惧怕再次手术和化疗，求治中医。刻下症见：腹痛便调，眩晕胸闷，纳呆口黏，四肢肿麻。

检查：舌质紫黯，苔黄腻，脉细滑。触诊腹部左右各有硬块 1 枚，右侧腹股沟淋巴结肿大触痛。

辨证：痰浊阻滞，胸阳不振，清窍被蒙，则眩晕胸闷；脾胃失和，则纳呆口黏；痰浊瘀血，阻于腹部，不通则痛，见腹痛；痰瘀阻于四肢，则四肢肿麻。舌质紫黯，苔黄腻，脉细滑，为痰瘀互结之征。证属痰瘀互结，毒蕴胞宫；病位在胞宫。

诊断：

中医诊断：石瘕。痰瘀互结，毒蕴胞宫证。

西医诊断：宫颈癌术后，淋巴结转移。

治法：祛痰化瘀，解毒止痛。

方药：宜《三因极一病证方论》温胆汤合《医宗金鉴》桃红四物汤化裁。

竹　茹 10g	枳　壳 10g	茯　苓 10g	陈　皮 10g
石菖蒲 10g	郁　金 10g	莱菔子 10g	丹　参 30g
红　花 10g	生　地 10g	当　归 10g	丹　皮 10g
生黄芪 15g	川楝子 10g	延胡索 10g	三七粉 6g^{冲}

结果：上方每日 1 剂，水煎分 2 次服。连服 14 剂，二诊，食纳增加，口黏胸闷解除，眩晕、肿麻、腹痛依存，痰浊渐祛，瘀血未化，加强化瘀之力，加地龙、川芎、天麻、泽兰各 10g。再服 1 个月，三诊，眩晕解除，腹痛轻微，肿麻显减，苔薄黄，脉弦细，去川楝子、延胡索、川芎、天麻，汤药改为每 2 日 1 剂，每晚服 1 次，加服中成药固元胶囊，每日 2 次。服药 1 个月，四诊，腹股沟淋巴结显小，腹部肿块已轻亦减，加夏枯草 15g，生牡蛎 30g 加强软坚之力。续服 2 个月，五诊，腹部、腹股沟肿块消失，苔薄黄，脉弦细。上方研末制成水丸，每日 2 次，每次 3g，同时服用中成药精乌胶囊、固元胶囊。已近 3 年，未见复发。

按语：温胆汤治痰瘀之癌瘤见苔腻纳呆者，其效可靠，可谓"胃气为本"。本案特色：①生黄芪 1 味扶正利于祛痰，配地龙利于除麻，配泽兰可以消肿。②三七、夏枯草、白花蛇舌草系消瘤效药。③腻苔祛除，食纳增加，要及时改用调肾阴阳法。④固元胶囊、精乌胶囊扶正以抗癌。

（沈宁）

（十二）卵巢癌

案 1　痰瘀互结　正气亏虚

司某，女，49 岁，2012 年 10 月 11 日初诊（寒露）。

病史：于 2011 年 4 月行卵巢肿瘤切除术，术后至变诊共化疗 10 次。2011 年 6 月诊断为脑血栓。刻下症见：言语謇涩，右侧肢体活动不便，全身皮肤红色斑点，隐于皮下，自觉瘙痒。脘腹胀满，胃纳欠佳，手足麻木，肢寒怕冷，神疲乏力。

检查：舌质黯红，苔黄腻，左脉弦，右脉沉细。脉搏 84 次/分，血压 120/80mmHg。B 超检查示卵巢癌伴腹腔转移。实验室检查示：白细胞 2.82×10⁹ 个/L，中性粒细胞 1.77×10⁹ 个/L，红细胞 2.90×10¹² 个/L，血红蛋白 102.00g/L，谷丙转氨酶 83U/L，尿酸 105.28μmol/L，谷草转氨酶 31U/L，肌酸激酶 20U/L，血清 γ - 谷氨酰基转移酶 90U/L。CA125：261.7U/ml。

辨证：脾胃素虚，脾失健运，痰湿内生，阻于中焦，见胃纳欠佳，脘腹胀满；瘀血阻络，经脉不通，肢体失养，则手足麻木，右侧偏瘫；瘀阻络脉，则言语謇涩；血溢脉外，散于肌肤，见全身皮肤红色斑点，隐于皮下而瘙痒；久病正虚，见神疲乏力。舌质黯红，苔黄腻，脉弦沉细，为痰瘀互结，正气不足之征。证属痰瘀互结，正气亏虚；病位在胞脉、心、脾、肾。

诊断：

中医诊断：癥瘕；中风，中经络。痰瘀互结，正气亏虚证。

西医诊断：卵巢癌术后腹腔转移；脑栓塞。

治法：祛湿化浊，解毒通络。

方药：《三因极一病证方论》温胆汤加减。

竹　茹 10g	枳　壳 10g	茯　苓 10g	陈　皮 10g
石菖蒲 10g	郁　金 10g	香　附 10g	鸡血藤 10g
浙贝母 10g	川　芎 10g	天　麻 10g	葛　根 10g
赤灵芝 10g	生薏苡仁 30g	草决明 15g	白豆蔻 10g
桑　枝 20g	红　花 10g	白花蛇舌草 30g	

结果：上方每日 1 剂，水煎分 2 次服。服 15 剂，二诊，胃纳好转，仍有皮肤瘙痒，心慌，时有胸闷，舌黯红，苔薄黄，脉细弦。查血红蛋白上

升至正常水平。效不更法，加紫草15g，五味子10g，三七粉3g^冲，赤芍10g，活血养阴，凉血退斑。续服30剂，三诊，言语謇涩、脘腹胀满减轻，胃纳转佳，皮疹仍有，瘙痒减轻，舌质黯红，苔薄白，左脉沉细，右脉细弦，痰浊已祛，肝肾不足之证渐显。法随证变，治宜调肾阴阳，活血通络。易方《医级》杞菊地黄汤加减。

枸杞子10g	野菊花10g	生　地10g	黄　精10g
生杜仲10g	桑寄生10g	地肤子10g	葶苈子10g
莱菔子10g	山萸肉10g	刘寄奴10g	赤灵芝3g
连　翘10g	生薏苡仁10g	丹　参30g	天花粉10g
苦　参10g	白花蛇舌草30g		

胶囊配方：

麝　香2g	牛黄粉5g	熊胆粉5g	冬虫夏草5g
西洋参30g	三七粉60g	生薏苡仁60g	羚羊角粉6g
生杜仲90g	灵　芝90g	白花蛇舌草60g	

结果：加服中成药诺迪康胶囊，每日2次，每次4粒。胶囊药共研细末，装入1号胶囊，每次3g，每日2次。汤剂随症加减服用，服药1年余，病情稳定，言语謇涩明显减轻，可与人进行简单的言语交流，右侧肢体有冷热感，复查谷丙转氨酶51U/L，尿酸292μmol/L，血清γ-谷氨酰基转移酶46U/L，CA125：192.1U/ml。仍在门诊治疗中。

按语：本案为恶性肿瘤术后，治疗上谨遵沈师治癌之训：先开胃口，后调阴阳。癥瘕多因机体正气不足，瘀血、痰饮、湿浊等有形之邪凝结不散停于下腹胞宫，日久而成。本案痰湿、瘀血俱在，且病久体虚，正气大亏，治宜祛邪扶正。本案特色：①以温胆汤清热祛痰，辅以生薏苡仁、白花蛇舌草、草决明等利湿通便，给邪以出路。②舌苔由厚腻转为薄白，则痰浊已祛，胃口已开，故改为调肾阴阳，补气扶正。③调肾阴阳以杞菊地黄汤加减，并配沈师经验方"西黄丸"化裁，在顾正的同时不忘癌灶，辅以刘寄奴、丹参、三七粉等活血化瘀，生薏苡仁、苦参、白花蛇舌草、连翘等化浊利湿，抗癌兼可护胃。诸药配合，邪祛正复，实现人瘤共存。

（刘大胜　韩学杰）

案2　痰瘀互结　湿热下注

范某，女，23岁，2009年6月10日初诊（芒种）。

病史：因下腹坠胀不适，阴道不规则出血半年，在省某医院确诊为左侧卵巢胚窦瘤。手术切除病灶，进行首次化疗，化疗结束，前来就诊。刻下症见：神疲乏力，经期紊乱，月经量少，白带色黄有味，经行腹痛，纳差便干。

检查：舌质紫，苔薄黄腻，舌下络脉粗紫，脉细滑涩。病理报告左侧卵巢胚窦瘤。

辨证：痰阻中焦，则纳谷不香；湿热困于胞脉，则白带色黄有味；痰瘀阻滞，则经期紊乱，月经量少，经行腹痛；大肠湿热，见大便干结；术后伤正，见神疲乏力。舌质紫，苔薄黄腻，舌下络脉粗紫，脉细滑涩，为痰瘀互结之征。证属痰瘀互结，湿热下注；病位在胞脉。

诊断：

中医诊断：癥瘕。痰瘀互结，湿热下注证。

西医诊断：卵巢胚窦瘤（术后）。

治法：化痰祛瘀，清利湿热。

方药：《三因极一病证方论》温胆汤化裁。

竹 茹 10g	茯 苓 10g	陈 皮 10g	枳 壳 10g
石菖蒲 10g	郁 金 10g	白花蛇舌草 30g	蒲公英 10g
白扁豆 10g	焦三仙 30g	生鸡内金 30g	丹 参 30g
浙贝母 10g	海 藻 10g	野菊花 10g	灵 芝 10g
赤 芍 10g	丹 皮 10g	知 母 10g	黄 柏 10g

结果：上方每日 1 剂，水煎分 2 次服；第 3 煎加花椒 10 粒，煎好药液，每晚坐浴 30 分钟，经期停用。服 20 剂后，二诊，腹痛减轻，纳食转佳，带下复常，舌苔薄白，舌质黯红，脉沉细，见口干不欲饮，为阴虚之象，瘀血仍存，改用《医级》杞菊地黄汤化裁。

枸杞子 10g	野菊花 10g	生 地 10g	黄 精 10g
生杜仲 10g	桑寄生 10g	菟丝子 10g	泽 兰 10g
续 断 10g	石菖蒲 10g	郁 金 10g	白花蛇舌草 30g
白扁豆 10g	仙鹤草 10g	川牛膝 10g	天花粉 15g
浙贝母 10g	海 藻 10g	山慈菇 10g	苡 仁 20g
灵 芝 10g	鸡血藤 15g	伸筋草 10g	芦 根 15g

结果：随症加减治疗半年，湿滞，加藿香、佩兰、白豆蔻各 10g；脾

虚，加党参、白术、山药各 10g；肝郁，加柴胡、川楝子、香附各 10g；血瘀，加丹参 30g，桃仁、红花、三棱、莪术各 10g；血虚，加当归 10g。复查 B 超示左侧卵巢切除术后，右侧卵巢大小正常。复查肿瘤 4 项均在正常值范围。原计划化疗 8 次，因复查情况良好，而结束化疗。继以沈氏调肾阴阳方加减调治 1 年，改为每 2 天 1 付，每日服 1 煎，2010 年 4 月 22 日复查，未见阳性指征。

按语： 卵巢胚窦瘤属妇科恶化程度比较高的肿瘤之一，中医根据其临床症状，将其归属为"癥瘕""崩漏"及"五色带"范畴。本案属痰瘀互结，以温胆汤为基本方治疗。本案特色：①白花蛇舌草、蒲公英清热散结，利湿解毒，虽苦寒但不伤胃。②白扁豆健脾化湿，灵芝滋补强壮，现代药理研究白扁豆、灵芝均有抗肿瘤作用。③知母清热泻火，黄柏清热燥湿，二药配合，治疗湿热带下。③邪祛之后，本虚证显，治以养阴扶正化瘀，投调肾阴阳方加减。④肿瘤与情绪有关，石菖蒲开窍醒神，郁金行气解郁，合用醒神开郁，调畅情志，网络药理学研究证实石菖蒲－郁金药对可以治疗抑郁症。⑤鸡血藤活血舒筋，伸筋草除湿活络，二药相配，为沈师治疗卵巢疾病的常用药对。⑥川牛膝引药下行，直达病所。诸药合理配合，疗效确切。

（崔叶敏）

（十三）膀胱癌

案 1　阴阳失调　膀胱失司

黄某某，男，55 岁，2010 年 7 月 7 日初诊（小暑）。

主诉：无痛性尿血间断发作 2 年，加重 1 个月。

病史：2 年前因间断发作无痛性血尿，在某医院做膀胱镜检查发现左壁肿物 1cm×2cm，活检病理报告为"移行上皮细胞癌"，做烧灼和化疗灌注 3 次。1 个月来发现晨起尿有异味，尿频量少，查尿潜血（＋＋），腰腿酸软，五心烦热，纳差便溏，时值暑天，手足不温，失眠怕冷，仍穿毛衣，求治中医。

检查：苔薄黄，舌淡胖，脉沉细。

辨证：腰腿酸软，五心烦热，为肾阴亏虚；手足不温，失眠怕冷，乃肾阳不足。脾虚失健，则纳差便溏，膀胱失司，遂有尿频尿血，量少异味之苦，查舌诊脉，皆属虚象。

诊断：

中医诊断：淋证（脾肾阴阳失调，膀胱失司）。

西医诊断：膀胱移行上皮细胞癌。

治法：调肾阴阳，清降相火。

方药：宗《医级》杞菊地黄汤合《金匮翼》滋肾通关丸化裁。

枸杞子 10g	野菊花 10g	生 地 10g	黄 精 10g
泽 泻 10g	丹 皮 10g	知 母 10g	黄 柏 10g
肉 桂 3g	仙鹤草 10g	生杜仲 10g	桑寄生 10g
生栀子 10g	白扁豆 10g	白花蛇舌草 30g	

上方每日 1 剂，水煎分 2 次服。

二诊：连服 14 剂，便溏止，尿量增，查尿潜血（＋），再增清利止血之品，上方去白扁豆、生栀子加白茅根 30g，藿香 10g，生薏苡仁 10g。

三诊：再服 14 剂，查尿潜血（－），背冷显减，精神好转，上方改为每晚服 1 次，杞菊地黄胶囊每日服 2 次。

四诊：1 个月后查尿潜血（－），无明显不适。上方去藿香加三七粉 3g，共研细末做成水丸，1 日 3 次，每次 3g。

结果：连服 3 年，后陪病友来诊，述做膀胱镜复查，肿瘤未见复发，已恢复正常工作，无明显不适，仍服水丸防复。

按语：膀胱癌病势较缓，预后良好。本案阴阳失调，虽有纳呆，但舌不腻，故调阴阳，白扁豆既开胃口又止便溏；滋肾通关丸（知母、黄柏、肉桂）对尿频尿血有特效，其意降君相之火而滋肾，合白茅根重用 30g，配生栀子、丹皮、仙鹤草、三七粉明显止尿血。时值暑季加藿香、生薏苡仁，清暑利湿，乃时令用药。治癌瘤不必堆叠大量苦寒抗癌药，非但无效反伤脾胃，纳谷不香，得不偿失，本案应投苦寒抗癌药，仅白花蛇舌草 1 味，亦能健胃，反而奏效，故抗癌治疗应当注重"胃气为本"。

（沈宁）

（十四）肾上腺癌

案 1　肾阴不足　阴阳失调

范某，女，37 岁，2012 年 1 月 17 日初诊（小寒）。

病史：3 年前因腰痛、尿中带血在省某医院诊为右肾上腺皮质腺癌，手术切除，然后进行化疗。2 个月前发现右腋下 1cm×1cm 肿大淋巴结，做 CT 检查示肝右叶 12cm×10cm 肿块，右肺上叶小结节转移。行右半肝切除术，之后继续进行化疗，因反应重，放弃西医治疗，前来就诊。刻下症见：腰部酸痛，五心烦热，胁肋胀满，干咳无痰，纳差寐差，畏寒乏力，口干口渴，二便正常。

检查：颜面灰暗，舌质淡黯，舌尖稍红，舌下络脉紫粗，苔薄白，脉细。右腋下 1cm×1cm 肿大淋巴结，质硬，与周围组织分界清。CT 结果示肝肾间囊性病变，右肺上叶小结节，肝肺转移病灶。

辨证：手术、化疗，损伤正气，肾气虚损，津液不足，则腰酸腰痛，五心烦热，口干口渴；心神失养，则见寐差；肝血失养，肝气郁滞，见胁肋胀满；肺肾阴亏，见干咳无痰；阴损及阳，阳气不足，失于温煦，则畏寒乏力。舌质淡黯，舌尖稍红，舌下络脉紫粗，苔薄白，脉细，为正虚血瘀之征。证属肾阴不足，阴阳失调；病位在肾、肝、肺。

诊断：

中医诊断：肾岩。肾阴不足，阴阳失调证。

西医诊断：肾上腺皮脂腺癌术后，肝肺转移。

治法：调肾阴阳，祛瘀排毒。

方药：《医级》杞菊地黄汤加减。

枸杞子 10g	野菊花 10g	生　地 10g	黄　精 10g
生杜仲 10g	桑寄生 10g	菟丝子 10g	泽　兰 10g
续　断 10g	山　药 10g	生薏苡仁 20g	白花蛇舌草 30g
蒲公英 10g	白扁豆 10g	仙鹤草 10g	灵　芝 10g
牛　膝 10g	丹　参 30g	香　附 10g	芦　根 20g

结果：上方每日 1 剂，水煎分 2 次服。大枣银耳水煎代茶饮。服用 14 剂，二诊，口干口渴、五心烦热消失，干咳减轻，食欲好转，腰酸痛轻，去白扁豆、仙鹤草、蒲公英、香附，加夜交藤 30g，生牡蛎 30g 安神，加

川楝子 10g，延胡索 10g 止痛，加老鹳草 10g 疗腰痛。服用 20 剂，三诊，胁肋胀满消失，纳可寐可，腰酸腰痛明显减轻，舌苔薄根腻，继续加减治疗。乏力，加党参 20g，生黄芪 20g；咳嗽，加浙贝母粉 5g；汗出，加生龙骨 30g，生牡蛎 30g；身体窜痛，加八月札 10g；气虚，加白扁豆 10g，仙鹤草 10g；消肿散结，加三棱 10g，莪术 10g，夏枯草 15g。病情稳定，CT 报肾复发灶缩小，肝肺转移灶无变化，患者颜面红润，无临床不适，仍在门诊治疗中。

按语：肾癌多由于痰瘀蕴结成积，肾虚气化不利所致，本案属肾阴不足，阴阳失调，治则调肾阴阳，祛瘀排毒，选用《医级》杞菊地黄汤加减治疗。本案特色：①纳食差，但苔不腻，需益气健脾，选用山药、生薏苡仁，健脾助运。②白扁豆、仙鹤草补气扶正，且现代药理研究二者有抗癌作用。③生薏苡仁渗湿清热，配白花蛇舌草、蒲公英清热解毒而不伤正。④健脾补肾，调肾阴阳方中加党参、生黄芪、白扁豆，益气健脾，提高补肾药物之功效。⑤患者虽病重，但体弱不宜采用大量清热解毒，抗癌消癥之品，以免伤及正气，而使邪气更盛。本案清热解毒、抗肿瘤药选用很少，但患者病情逐渐减轻。

（崔叶敏）

案2 痰毒内聚 蕴阻下焦

张某，男，66 岁，2010 年 11 月 9 日初诊（立冬）。

病史：2 年前出现腰酸腰痛，伴有下坠感。CT 检查示：肾上腺嗜铬细胞瘤。予手术切除。2 个月前出现右侧腹壁下逐渐增大肿物，CT 检查示：肝细胞转移癌，肺部多发转移瘤。因肺部多发转移瘤、肝转移癌，无法进行手术，遂放弃西医治疗，前来就诊。刻下症见：腰酸腰痛，胁肋胀满，上腹疼痛，咳嗽气喘，纳差梦多，疲乏无力，口干口苦，尿频便干。

检查：疲惫面容，形体消瘦，巩膜黄染，舌质淡黯，舌根两侧有瘀斑点，舌下络脉紫粗曲张，苔黄腻，脉细滑。腹部有波动感，考虑腹水，右肋下 4cm 与右锁骨中线相交处质硬肿物，约 5cm×4cm，活动度差，无触痛。

辨证：痰湿阻滞，气机不畅，故胁肋胀满，上腹疼痛，纳差；湿阻化热，则口干口苦；痰湿下注，闭阻肾络，则腰酸腰痛、尿频；痰湿阻肺，现咳嗽气喘；久病伤正，则疲乏无力；心神失养，则多梦。舌质淡黯，舌根两侧有瘀斑点，舌下络脉紫粗曲张，苔黄腻，脉细滑，为痰瘀互结之征。证属痰毒内聚，蕴阻下焦；病位在肾、肝、肺、脾。

诊断：

中医诊断：癥瘕。痰毒内聚，蕴阻下焦证。

西医诊断：肾上腺嗜铬细胞瘤伴肝肺转移，腹水。

治法：祛痰化瘀，清热利湿。

方药：《三因极一病证方论》温胆汤合《韩氏医通》三子养亲汤、《素问病机气宜保命集》金铃子散加减。

竹　茹 10g	茯　苓 10g	陈　皮 10g	枳　壳 10g
白花蛇舌草 30g	蒲公英 10g	葶苈子 10g	苏　子 10g
莱菔子 10g	山　药 10g	生薏苡仁 20g	白扁豆 10g
仙鹤草 10g	牛　膝 10g	丹　参 30g	川楝子 10g
延胡索 10g	八月札 10g	浙贝母粉 5g	灵　芝 10g

结果：上方每日 1 剂，水煎分 2 次服。服用 7 剂，症状缓解不明显，苔黄厚腻，脉细滑，痰湿仍重，守法易药，去竹茹、牛膝，加胆南星 10g，焦三仙 30g，生鸡内金 30g 祛痰开胃。服用 7 剂，三诊，食欲好转，咳喘、胁肋胀满减轻，二便正常，苔黄腻，脉细滑，余症改善不明显，加党参 20g，生黄芪 20g 健脾补气；加桃仁 10g，红花 10g 活血化瘀；加徐长卿 15g 止痛。服用 7 剂，四诊，上腹痛轻，精神好转，仍感腰酸腰痛，苔薄黄，脉细滑，痰瘀轻，肝肾阴虚证显，改用《医级》杞菊地黄汤加减治疗。

枸杞子 10g	野菊花 10g	生　地 10g	黄　精 10g
生杜仲 10g	桑寄生 10g	山　药 10g	生薏苡仁 20g
白花蛇舌草 30g	蒲公英 10g	白扁豆 10g	仙鹤草 10g
牛　膝 10g	丹　参 30g	浙贝母粉 5g	桃　仁 10g
红　花 10g	党　参 20g	生黄芪 20g	醋鳖甲 15g

结果：服用 14 剂，五诊，临床症状稳定，继加减治疗。瘀积疼痛，加三棱 10g，莪术 10g；咳嗽痰多，加芦根 20g；黄疸明显，加茵陈 15g（后下），泽泻 10g；寐差，加夜交藤 30g，生牡蛎 30g。加减治疗 3 个月，出现呕血、咳血 1 次，症状突然加重，遂自行停药，半月后死于全身衰竭。

按语：此肾癌患者病情危重，不仅肾癌，同时伴肝肺转移、腹水，维持生存 4 个月，效果尚可。本案特色：①一般治疗此重症，多采用清热解毒攻邪之品，但过用苦寒清热解毒攻下之品，更伤胃气，使痰瘀更重，病邪反胜，正气难复，本案属虚实夹杂，痰瘀互结重，先用《三因极一病证方论》温胆汤加三子养亲汤、金铃子散，止咳化痰，祛痰瘀解毒，疏肝理气止痛。痰瘀渐去，及时改用杞菊地黄汤加减，同时固护胃气，治其根本。②葶苈子、苏子、莱菔子清化有形热痰。③三棱、莪术破血行气，消积止痛，醋鳖甲软坚散结。全方健脾调肾，痰瘀同治，取效较好。

（崔叶敏）

（十五）支气管平滑肌肉瘤

案1　痰毒蕴肺　热灼血络

高某，男，23岁，2007年8月21日初诊（立秋）。

病史：1年前因咳嗽、咳痰、憋喘在山东某医院确诊为"左主支气管平滑肌肉瘤"，遂行手术切除，并进行4次化疗。1年后又咳嗽、咳痰、咳血、憋喘并逐渐加重。山东省立医院行支气管镜检查见：气管壁左侧黏膜下结节，隆突周围见多个结节增生，诊为支气管平滑肌肉瘤术后复发。因患者支气管已部分切除，不可再进行手术治疗，且患者经4次化疗已不能耐受，建议请中医诊治，遂来诊。刻下症见：咳嗽频作，咳痰量多、黏稠臭秽，痰中带血，纳差食少，口苦口干，胸闷憋喘，大便干结。

检查：舌黯红，苔黄腻，脉细弦。

辨证：热痰蕴肺，日久化毒，见咳痰量多、黏稠臭秽，胸闷憋喘；热灼血络，则痰中带血；痰热中焦，脾失健运，见纳差食少，口苦口干；热移大肠，见大便干结。证属痰毒蕴肺，热灼血络；病位在肺。

诊断：

中医诊断：息贲。痰毒蕴肺，热灼血络证。

西医诊断：支气管平滑肌肉瘤（术后复发）。

治法：祛痰解毒，凉血止血。

方药：《三因极一病证方论》温胆汤合三子养亲汤加减。

竹　茹 10g	枳　壳 10g	茯　苓 10g	陈　皮 10g
石菖蒲 10g	郁　金 10g	莱菔子 15g	苏　子 10g
炒葶苈子 10g	百　合 10g	桔　梗 10g	川贝粉 3g^{冲服}
紫　菀 10g	白花蛇舌草 30g	木　香 10g	砂　仁 10g

仙鹤草 10g　　　藕节炭 15g

结果：上方每日 1 剂，水煎分 2 服。连服 7 剂，二诊，咳嗽憋喘减轻，咳血减少，食纳仍不佳，口苦口干亦未好转，减藕节炭，加焦三仙 30g，生鸡内金 30g，芦根 15g。续服 14 剂，三诊，咳血已止，咳嗽咳痰明显好转，口苦口干亦解，食纳渐增，有小便短赤，大便干结，为火热下移之征，去仙鹤草，竹茹易为淡竹叶 10g，加全瓜蒌 30g，草决明 30g。服 7 剂，四诊，大便已通，小便如常，咳痰大减，火热之象已除，竹叶易为竹茹，去全瓜蒌、草决明。续服 14 剂，改为每日服药 1 煎。1 个月后停服汤剂，改服杞菊地黄胶囊和犀黄丸加味装胶囊，每日 2 次，每次 3g。

胶囊配方：

麝　香 5g	牛　黄 5g	西洋参 30g	三七粉 60g
羚羊角粉 5g	川贝粉 30g	生黄芪 60g	白花蛇舌草 60g
生薏苡仁 60g	丹　参 30g	仙鹤草 60g	

结果：经 1 年调治，在四川大学华西医院行支气管镜复查：瘤体消失，仅见术中贴补纱布外露。至今已存活 3 年余，生活如常，仍在随访治疗中。

按语：本案气管平滑肌肉瘤恶性程度大，术后复发则更难治疗，其病在肺，以痰毒壅肺、日久伤阴为主，治以温胆汤合三子养亲汤清化热痰。本案特色：①三子养亲汤使用时，寒痰用白芥子，热痰则易为炒葶苈子。②百合、桔梗养阴润肺，川贝粉、紫菀为止咳的有效药对。③"肺为储痰之器，脾为生痰之源"，木香、砂仁、焦三仙、生鸡内金健脾醒脾，消食和胃，以截生痰之源。④仙鹤草既补气抗癌，又助藕节炭收敛止血。⑤全瓜蒌既清肺止咳，又助草决明润肠通便，排邪外出。⑥连翘、芦根、白花蛇舌草清热解毒而不伤胃，白花蛇舌草又有利尿排邪之功。⑦后以丸药缓图，以防复发。

（王再贤）

（十六）淋巴癌

案 1　脾肾两虚　瘀阻脉络

谷某，女，65 岁，2011 年 6 月 27 日初诊（芒种）。

病史：10 个月前出现右颈部肿块，治疗效不明显。在省某肿瘤医院做病理切片报淋巴癌，化疗后肿块减小。1 个月前右颈部肿块突然增大，左侧颈部出现肿块，行化疗治疗，因反应重，放弃西医治疗，前来就诊。刻下症见：颈部疼痛，转颈困难，咳嗽有痰，腰膝酸软，心悸气短，纳可梦多，二便正常。

检查：舌黯红，舌尖、两侧有瘀斑，舌下络脉紫粗曲张，苔薄黄，脉沉细。右颈部肿块 1.5cm×2cm，左侧颈部肿块 0.8cm×1.2cm，肿块坚硬。

辨证：肾阴不足，则腰膝酸软；气虚血亏，则心悸气短；气虚痰阻，瘀结项部，见颈部疼痛，转颈困难，咳嗽有痰。舌黯红，舌尖、两侧有瘀斑，舌下络脉紫粗曲张，苔薄黄，脉沉细，为正虚血瘀之征。证属脾肾两虚，瘀阻脉络；病位在脾肾。

诊断：

中医诊断：失荣。脾肾两虚，瘀阻脉络证。

西医诊断：淋巴癌。

治法：补肾健脾，化瘀散结。

方药：《医级》杞菊地黄汤加减。

枸杞子 10g	野菊花 10g	生　地 10g	黄　精 10g
生杜仲 10g	桑寄生 10g	山　药 10g	生薏苡仁 20g
白扁豆 10g	仙鹤草 10g	党　参 10g	夏枯草 15g
海　藻 10g	灵　芝 10g	三　棱 10g	莪　术 10g
夜交藤 30g	生牡蛎 30g	升　麻 10g	浙贝母粉 5g
白花蛇舌草 30g	蒲公英 10g		

结果：上方每日 1 剂，水煎分 2 次服。服用 30 剂，二诊，颈痛、转颈困难消失，咳嗽、心悸气短、多梦减轻，仍有腰膝酸软，去夜交藤，加刘寄奴 10g，老鹳草 10g 通经络。服用 30 剂，三诊，颈部肿块消失，腰膝酸软减轻。继加减治疗，胁肋不适，加川楝子 10g，延胡索 10g；瘀血重，加牛膝 10g，丹参 30g；咽痒不适，加桑白皮 10g，牛蒡子 10g；头昏，加石菖蒲 10g，郁金 10g。服用 30 剂，四诊，肿块未再复发，无临床不适症状，继门诊加减治疗中。

按语：常规治疗淋巴癌以活血化瘀、消癥散结为则，长期服用会损伤正气，致肿块反复。本案证属脾肾两虚，瘀阻脉络，治宜健脾补肾，祛痰化瘀。本案特色：①以杞菊地黄汤调肾阴阳方为基本方，调肾阴阳，随辨证而加减治疗。②补肾阴用枸杞子、生地,加生杜仲、桑寄生温肾阳药,阳中求阴。③夏枯草、海藻化痰散结,三棱、莪术消癥散结,共用利于消除肿块。④脾肾同源,加白扁豆、仙鹤草补脾益气,增强调肾之功。⑤升降理论,升麻引诸药直达病所,川牛膝引血下行,导邪外出。诸药配合,取效明显。

(崔叶敏)

(十七) 骨巨细胞瘤

案1 肾阴不足 经脉凝滞

李某,女,49岁,2005年2月3日初诊(立春)。

病史:3个月出现胸腰部疼痛,在某西医院拍摄 X 线片示:L$_{11}$椎体骨质损害。遂住院进一步诊治。病理检查结果:L$_{11}$椎体骨巨细胞瘤;L$_{11}$病理性骨折。住院治疗3月余,效果不佳,家人代诊。代述刻下症:胸部疼痛,手部麻木,腰膝酸软,下肢无力,不能行走,神疲寐差,大便干燥,五心烦热,食纳尚可。

辨证:肾阴不足,则腰膝酸软,下肢无力;阴虚火旺,热灼津液,则五心烦热,大便干燥;阴虚筋脉失养,气血阻滞,见胸部疼痛,手部麻木、行走不能;热扰心神,则神疲寐差。证属阴虚燥热,经脉阻滞;病位在心肾。

诊断:

中医诊断:骨瘤。肾阴不足,经脉凝滞证。

西医诊断:L$_{11}$椎体骨巨细胞瘤。

治法:滋补肾阴,畅通经脉。

方药:《医级》杞菊地黄汤加味。

枸杞子10g	野菊花10g	生 地10g	黄 精10g
生杜仲10g	桑寄生10g	山慈菇10g	浙贝母10g
丹 参30g	生牡蛎30g	生龙骨30g	白花蛇舌草30g
灵 芝10g	夜交藤30g	草决明20g	

结果:上方每日1剂,水煎分2次服。服14剂,二诊,胸痛减轻,睡眠好转,大便顺畅,效不更法,随症加减。疼痛明显,加蚕沙10g,生蒲黄10g,苏木10g;情绪急躁,头晕头痛,加钩藤15g,泽泻10g,白菊花

10g，夏枯草 10g，天麻 10g，葛根 10g；气短乏力，加灵芝 10g，生黄芪 15g；下肢疼痛，加鸡血藤 10g，路路通 10g，伸筋草 10g，红花 10g；食欲不振，加生薏苡仁 10g，焦三仙各 10g，生鸡内金 30g。1 年后患者可自行缓慢行走，肿瘤有所缩小，连续治疗 3 年，病情稳定，未有明显不适，仍在门诊治疗中。

按语：《灵枢·刺节真邪》"有所结，深中骨，气因于骨，骨与气并，日以益大，则为骨疽""肾为气之根""肾在体合骨"。故本案治疗以调肾为主。本案特色：①调肾重视三要，阴阳互根、互生、同调，善补阴者，阳中求阴，阴阳双调。②野菊花、草决明清肝泄热，丹参、苏木化瘀活血，调达肝气。③气阴互根，阴血同源，补气血有助于滋肾阴，故加生黄芪、灵芝补气。三七粉散瘀活血。④通利二便。生薏苡仁、白花蛇舌草渗毒而不伤胃，抗肿瘤且不伤正，引毒邪从小便解；草决明润肠通腑，驱邪从大便出。⑤山慈菇散结消瘤，但有小毒，配丹参养血活血，以制其毒。⑥补而不滞，配焦三仙、生鸡内金消导和胃。诸药共用，病情得以控制，肿瘤缩小。

（王凤　韩学杰）

十一、皮肤病验案

（一）湿疹

案1　痰热内盛　发于肌肤

毕某，女，18 岁，2002 年 8 月 30 日初诊（处暑）。

病史：间断性皮肤红疹 9 月余，疹痒难耐，遂来就诊。刻下症见：皮疹色红，灼热瘙痒，情绪烦躁，尿黄便干。

检查：舌质红，苔黄腻，脉沉细。皮疹色红，局部脱皮，按之灼手。

辨证：痰热内盛，热入营血，则皮疹色红，灼热瘙痒；热邪上扰，则情绪烦躁；热移下焦，则尿黄便干。舌质红，苔黄腻，脉沉细，均为热毒炽盛之征。证属痰热内盛，发于肌肤；病位在肺、胃、肌肤。

诊断：

中医诊断：湿疮。痰热内盛，发于肌肤证。

西医诊断：湿疹。

治法：清热祛痰，凉血退疹。

方药：《三因极一病证方论》温胆汤化裁。

竹　茹 10g	枳　壳 10g	茯　苓 10g	陈　皮 10g
石菖蒲 10g	郁　金 10g	熟大黄 10g	车前草 30g
赤　芍 10g	丹　皮 10g	莱菔子 10g	白鲜皮 10g
丹　参 30g	桑白皮 10g	全瓜蒌 30g	草决明 30g
紫　草 30g	玄　参 10g		

结果：上方每日 1 剂，水煎分 2 次服。连服 14 剂后，二诊，皮疹未再新起，疹色变浅，舌质黯红，苔薄黄，脉沉细，效不更法，加升麻 10g，葛根 10g，引药上行，托毒外出。再服 14 剂，三诊，皮疹消失，无明显不适，后未再复诊。

按语：《皮肤病专辑·马莲湘》："湿疹病机多着重于湿、毒、风。而顽固性湿疹病机关键在血分内伏热毒……"本案即是，痰湿郁于体内，毒发于表而生湿疹。《医宗金鉴·外科心法要诀·外科卷下》："此证初生如疥，瘙痒无时……"治疗以清热凉血，祛痰利湿。本案特色：①竹茹、枳壳、茯苓、陈皮清热祛痰，行气健脾。②玄参、紫草清热凉血，解毒透疹。③车前草清热利尿，熟大黄、全瓜蒌、草决明清热通便，通利二便，引邪外出。④丹参、丹皮、赤芍养血活血凉血，使邪从血分而解。诸药共用，皮疹消除。

（王凤　韩学杰）

案 2　脾胃湿热　发于肌肤

冯某，男，32 岁，2012 年 7 月 26 日初诊（大暑）。

病史：湿疹 2 年，过食辛辣，暑湿季节反复发作，中西药治，收效甚微，门诊试治。刻下症见：丘疹水泡，色红瘙痒，口黏纳呆，脘腹胀满，尿黄便干。

检查：舌质红，苔黄腻，脉弦滑。红色丘疹水泡发于四肢躯干，部分融合成片，少量渗液；双下肢脓性分泌物，周边肤糙，搔痕血痂。

辨证：平素辛辣，又值盛暑，脾胃湿热，蕴于肌肤，发为湿疹；脾胃湿热，运化失司，纳差口黏，时有腹胀；热移下焦，尿黄便结。舌质红，苔黄腻，脉弦滑，亦为湿热之证。证属脾胃湿热，发于肌肤；病位在脾胃、肌肤。

诊断：

中医诊断：湿疮。脾胃湿热，发于肌肤证。

西医诊断：湿疹。

治法：清利湿热，祛风止痒。

方药：投《医学正传》三妙丸合沈氏茵陈温胆汤加味。

茵　陈15g^{后下}	竹　茹10g	枳　壳10g	茯　苓10g
陈　皮10g	莱菔子10g	葶苈子10g	地肤子10g
黄　柏10g	生薏苡仁10g	炒苍术10g	白鲜皮10g
苦　参10g	草决明30g	丹　参30g	藿　香10g

结果：上方每日1剂，水煎分2次服。连服14剂，二诊，皮疹瘙痒减轻，呈现隐退之象，脘胀缓解，食纳增加，大便转润，效不改法，加熟大黄10g，紫草10g，板蓝根15g，增强凉血解毒之力。再服14剂，三诊，丘疹减退，瘙痒缓解，湿热渐清，苦寒药中病即止，以防伤胃，去苦参、白鲜皮，加白花蛇舌草30g，增大清热解毒之力。继服14剂，四诊，瘙痒已止，皮疹大量脱痂，肤色逐渐恢复，改为每晚服1次巩固，随访半年未复发。

按语： 本案中焦湿热蕴遏，熏肌成疮，治当清热利湿，调理中焦，茵陈温胆汤与三妙丸切中病机。本案特色：①三妙丸由黄柏、苍术、薏仁3味组成，乃调中利湿效方。②茵陈温胆汤由茵陈、竹茹、枳壳、茯苓、陈皮5味组成，清热利湿效方。③白鲜皮、苦参祛风止痒，中病即止，防苦寒伤胃。④草决明、白花蛇舌草分利二便，利于湿邪之泄。⑤莱菔子、地肤子、葶苈子为治肤痒效药。⑥藿香为时令用药。⑦熟大黄泄热，紫草凉血，丹参和血，板蓝根解毒，均系增效之辅佐。

（沈宁）

（二）荨麻疹

案1　湿热蕴结　阻遏肌肤

刘某，男，53岁，2005年2月23日初诊（雨水）。

病史：全身皮肤红色丘疹反复发作 30 年，近 2 月连续发作，肌注激素类药物疗效不著，前来就诊。刻下症见：红疹瘙痒，发无定处，骤起骤消，伴见低热，口干口苦，睡眠欠佳，情绪急躁，便干艰涩，食后腹胀。

检查：颜面丘疹，舌质红，苔黄厚腻，脉弦滑。

辨证：素食酒酪，湿热蕴结，酿为痰浊，郁塞肌肤，发为瘾疹；湿热上充头面，则颜面肿胀，肤红瘙痒，口干口苦；湿为阴邪，故夜间痒甚，睡眠欠佳；湿热中阻，脾失健运，见食后腹胀；热移大肠，则大便艰涩。舌质红，苔黄厚腻，脉弦滑，系湿热内盛之象。证属湿热蕴结，阻遏肌肤；病位在肝、脾、肌肤。

诊断：

中医诊断：瘾疹。湿热蕴结，阻遏肌肤证。

西医诊断：慢性荨麻疹。

治法：祛痰清热，凉血解毒。

方药：投沈氏茵陈温胆汤加减。

茵　陈 15g^{后下}	泽　泻 10g	竹　茹 10g	枳　壳 10g
茯　苓 10g	陈　皮 10g	石菖蒲 10g	郁　金 10g
丹　参 30g	川　芎 10g	莱菔子 10g	丹　皮 10g
生栀子 10g	草决明 10g	白鲜皮 10g	败酱草 10g
葶苈子 10g	生鸡内金 10g	连　翘 10g	

结果：上方每日 1 剂，水煎分 2 次服。连服 1 月，二诊，瘙痒明显减轻，守法易药，据症加减：睡眠不佳，加生牡蛎 30g，生龙骨 30g，夜交藤 30g；口渴，加天花粉 10g，芦根 10g；瘙痒，加地肤子 10g，紫草 10g；腹胀，加大腹皮 10g，木香 10g，砂仁 5g；天花粉过敏，加防风 10g，生黄芪 10g；暑热季，加藿香 10g，杏仁 10g，白豆蔻 10g，生薏苡仁 10g；咽痛，加薄荷 10g，牛蒡子 10g，蝉蜕 5g，玉蝴蝶 1g；斑疹明显，加紫草 30g。加减治疗 7 个月，皮疹尽消，夜寐香甜，诸症均无。

按语：荨麻疹属于中医"瘾疹"范畴。宋《三因极一病证方论·瘾疹证治》："世医论瘾疹……内则察其脏腑虚实，外则分其寒暑风湿……。"本案证属痰热蕴结，阻遏肌肤，治宜祛痰清热，凉血解毒。本案特色：①茵陈温胆汤清热利湿，理气和中，杜绝痰热生化之源。②痰湿难去，则用三仁汤中之杏仁、白豆蔻、生薏苡仁宣上、畅中、渗下，顾上中下三焦之热。③地肤子、葶苈子祛湿止痒效佳。④白鲜皮、败酱草、紫草清热凉血解毒。⑤薄荷、牛蒡子清热解毒透窍。⑥过敏时用生黄芪、防风，扶正祛邪。纵观全方，祛痰利湿，透表清热，取得疗效。

（刘颖　韩学杰）

案2　肝肾不足　水不涵木

张某，男，35岁，2012年9月27日初诊（秋分）。

病史：1个月以来全身皮肤反复出现红色丘疹风团块，部分融合成片，经西医院注射葡萄糖酸钙、口服过敏药等效果不显，门诊求治中医。刻下症见：红色丘疹，触之碍手，瘙痒难忍，日轻夜重，遇风加重，腰膝酸软，胁胀眩晕，纳便尚调。

检查：舌淡红，苔薄黄，脉弦浮。颈部、四肢、腹部见散在红色丘疹，大小不等，形状各异，部分皮疹融合成片，触之稍硬，搔痕血痂。

辨证：禀赋不足，肝肾亏损，则胁胀眩晕，腰膝酸软；水不涵木，发为丘疹；虚风内扰，则瘙痒难忍，遇风加重。舌淡红，苔薄黄，脉弦浮，为肝肾不足之征。证属肝肾不足，水不涵木；病位在肝、肾、肌肤。

诊断：

中医诊断：瘾疹。肝肾不足，水不涵木证。

西医诊断：荨麻疹。

治法：滋水涵木，养血活血。

方药：宗《医级》杞菊地黄汤出入。

枸杞子10g	野菊花10g	生　地10g	黄　精10g
蛇床子10g	地肤子10g	莱菔子10g	丹　参30g
紫　草10g	葶苈子10g	白鲜皮10g	当　归10g
生黄芪15g	川续断10g	鸡血藤10g	

结果：上方每日1剂，水煎分2次服。连服14剂，二诊，丘疹明显消退，腰酸改善，胁胀眩晕已除，加制首乌10g，山萸肉10g，菟丝子10g。再服14剂，三诊，木平水滋，丘疹退尽，腰酸解除。防止复发改为每晚1次，连服1个月，未见反复。改服中成药杞菊地黄胶囊善后。

按语：荨麻疹难治常复，本案抓住水不涵木，以滋阴平肝为治，投杞菊地黄汤化裁。本案特色：①佐首乌、山萸肉增补阴之力，加菟丝子、川续断从阳求阴，入当归补血汤，气阴双顾。②地肤子、白鲜皮现代药理研究证实可以抗过敏。③丹参、紫草活血凉血，意"血行风自灭"。④蛇床子、地肤子、莱菔子、葶苈子，肺肝脾肾同治，乃荨麻疹效药。⑤荨麻疹常复发，效方改服1汁，丸药缓图，均系防复之举。

（沈宁）

案3 肝郁脾虚 肌肤失养

张某，女，38岁，2005年10月15日初诊（寒露）。

病史：患慢性荨麻疹8年，初期遇冷泛发风团，后遇热易发，每逢经前发病，至经净后方愈。经期3~4天，经量时多时少，色黑夹有血块，白带较多，伴头晕目眩，经前乳胀，神疲食少。近2个月症状加重，前来就诊。刻下症见：风团红斑，瘙痒难忍，郁郁寡欢，头晕目眩，神疲食少，经前乳胀，月经不调。

检查：颜面浮肿，睁眼困难，舌质淡红、边有紫斑，苔白略腻，脉象弦涩。头面、躯干、四肢疹块密集，伴有大小不等的红斑，两小腿肿至足背。

辨证：肝郁脾虚，气滞湿阻，复感风邪，风湿相抟，留滞不去，则斑疹反复，瘙痒难忍，全身浮肿；气机郁滞，见性情抑郁；脾失健运，气血不足，则头晕目眩，神疲食少；肝失疏泄，冲任不调，故经前乳胀，月经不调。舌质淡红，舌苔薄白，脉象弦涩，为肝郁脾虚之象。证属肝郁脾虚，肌肤失养；病位在肝、脾、肌肤。

诊断：

中医诊断：瘾疹。肝郁脾虚，肌肤失养证。

西医诊断：慢性荨麻疹。

治法：疏肝解郁，健脾养血。

方药：《太平惠民和剂局方》逍遥散加味。

柴 胡10g	当 归10g	白 芍10g	生 地10g
制首乌10g	茯 苓10g	白 术10g	丹 皮10g
炒栀子10g	桑 叶10g	白菊花10g	薄 荷10g

结果：上方每日1剂，水煎分2次服。服用7剂后，二诊，头晕及浮肿减轻，腰背部及颈部有大小不等的红斑、色变浅，仍食欲差，白带较多，苔白脉弦，肝气得舒，脾病未减，改用健脾化湿，益气和血法调理。

| 生黄芪15g | 党 参10g | 炒苍术15g | 白 术10g |

茯 苓 10g	陈 皮 10g	木 香 10g	砂 仁 10g
莱菔子 10g	焦三仙 30g	芡 实 10g	桃 仁 10g
当 归 10g	赤 芍 10g	泽 兰 10g	益母草 10g

结果：服用 7 剂后，三诊，食欲增强，周身渐感有力，心情舒畅，白带减少，舌红苔薄，脉象弦滑。继服 7 剂，四诊，诸症好转，效不更法，加玉屏风散、桂枝汤辨证调服 3 个月，月经期间未再发病，经期 4 天，经量较多，食纳正常，无明显不适。半年随访，未见复发。

按语： 慢性荨麻疹，医者常常以补气血、祛风邪为主，而本案患者属肝郁脾虚，脾虚湿盛，复感风邪，聚于肌肉皮毛之间，风与湿邪抟结，留滞不去，反复发作，故选用逍遥散疏肝解郁，调整情绪，香砂六君汤健脾和胃，益气化湿，再用前方加玉屏风散、桂枝汤辨证加减以实腠理、固营卫、御风邪，以防反复。本案特色：①重点治肝。患者久病，心情抑郁，故选用逍遥丸。柴胡为君药，疏肝解郁，使肝气得以条达；配白芍疏肝而不劫阴，一疏一养，正符肝为"体阴用阳"之意。当归、白芍柔肝调肝，薄荷引药入肝经，舒畅肝脾之郁滞。②脾虚宜健。肝郁疏解，脾虚渐显，故用四君子汤健脾和胃，木香、砂仁理气醒脾，既可使营血生化有源，又可使土实以抑木乘，此即"见肝之病，知肝传脾，当先实脾"之意。③养血活血。患者月经不调，色黑有块，又久病必瘀，故用当归、赤芍、泽兰、益母草养血活血，血行痒止，取"治风先活血，血行风自灭"之意。诸药合用，共奏疏肝健脾、养血活血之效，使肝疏脾健，经调痒止。

（张印生）

案 4 痰浊化热 蕴蒸肌肤

方某，男，33 岁，2012 年 1 月 15 日初诊（小寒）。

病史： 患者素有慢性胃炎病史。半年前，与朋友聚会，酒足饭饱后回家感胸脘痞满，腹胀疼痛，全身出现大小不规则的红疹且发痒，遂去某西医院输液治疗（药物不详），皮疹症状很快消失。近 3 个月来，每于胃肠功能不适时发作，尤以食鱼虾或饮酒后加重，全身散在红疹，高出皮肤，瘙痒难忍，伴纳差腹胀，嗳腐吞酸，大便秘结。经中西药物治疗，效不显著，遂来求治。刻下症见：红疹瘙痒，脘腹胀痛，纳食减少，嗳腐吞酸，大便秘结。

检查： 舌质红，苔黄腻，脉滑数。全身躯干及四肢散在红疹，皮肤划痕试验阴性。

辨证：患者暴饮暴食，恣啖酒肉，肥甘厚味，使脾失健运，湿热内蕴，日久化热，"内不得疏泄，外不得透达，拂郁于皮毛腠理之间"，故见全身躯干及四肢散在红疹；痰热内阻，脾胃失和，见脘腹胀满，纳食减少，嗳腐吞酸；热移于肠，故大便秘结。舌质红，苔黄腻，脉滑数，为湿热内阻之征。证属痰浊化热，蕴蒸肌肤；病位在脾胃、肠、肌肤。

诊断：

中医诊断：瘾疹。痰浊化热，蕴蒸肌肤证。

西医诊断：胃肠型荨麻疹。

治法：清热祛痰，除湿止痒。

方药：《三因极一病证方论》温胆汤合《丹溪心法》保和丸加减。

竹　茹 10g	枳　壳 10g	茯　苓 10g	陈　皮 10g
石菖蒲 10g	郁　金 10g	莱菔子 10g	焦三仙 30g
蒲公英 10g	连　翘 10g	法半夏 10g	焦槟榔 10g
白鲜皮 15g	刺蒺藜 10g	车前草 30g	全瓜蒌 30g

结果：上方每日 1 剂，水煎分 2 次服。服用 7 剂后，二诊，红疹明显消退，瘙痒减轻，大便通畅，苔腻略黄，加藿香 10g，佩兰 10g 芳香化湿。更进 14 剂，三诊，红疹不显，效不更法，续服用 14 剂，以资巩固疗效。随访半年，未见复发。

按语：胃肠型荨麻疹的发病与痰湿热关系最为密切。患者食肥甘厚味而致痰热内蕴，见苔黄腻，脉滑数，遵沈师之训："但见苔腻便是，温胆汤主之。"因此，以清热祛痰，消食和胃，除湿止痒为治疗大法。方中温胆汤清热祛痰，保和丸消食化滞，共用可使痰热得清，胆胃得和，诸症可解。本案特色：①清热祛痰。荨麻疹属痰热并不少见，从舌苔、脉象来看，痰湿热并重，故用温胆汤清热祛痰，加蒲公英、连翘增强清热化湿祛痰之力，虽苦寒但不伤胃。②消食导滞。食积可致中焦气阻，气阻又使食积难消，胃肠积滞而致纳呆、苔黄腻，故用焦三仙消积导滞，配以理气和胃之陈皮、法半夏，化滞消痞，和胃止呕。③化湿止痒。藿香、佩兰芳香化湿以助之，使"湿不内恋，风无所依"；白鲜皮、刺蒺藜疏风止痒。④清热通便。食积郁而化热，所谓"痞坚之处，必有伏阳"，故配以蒲公英、连翘清热散结，同时，清热药苦寒易伤胃，半夏又可起到反佐作用；便秘乃湿热蕴结，胃肠积滞所致，故用槟榔降气，车前草利尿，全瓜蒌通便。诸药合用，共奏清热祛痰，健脾和中，消食导滞，祛风止痒之功，用于治疗胃肠型荨麻疹疗效较好。

（张印生）

（三）痤疮

案1　肺经风热　热毒壅肺

韩某，女，18 岁，2012 年 5 月 10 初诊（立夏）。

病史：2 个月前开始出现颜面肤色潮红，并见散在丘疹。1 周来变成黑头丘疹，挤压后可见白色粉质物，日渐扩散，甚至有脓疮，病友介绍来院门诊。刻下症见：丘疹色红，散在黑头，多发脓疮，口渴喜饮，小便短赤，大便秘结。

检查：颜面丘疹，舌质红，苔薄黄，脉弦数。

辨证：肺经有热，复感外风，郁而化热，热伤血络，见丘疹色红，散在黑头；热伤津液，见口渴喜饮；热移下焦，则尿赤便结。舌质红，苔薄黄，脉弦数，为肺经蕴热之象。证属肺经风热，热毒壅肺；病位在肺。

诊断：

中医诊断：肺风粉刺。肺经风热，热毒壅肺证。

西医诊断：痤疮。

治法：疏风清肺，凉血解毒。

方药：以《医宗金鉴》枇杷清肺饮加减调治。

炙杷叶 10g	桑白皮 10g	桔　梗 10g	茯　苓 10g
陈　皮 10g	黄　柏 10g	蒲公英 10g	熟大黄 10g
丹　皮 10g	赤　芍 10g	野菊花 10g	丹　参 30g
草决明 30g	泽　兰 10g	败酱草 30g	

结果：上方每日服 1 剂，水煎分 2 次服。连服 7 剂，二诊，丘疹渐浅，脓疮已消，尿赤口渴亦除，便仍不爽，加全瓜蒌 30g，桃仁 10g 通腑清肺。再服 30 剂，三诊，皮损逐渐恢复，腑行已畅，苔薄黄，脉弦细。蕴肺热毒渐清，改为每晚服 1 次。1 个月后复诊，皮损复常，诸症皆除。嘱如有反复仍服上方，未再复诊。

按语：痤疮中医称为"肺风粉刺"。《医宗金鉴·外科心法》认为"此证由肺经血热而成"，证属热毒壅肺，治当清肺解毒，《医宗金鉴》设"枇杷清肺饮"系效方。本案特色：①枇杷叶、桑白皮为清肺之药，桔梗宣肺，熟大黄清热利于热毒外泄。②肺合大肠，通腑可泄肺毒，全瓜蒌、桃仁、草决明可谓至治。③肺经热毒，还宜由凉血清营而外解，故投赤芍、丹皮、泽兰凉血活血效药。④培土以生金，茯苓、陈皮健运脾胃，利于清肺。

（沈宁）

案 2　湿浊内蕴　郁而化热

王某，女，28 岁，2009 年 7 月 27 日初诊（大暑）。

病史：患者饮食偏于厚味，半年前下颌部见黯红色脓疮、结节、囊肿，且连成片状，色红肿起，此起彼伏，或疼或痒，经前加重，前来就诊。刻下症见：黯红丘疹，手足心热，月经量少。

检查：下颌满布黯红色丘疹，舌红，苔黄腻，脉弦。

辨证：过食肥甘厚味、鱼腥辛辣，脾失健运，酿生湿浊，郁而化热，聚于毛孔，滞于肌肤，见红色丘疹；土壅木郁，肝失疏泄，冲任不调，则手足心热，月经量少。舌红，苔黄腻，脉弦，为湿热内蕴之象。证属湿浊内蕴，郁而化热；病位在肺、脾胃、肝。

诊断：

中医诊断：肺风粉刺。湿浊内蕴，郁而化热证。

西医诊断：痤疮。

治法：祛痰利湿，清热解毒。

方药：《太平惠民和剂局方》升麻葛根汤合《三因极一病证方论》温胆汤加味。

升　麻 10g	葛　根 10g	赤　芍 20g	炙甘草 10g
乌　蛇 10g	茵　陈 15g	泽　泻 10g	陈　皮 10g
茯　苓 10g	枳　壳 10g	竹　茹 10g	石菖蒲 10g
郁　金 10g	败酱草 30g	莱菔子 10g	熟大黄 10g
丹　皮 10g			

结果：上方每日 1 剂，水煎分 2 次服。服药 14 剂，二诊，皮疹减轻，仍有手足心热，经前加重，舌质红，苔薄黄，脉细，湿热渐退，阴虚火旺证显，故用升麻葛根汤合沈氏二仙汤调肾之阴阳。

升　麻 10g	葛　根 10g	赤　芍 20g	炙甘草 10g

乌　蛇 10g	败酱草 30g	莱菔子 10g	熟大黄 10g
丹　皮 10g	知　母 10g	黄　柏 10g	当　归 10g
益母草 10g	菟丝子 10g	补骨脂 10g	桑白皮 10g

结果：服药 14 剂后，三诊，丘疹基本消退，经前偶见黯红色结节，效不更方，继服 2 周。后患者电话回复，丘疹已不再复发，手足心热已除，月经量增多，体力充沛，心情愉快。

按语：痤疮中医称肺风粉刺、酒刺、风刺等。肺风粉刺主要是由于先天肾阴不足，相火天癸过旺，加之后天饮食生活失调，肺胃火热上蒸头面，血热郁滞而成。本案为湿热内蕴，以祛痰清热为治，选用温胆汤，加引经之升麻葛根汤。待痰热祛除，肾阴不足证显现后，改用调肾之法。本案特色：①升麻葛根汤为引经之方，方中升麻辛甘性寒，入肺、胃经，升阳清热解毒为君药；葛根味辛甘性凉，入胃经，除热生津为臣药。二药相配，轻扬升散，清热解毒，因势利导，引药达面。方中芍药当用赤芍，味苦性寒而入血分，清热凉血之中兼能活血，用以解血络热毒，为佐药。使以炙甘草调和药性。四药配伍，共奏清热解毒之功。②沈氏二仙汤能有效协调肾之阴阳平衡，于阳中求阴，而使阴平阳秘，最终有效解决痤疮的根本病因。

（贾海骅）

案 3　肝气不舒　血瘀阻滞

王某，女，21 岁，2010 年 5 月 3 日初诊（立夏）。

病史：患者性格抑郁，1 年前发现面部痤疮，出现黑头粉刺，挤之有碎米粒样白色粉质物，曾在某诊所治疗，效不明显，面部丘疹此起彼伏，且有脓疮形成，故前来求治。刻下症见：丘疹色红，经行不畅，色黯有块，量少腹痛。

检查：颜面丘疹色红，大小不一，遍布前额及两颊，舌质红，苔薄黄，脉细弦。前胸处散在粉刺，色黯红。

辨证：情志内伤，肝气不舒，血行不畅，致月经量少，色黯有块；肝气郁结，郁而化火，热伤血络，瘀于肌肤而生痤疮。舌质红，苔薄黄，脉细弦，为气郁化热之征。证属肝气不舒，血瘀阻滞；病位在肝脾。

诊断：

中医诊断：肺风粉刺。肝气不舒，血瘀阻滞证。

西医诊断：痤疮；月经量少。

治法：疏肝解郁，活血散结。

方药：《医林改错》桃红四物汤加减。

桃　仁 10g	红　花 10g	生　地 10g	当　归 10g
赤　芍 10g	柴　胡 10g	茯　苓 10g	薄　荷 10g
玄　参 10g	枳　壳 10g	陈　皮 10g	浙贝母 10g
紫　草 30g	丹　参 30g	草决明 30g	车前草 30g
败酱草 30g	生薏苡仁 10g		

结果：上方每日 1 剂，水煎分 2 次服．连服 7 剂，二诊，面部脓包消失，粉刺颜色变浅，情绪好转。继服 10 剂，三诊，月经来潮，经量中等，少腹隐痛，加香附 10g，延胡索 10g，川楝子 10g。服 14 剂后，粉刺大部分消失，舌质红，苔薄白，脉细，此为肝气条达，血脉已畅。嘱患者注意调整情绪，继续巩固治疗 14 天后，粉刺完全消失，经期腰痛腹疼消失，已无血块。随访半年，未见复发。

按语：对于痤疮的治疗，历来医家注重清热解毒凉血。本案因情志内伤，肝气不舒，肝火犯脾，气血郁滞，发于肌肤。肝郁气滞是主要病机，治则以疏肝理气为主，佐以活血化瘀。本案特色：①柴胡、薄荷疏肝理气，清肝解郁；丹参、紫草、浙贝母活血散结。②车前草、生薏苡仁清热利尿，草决明润肠通便，引热下行，分利二便，给邪出路。③茯苓、陈皮健脾利湿，以绝生痰之源。诸药合用，疏肝解郁，化瘀利湿，疗效明显，诸症皆除。

（王敬忠）

（四）癣和疣

案 1　痰湿内盛　蕴毒外发

张某，女，41 岁，2008 年 9 月 20 日初诊（白露）。

病史：3 个月前头后枕部皮肤出现瘙痒，皮肤发红，并有脱屑。在某西医院治疗 1 月，效果不佳，经人介绍，前来求治。刻下症见：头部皮疹，瘙痒难耐，烦躁易怒，小便黄赤，大便干燥。

检查：后枕部头皮色红，有白色糠状鳞屑斑片，偶尔毛囊处丘疹脓疱，头发干枯易折。舌质黯红，苔黄腻，左脉沉细，右脉细弦。

辨证：脾胃湿热内蕴，兼受风邪，上攻头皮，则头部生丘疹脓疱，头皮潮红；湿热内蕴，郁而化毒，则现脓疱脓液；热扰肌肤，营卫失调，故皮肤瘙痒，并有脱屑；热伤阴血，血不荣发，见皮肤干燥，毛发干枯，易于折断。舌质黯红，苔薄黄腻，左脉沉细，右脉细弦，是为湿毒内蕴之征。证属痰湿内盛，蕴毒外发；病位在肺胃。

诊断：

中医诊断：头癣。痰湿内盛，蕴毒外发证。

西医诊断：头癣白癣。

治法：祛痰利湿，清热解毒。

方药：沈氏祛痒三子汤合《三因极一病证方论》温胆汤化裁。

地肤子 10g	蛇床子 10g	炒葶苈子 10g	竹　茹 10g
枳　壳 10g	茯　苓 10g	陈　皮 10g	石菖蒲 10g
郁　金 10g	丹　参 30g	玄　参 10g	车前草 30g
生薏苡仁 10g	白豆蔻 10g	草决明 10g	紫　草 15g

结果：上方每日1剂，水煎分2次服。连服14剂后，二诊，皮肤颜色变淡，瘙痒略有减轻，但皮损处仍有脱屑，有脓疱可挤压出少量脓液，此为毒邪仍存，加大清热解毒，散结排脓之力，加皂角刺10g，升麻10g，生牡蛎30g，葛根10g，大青叶10g，白蒺藜10g。并以外洗药兼治，处方如下。

苦　参 30g	蛇床子 30g	地肤子 30g	炒葶苈子 30g
白蒺藜 30g	生薏苡仁 30g	玄　参 30g	土茯苓 30g
红　花 10g			

结果：外洗药水煎，每日外洗患处，汤药服用14剂，三诊，皮损瘙痒减轻，脓疱愈合，皮损处皮肤颜色变淡，嘱患者继续服用。连服1个月，皮损复常。嘱患者如有反复，仍服此方，并嘱患者饮食清淡，忌服辛辣香燥刺激之品，多食蔬菜水果，保持大便通畅，未再复诊。

按语：本案由于脾胃湿热内蕴，热毒内聚，上攻头皮，引起皮损处瘙痒难耐，并有脱屑等症，治疗以清热解毒，祛痰利湿为主。本案特色：①地肤子、蛇床子、炒葶苈子祛湿止痒。②玄参、丹参、紫草活血行血，使热毒从营血而解；紫草并有凉血消斑之用。③生薏苡仁、车前草清热利湿，使热毒从小便而解。④竹茹、枳壳、茯苓、陈皮祛痰利湿，健脾和胃。⑤皂角刺、生牡蛎软坚散结，拔毒排脓。⑥升麻，葛根清热并可引经，引药上行于头。⑦外洗方燥湿止痒，凉血活血，以助止痒消斑。

（李娜　韩学杰）

案2　痰火内扰　蕴于肌肤

李某，女，62岁，2005年9月8日初诊（白露）。

病史：近日双手背侧及皮肤浅表部位出现许多扁平状褐色疣，微痒不热，故来求诊。刻下症见：双手丘疹，头晕乏力，纳差便秘。

检查：舌黯红，苔黄腻，脉弦滑。双手背侧见丘状扁平皮疹，大小不一，呈淡褐色，散在分布。

辨证：痰浊内蕴，遏于肌肤，见扁平疣；痰蒙清窍，见头晕乏力；痰阻脾胃，故见纳差；痰浊壅滞，郁而化热，故见便秘。舌黯红，苔黄腻，脉弦滑，系痰湿内蕴之征。证属痰火内扰，蕴于肌肤。病位在脾胃。

诊断：

中医诊断：扁瘊。痰火内扰，蕴于肌肤证。

西医诊断：扁平疣。

治法：清热祛痰，通腑利湿。

方药：《三因极一病证方论》温胆汤加减。

竹　茹10g	枳　壳10g	茯　苓10g	陈　皮10g
石菖蒲10g	郁　金10g	川　芎10g	丹　参30g
天　麻10g	生牡蛎30g	生龙骨30g	浙贝母10g
生薏苡仁10g	败酱草30g	白菊花10g	车前草30g

结果：上方每日1剂，水煎分2次服，第3煎加花椒煮水泡手。连服7剂，二诊，精神转佳，皮疹变淡，数目减少，便秘缓解，偶有头晕，去川芎，加丹皮10g，夏枯草10g。续服7剂，三诊，诸症好转，扁平疣已消，偶有头晕，腰腿时酸，舌淡红，苔薄白，脉沉细，实邪已去，虚证渐现，改方为《医级》杞菊地黄汤加减。

枸杞子10g	野菊花10g	生　地10g	黄　精10g
生杜仲10g	桑寄生10g	石菖蒲10g	郁　金10g
丹　参30g	生薏苡仁10g	夜交藤30g	金钱草15g
川楝子10g	延胡索10g	生牡蛎30g	

结果：再进7剂，后无复发，嘱饮食清淡，慎服鱼虾海鲜，注意调节胃肠功能，未再复诊。

按语：本病乃痰浊内蕴，郁而化火，延及肌肤，治宜清热祛痰，利湿活血。本案特色：①温胆汤加石菖蒲、郁金豁痰开窍，清热祛痰。②浙贝母、生龙骨、生牡蛎软坚散结，有利于祛除丘疹。③川芎血中气药，"血行风自灭"，同时引药上行。④生薏苡仁、金钱草清热利湿，引热下行，加泽泻、茯苓除湿不伤阴。⑤痰浊祛后要及时扶正，改用杞菊地黄汤加减。⑥药物3煎加花椒煮水泡手为增效之策，内服外治合用，事半功倍。

（刘颖　韩学杰）

十二、其他疾病验案

（一）痛风

案1　湿热内蕴　阻滞经络

蔡某，男，31岁，2004年6月3日初诊（小满）。

病史：左足肿痛3年，加重半年，西医院确诊为痛风，服秋水仙碱、芬必得等药，无明显效果。经常发作，门诊求治中医。刻下症见：左足肿痛，遇阴雨天、饮啤酒时加重，头重胸闷，口黏口苦，尿黄便干，食纳不佳。

检查：舌质黯红，苔根黄腻，脉弦滑尺弱。左足部第1跖关节红肿热痛。查尿酸490μmol/L。

辨证：湿热下注，经络瘀阻，发为热痹，不通则痛，则见关节红肿热痛；阴雨助湿、酒能助热，故阴雨、饮酒则病情加重；湿热中阻，清阳不升，胸阳不振，则头重胸闷；脾胃失和，腹气不通，则口黏口苦，纳差便干。舌红、苔腻、脉滑，为湿热内生之征。证属湿热内蕴，阻滞经络；病位在关节，脾胃。

诊断：

中医诊断：痹证。湿热内蕴，阻滞经络证。

西医诊断：痛风。

治法：清热利湿，通络止痛

方药：投沈氏茵陈温胆汤。

| 茵　陈 15g后下 | 竹　茹 10g | 枳　壳 10g | 茯　苓 10g |

生薏苡仁 10g	石菖蒲 10g	郁　金 10g	陈　皮 10g
川楝子 10g	延胡索 10g	丹　参 30g	赤　芍 10g
莱菔子 10g	知　母 10g	蚕　沙 10g^包	木　瓜 10g

结果：上方每日 1 剂，水煎分 2 次服。连服 14 剂，二诊，足部肿痛明显缓解，发作频率减少，红肿减轻，纳可便调，湿热之症虽减，阻络现象仍存，去石菖蒲、郁金，加老鹳草 10g，鸡血藤 10g，忍冬藤 30g，豨莶草 10g。再服 14 剂，三诊，左足疼痛已轻微，红肿范围明显缩小，苔薄白，脉弦细，湿热渐去，改投调肾阴阳法巩固，以杞菊地黄汤加桂枝 10g，生杜仲 10g，桑寄生 10g。再服 30 剂，四诊，关节红肿消失，血尿酸降为410μmol/L，已属正常，上方加三七粉 3g，制成水丸巩固，未再复诊。

按语：痛风难治，常常反复，本案证属湿热阻络，按湿热痹证施治，投茵陈温胆汤获效。本案特色：①茵陈、知母清热不助湿，苦寒不伤胃，为君药。②泽泻、决明子、生薏苡仁、莱菔子利湿，并使湿由下泄。③豨莶草、木瓜、丹参、赤芍疏经通络，除热痹效药。④蚕沙止痛，配金铃子散，止肿痛妙药。⑤忍冬藤清热通络，利湿止痛，可用到 30g。⑥为防痛风复发，用调肾阴阳法治本巩固。

（沈宁）

案2　脾肾阳虚　寒凝经络

梁某，男，40 岁，2012 年 11 月 16 日初诊（立冬）。

主诉：右踝以下肿痛 2 年，加重 3 天。

病史：2 年来右踝以下肿痛不断，常因着凉劳累、饮食不节，反复发作。曾服多种中西药，治疗乏效，均难止痛，在某西医院确诊为痛风。来院门诊，求治中医。刻下症见：右踝趾关节肿痛、皮色不变，四肢不温，形寒腰酸，食纳不香，尿清便溏。

检查：苔薄白，质淡胖，脉沉细。查血尿酸 520μmol/L。

辨证：阳虚寒凝，失于温煦，经络痹阻，发为寒痹，见右踝趾关节肿痛、皮色不变，四肢不温，形寒腰酸；脾阳不足，运化无权，则食纳不香，尿清便溏。苔薄白，质淡胖，脉沉细为脾肾阳虚之征。证属脾肾阳虚，寒凝经络；病位在脾，肾，关节。

诊断：

中医诊断：痹证。脾肾阳虚，寒凝经络证。

西医诊断：痛风。

治法：健脾温肾，通络止痛。

方药：《和剂局方》四君子汤合《外科全生》阳和汤化裁。

生黄芪 15g	炒白术 10g	茯　苓 10g	当　归 10g
鹿角霜 15g	桂　枝 10g	补骨脂 10g	赤　芍 10g
丹　参 30g	川楝子 10g	延胡索 10g	白扁豆 10g
川续断 15g	炮　姜 10g	生牡蛎 30g	三七粉 3g^冲

结果：上方每日 1 剂，水煎分 2 次服。连服 14 剂，二诊，形寒肢凉消除，踝趾关节肿痛缓解，纳便已调，仍见腰酸，苔薄白，舌质淡，脉沉细，脾运已健，肾阳未复，肾气未充，再增温肾之力，去白扁豆、炮姜、当归、白术，加鸡血藤、老鹳草、生杜仲、桑寄生各 10g。再进 14 剂，三诊，腰酸显减，踝趾肿痛又有缓解，苔薄白，脉弦细，查尿酸 420μmol/L。上方改为每晚服 1 次，连服 1～2 个月巩固，未再复诊。

按语：治疗痛风不能一方一法，取效仍应辨证论治，本案纯属脾肾阳虚，只需对证，健脾温肾治疗即能获效。"阳和汤"本是外科用药，改制后同样可疗寒痹。本案特色：①鹿角霜易鹿角胶，燥性缓解又能温通；桂枝易肉桂，温通力增；当归易熟地，防熟地滋腻碍胃。②阳和汤原方中白芥、麻黄、生甘草可以免用。③鸡血藤、老鹳草系疗腰痛常用药对。

（沈宁）

案 3　湿热内蕴　阻滞经络

刘某，女，74 岁，2003 年 6 月 17 日初诊（芒种）。

病史：素有高尿酸血症，昨晚家庭聚餐，食用油腻之品，今晨突发右足拇趾跖趾关节处红肿热痛，不能覆盖衣被，晨起即裸足被家人送至门诊。刻下症见：右足不能着地，右拇趾跖趾关节肿胀，肤色焮红，触之痛甚，肤温略高。伴有头晕烦躁，口干口苦，纳谷不香，胃脘胀闷，夜不能寐，小便黄赤，大便黏滞。

检查：痛苦面容，舌质红，苔黄垢腻，脉滑数。查血尿酸 528μmol/L。

辨证：饮食不慎，厚味困脾，湿热内蕴，闭阻经络，气血瘀滞不通，致关节红肿热痛；湿性重着，湿热下注，则拇趾跖趾关节肿胀；湿热蕴阻中焦，脾失健运，见胃脘胀闷，纳谷不香，小便黄赤，大便黏滞；湿热内扰，上蒙清窍，则头晕烦躁，夜不能寐。舌质红，苔黄垢腻，脉滑数，为湿热内蕴之征。证属湿热内蕴，阻滞经络；病位在脾胃、关节。

诊断：

中医诊断：痹证。湿热内蕴，阻滞经络证。

西医诊断：痛风性关节炎急性发作。

治法：清热利湿，通络止痛。

方药：《成方便读》四妙丸加味。

黄　柏 9g	苍　术 10g	白　术 10g	生薏苡仁 20g
川牛膝 20g	泽　兰 10g	泽　泻 10g	车前草 10g
威灵仙 20g	鸡血藤 20g	地　龙 10g	延胡索 10g
制乳香 5g	制没药 5g	路路通 6g	

结果：上方每日 1 剂，水煎分 2 次服，嘱保留药渣，加水大量煎煮后置温，每日浸泡足部 15 分钟。服用 3 剂，二诊，自述 1 剂后拇趾关节疼痛减轻，可穿鞋袜，下地跛行；2 剂后肿消，右拇趾跖趾关节处仍有隐痛，局部肤色肤温接近正常，口干口苦减轻，现仍有胃脘不适，纳谷不香，舌质红，苔黄腻，脉弦滑，湿热未净，蕴阻中焦，去乳香、没药、黄柏、泽泻，加黄连 10g，砂仁 6g（后下），枳壳 9g，茯苓 15g。继服 7 剂，三诊，关节疼痛已愈，饮食、睡眠、二便正常，复查血尿酸 380μmol/L，守二诊方加减调治，改为每 2 日 1 剂，每日服 1 煎，服用 2 周，巩固疗效。嘱患者注意饮食控制，并用车前草适量代茶饮。随访 2 年，未曾复发，复查血尿酸正常。

按语：急性痛风性关节炎属中医学"热痹""历节"范畴，多见于中老年人，因嗜酒、恣食肥甘厚味，使脏腑功能失调，经络气血运行不畅，不通则痛。脾失健运，痰浊内生，瘀闭经脉而发关节红肿、发热、剧痛。中药四妙丸源于《普济方》，具有清热利湿通络之功效，用于治疗湿热下注，足膝红肿，筋骨疼痛等。现代药理学研究表明，四妙丸有明显的抗炎、镇痛作用。临床观察提示四妙丸比非甾体消炎药具有缩短痛风急性发作时的疼痛和局部红肿时间的效果，患者自觉症状迅速改善，而无明显的副作用。本案特色：①白术健脾助运，防乳香、没药、威灵仙伤胃。②中药内服、药渣煎汤泡脚同治，既可提高疗效，又能"废物利用"，节约资源。③车前草代茶饮，清热利尿排酸，既符合中医辨证论治理念，又结合西医治疗观点，经济实用。④痛风患者一定要注意控制饮食，避免进食高嘌呤食物，多饮水，适当休息。⑤用药中病即止，乳香、没药、威灵仙止痛效果很好，但易伤胃，不可过用。

（丁京生）

（二）颈椎病

案1 肝阳上亢 痰瘀互结

侯某，男，40 岁，2010 年 9 月 25 日初诊（秋分）。

病史：半年前开始出现头晕，颈肩部不适，经按摩后好转，1 天前活动时突然晕倒，随后神志恢复正常。发病前 4 天头向左侧转位时，即出现短暂头晕，复位后眩晕即消失，伴耳鸣，视物旋转，恶心呕吐，胸部憋闷。颈椎 X 线片示颈椎骨质增生，颈椎曲度变直，前来就诊。刻下症见：颈项疼痛，头晕耳鸣，恶心欲吐，胸前憋闷，左侧肢体麻木、以上肢为主。

检查：舌质红，舌下络脉紫，苔薄黄腻，脉滑。查颈椎活动度减小。

辨证：脾虚失运，聚湿生痰，阻于中焦，清阳不升，复因肝阳上亢，风痰上扰清窍，故头晕耳鸣，恶心欲吐，胸前憋闷；久病必瘀，痰瘀阻于项部、经络，故颈项疼痛，肢体麻木。舌质红，舌下络脉紫，苔薄黄腻，脉滑，为痰瘀互结之征。证属肝阳上亢，痰瘀互结；病位在肝肾、颈项、经络。

诊断：

中医诊断：眩晕；痹证。肝阳上亢，痰瘀互结证。

西医诊断：颈椎病。

治法：平肝熄风，化痰祛瘀。

方药：《中医内科杂病证治新义》天麻钩藤饮合《三因极一病证方论》温胆汤加减。

竹 茹 10g	茯 苓 10g	陈 皮 10g	枳 壳 10g
石菖蒲 10g	郁 金 10g	升 麻 10g	葛 根 10g
川 芎 10g	泽 泻 10g	山 药 10g	生薏苡仁 30g
丹 参 30g	桂 枝 10g	天 麻 10g	钩 藤 10g^{后下}
夜交藤 30g	白菊花 10g		

结果：上方每日 1 剂，水煎分 2 次服。配合针灸，取穴双侧风池、颈夹脊、肩井、后溪、合谷、外关，毫针针刺用平补平泻法，每日 1 次，每

次留针30分钟。治疗14天，二诊，耳鸣头晕、恶心欲吐、胸前憋闷症状消失，左侧肢体麻木减轻，苔薄，脉细，舌下络脉稍紫，痰瘀已去，肝阳上亢已平，改用调肾阴阳方固本。

枸杞子10g	白菊花10g	生　地10g	黄　精10g
生杜仲10g	桑寄生10g	菟丝子10g	泽　兰10g
续　断10g	丹　参30g	川　芎10g	泽　泻10g
升　麻10g	葛　根10g	桂　枝10g	补骨脂20g

结果：上方服用月余，配合针灸20日，症状完全消失，嘱其平时注意姿势调整，防止复发，停药。

按语： 颈椎病属中医"眩晕""骨痹"范畴，本案系风痰上扰清窍，肝阳上亢所致，故用温胆汤清热化痰，降逆止呕。本案特色：①升麻、葛根为治疗颈项不适之对药，升麻引药上行，葛根解肌，作用于项部，现代药理研究其有改善头痛眩晕，项强耳鸣，肢体麻木的作用。②配合针刺手足太阳、足少阴经穴，活血通络。③风痰祛除后，以扶正固本为治疗大法，调肾阴阳。本案针药并用，相互配合，效果良好。

（孙占山）

（三）急性牙髓炎

案1　风火上攻　热毒火盛

寒某，女，46岁，2012年4月22日初诊（谷雨）。

病史：近日因工作紧张，感受风寒，自感牙龈肿痛，未予重视，2天后牙痛加重，牵涉左侧头面部，夜间不能入睡，经口腔科诊断为牙髓炎，行牙根清洗术，口服甲硝唑，每次3片，每日3次，牙痛头痛减轻，但自感发热无汗，咽痛，流清涕，遂求治于中医。刻下症见：牙龈肿痛，进半流食，头痛欲裂，目不欲睁，眠中易醒，咽干咽痛，食纳不佳，小便黄赤，大便尚可。

检查：舌黯红，苔薄黄，双寸弦滑。口腔科检查：左上4、5牙髓炎，牙周红肿。体温：37.3～38.1℃。

辨证：感受风寒，入里化热，风火上攻，则牙龈肿痛，头痛欲裂；热扰心神，则眠中易醒；热邪伤津灼喉，则咽干咽痛；胃失和降，则食纳不佳；热移膀胱，则小便黄赤。舌黯红，苔薄黄，双寸弦滑，为热盛之象。

证属风火上攻，热毒火盛；病位在胃、心。

诊断：

中医诊断：牙龈肿痛。风火上攻，热毒火盛证。

西医诊断：急性牙髓炎。

治法：清热泻火，疏风止痛。

方药：《三因极一病证方论》温胆汤合《苏沈良方》大雄丸化裁。

竹　叶 10g	枳　壳 10g	茯　苓 10g	陈　皮 10g
升　麻 10g	葛　根 10g	连　翘 10g	丹　皮 10g
川　芎 10g	天　麻 10g	细　辛 3g	白花蛇舌草 30g
白　芷 10g	川牛膝 10g	芦　根 10g	

结果：水煎服每日 1 剂，日服 3 次。服用 2 剂，二诊，牙龈肿痛明显减轻，偶有头痛，阵发性发热 2 天，夜间为甚，体温 37.1℃～38.4℃，咽干咽痛加重，口干欲饮，汗出，全身乏力，眠中易醒，食纳不佳，小便色黄，舌质黯红，苔薄黄腻，双寸脉弦滑，牙髓炎已消失，填补牙洞。风邪渐除，热毒火盛，更方为《温病条辨》银翘散加减。

金银花 10g	连　翘 10g	薄　荷 10g^{后下}	荆芥穗 5g
芦　根 10g	牛蒡子 10g	川　芎 10g	天　麻 10g
升　麻 10g	葛　根 10g	羚羊角粉 0.6g^冲	生薏苡仁 10g
青　蒿 10g^{后下}	丹　皮 10g	白花蛇舌草 30g	

结果：服用 3 剂后，唯觉乏力，余症皆除。

按语：牙髓炎属中医牙痛范畴，本案患者受风寒后牙龈肿痛，头痛欲裂，舌质黯红，苔薄黄，此为风寒化热，蕴而成毒，热毒火盛之证。本案特色：①热易生痰，故以温胆汤化裁，用竹叶换竹茹，加大清热泻心火利尿之功，使热从小便而解；茯苓、陈皮健脾祛痰，截生痰之源。②大雄丸由川芎、天麻 2 味组成，可祛内外之风邪，平上亢之肝阳，调畅气血而止头痛，为治疗头痛要药。③"胃经环口入上齿""小肠经经筋至齿部"，齿科龈肿治则离不开清胃、利尿，清胃选加芦根，利尿选加白花蛇舌草。④升清降浊，升麻、葛根引药上行，川牛膝引药下行，升降相配，疏通气机。诸药共用，仅 5 剂药，诸症皆除。

（韩学杰　王凤）

（四）发热

案1　阴液不足　虚热内盛

刘某，女，39岁，2011年9月10日初诊（白露）。

病史：3年来经常午后低热，平时体温37.8℃左右，经事前后可升至38.3℃，在多家医院行各项检查均无阳性结果，诊为"神经性发热"，来门诊求治。刻下症见：五心烦热，口干咽燥，失眠多梦，腰酸腿软，腑行时结。

检查：两颧潮红，苔净质红，脉象细数。

辨证：阴液不足，则腰酸腿软，口干咽燥；阴虚内热，则五心烦热；热扰心神，失眠多梦；肠道热结，见腑行时结。苔净质红，脉象细数，为阴虚内热之征。证属阴液不足，虚热内盛；病位在心、肺、肝、肾。

诊断：

中医诊断：发热。阴液不足，虚热内盛证。

西医诊断：神经性发热。

治法：滋阴液，清虚热。

方药：投《医方集解》百合固金汤加减。

生　地10g	麦　冬10g	黄　精10g	玄　参10g
百　合10g	当　归10g	白　芍10g	草决明30g
炒枣仁30g	夜交藤30g	枸杞子10g	白菊花10g
银柴胡10g	生杜仲10g	桑寄生10g	丹　参30g

结果：上方每日1剂，水煎分2次服。连服7剂，二诊，诸症见缓，体温未逾37.3℃，苔薄黄，脉细数，阴得滋，热渐清，正值经行，加鸡血藤10g，香附10g，地骨皮10g。再服7剂，三诊，经期体温未升反降，未超过37℃，效不更方，以第1诊方每晚服1煎，连服1个月巩固，未再复诊。

按语："百合固金汤"原治肺肾阴亏，本案便结，肺合大肠，故移用于心肺肝肾阴虚。本案特色：①佐以柔肝清肝，柔肝用当归、白芍、枸杞子，清肝用白菊花、草决明，草决明并可通腑泄热。②辅以宁心安神，用炒枣仁、夜交藤。③阳中求阴，滋阴者应"阳中求阴"，配生杜仲、桑寄生，滋阴力增。⑤清虚热，用银柴胡、地骨皮得当。⑥经期调血，配丹参、血藤、香附，行气养血，活血调经。诸药巧配，3载低热退除。

（沈宁）

案2 痰瘀互结 蕴而化热

崔某，女，29岁，2011年11月7日初诊（立冬）。

病史：不明原因低热10年，体温在37.3℃～37.7℃之间，中午12时后体温逐渐升高，至凌晨1时体温逐渐下降，身燥热，心率快，间断服用消炎退烧药，发热症状时轻时重。近1个月发热加重，午后热甚，西药口服输液无效，前来就诊。刻下症见：身热难忍，午后热甚，胸脘满闷，纳差寐差，口黏口苦，心烦易怒，尿黄便秘。

检查：面红体胖。舌淡黯、舌尖红，舌下络脉紫粗，苔黄腻、根部重，脉滑数。

辨证：肥人多湿多痰，脾失健运，痰湿内停，蕴而化热，气机郁滞，故胸脘满闷，纳差；胆胃不和，胆热乘胃，胃火上炎，则口黏口苦；湿热下注，大肠、膀胱传导失司，致尿黄便秘；肝火内盛，见心烦易怒。舌淡黯、舌尖红，舌下络脉紫粗，苔黄腻、根部重，脉滑数，为痰瘀内热之象。证属痰瘀互结，蕴而化热；病位在脾胃。

诊断：

中医诊断：低热。痰瘀互结，蕴而化热证。

西医诊断：发热原因待查。

治法：清热祛痰，利湿泄浊。

方药：沈氏茵陈温胆汤加减。

茵　陈20g^{后下}	泽　泻10g	竹　茹10g	茯　苓10g
陈　皮10g	枳　壳10g	石菖蒲10g	郁　金10g
升　麻10g	牛　膝10g	丹　参30g	石　膏20g
知　母10g	竹　叶10g	夜交藤30g	生牡蛎30g
桂　枝10g	白茅根20g	蒲公英10g	白花蛇舌草30g

结果：上方每日1剂，水煎分2次服，第3煎加水煮放温后泡足；琥珀胶囊3粒，每日1次，睡前服。服14剂，二诊，体温稳定在37℃左右，纳可寐可，胸脘满闷消失，仍有便秘，苔薄黄，去夜交藤、牡蛎、桂枝、茵陈、泽泻，加车前草30g，草决明30g导邪从二便出，加赤芍10g，丹皮10g凉血活血，加山药10g，生薏苡仁20g健脾渗湿。继服14剂，三诊，

体温稳定在 36.5℃～36.7℃之间，二便转调，情绪稳定，舌苔薄黄，舌尖红，继加减治疗服药 14 剂，体温正常，未再反复。

按语：不明原因发热，中医应辨证论治。本案属痰瘀互结，蕴而化热，用沈氏茵陈温胆汤加减，清热祛痰，利湿泄浊而愈。本案特色：①茵陈后下，配温胆汤，加强清热利湿之力。②升降理论，升麻升举阳气，引诸药上行；牛膝引血下行，调畅气机，助祛痰化瘀。③通利二便，车前草、竹叶淡渗利湿，使热邪从小便解；草决明通腑泄热，使邪从大便出。④清气分热，兼凉血。赤芍、丹皮凉血热自静，竹叶石膏汤清气分热。⑤健脾利湿，用山药、生薏苡仁健脾胃，渗湿泄热。诸药合用，清热祛痰，健脾渗湿，导邪外出，痰湿祛，脾胃健，而病愈。

（崔叶敏）

（五）口疮

案1 心火上炎 移热小肠

江某，男，32 岁，2012 年 4 月 26 日初诊（谷雨）。

病史：口舌溃疡反复发作，经久不愈，已逾 3 载。生气饮酒，进食辛辣加重，经内服外贴药治疗，其效不显，痛苦难言，前来就诊。刻下症见：患部灼痛，影响进食，口干欲饮，面赤心烦，溲短便干。

检查：面部较红，舌尖红，苔薄黄，脉弦数。唇、舌、颊部黏膜多处黄白色大小不等的浅表性溃疡点，中央凹陷，周边红肿。

辨证：《灵枢·脉经》云"心气通于舌"，舌为心之苗窍，心火上炎，热蒸肉腐，发为口疮；热扰心神，而见心烦；移热小肠，则见溲短色深；邪热伤津，则渴而欲饮，大便干结。舌尖红，苔薄黄，脉弦数，为火热之征。证属心火上炎，移热小肠；病位在心。

诊断：

中医诊断：口疮。心火上炎，移热小肠证。

西医诊断：复发性口腔溃疡。

治法：清心导热，消肿止痛。

方药：宗《小儿药证直诀》导赤散方意化裁。

生　地 10g	竹　叶 10g	生栀子 10g	麦　冬 10g
甘草梢 5g	金银花 10g	黄　连 10g	莱菔子 15g

薄　荷 10g　　　芦　根 15g　　　车前草 30g

结果：上方每日 1 剂，水煎分 2 次服；并以生鸡内金烧灰存性，睡前用汤药调敷溃疡处。连服 7 剂，二诊，心烦口干消除，溃疡面开始缩小，灼痛红肿缓解，大便仍干，心火渐消，守法续进，并加强通腑之力，以分利邪热，去草梢，加草决明 30g，白菊花 10g，当归 10g。又服 14 剂，三诊，腑行已畅，尿量增加、颜色转淡，口疮减少，已有多处愈合，改为每晚服 1 次。服 7 剂后，四诊，口疮基本消失，停服汤剂，改用麦冬 10g，玄参 10g，芦根 10g，白菊花 5g，薄荷 5g 泡饮代茶，常服防复。2 个月后介绍病友门诊称口疮未复。

按语：口疮，始载于《内经》，《素向·气交变大论》云："岁金不及，炎火乃行，民病口疮"。本案心火上炎，"导赤散"正合其证。本案特色：①滋阴清热，生地清热凉血又养阴，再佐入麦冬、玄参、芦根其效更增。②导赤散中木通，降火利尿，但有毒，故以车前草代之。③清泻心火，竹叶清心利尿，引热下泄，佐金银花、黄连清心之功倍增，生栀子清泻三焦，专治心烦，薄荷、白菊花清肝降火利于心火之泄。④通利二便泄热，芦根清热利尿，草决明润肠通腑，分导邪热。⑤甘草梢虽能清热通淋，导火止痛，但其甘缓之性，对火热有碍，故用量宜小，中病即止。⑥生鸡内金烧灰外敷，助其敛收疮口。内服外敷，收效明显。

（沈宁）

案 2　热毒炽盛　蕴结肺胃

张某，女，26 岁，2010 年 9 月 6 日初诊（秋分）。

病史：1 年前产后出现口腔溃疡，治愈后反复发作，多方治疗无效，前来就诊。刻下症见：唇干舌痛，咽痛发热，便秘尿黄，口渴纳差，食之无味。

检查：舌尖红，苔黄腻，脉数。舌尖及舌之两侧有多处溃疡，溃疡周围红肿。

辨证：口腔为肺胃之门户，邪毒侵袭肺胃，上熏口腔，而发口疮；热毒蕴结，则咽痛发热；热盛伤津，则唇干口渴；热郁中焦，见纳差；热移下焦，则便秘尿黄。舌尖红，苔黄腻，脉数，为邪热之征。证属热毒炽盛，蕴结肺胃；病位在肺胃。

诊断：

中医诊断：口疮。热毒炽盛，蕴结肺胃证。

西医诊断：口腔溃疡（复发性）。

治法：清肺胃热，祛邪解毒。

方药：《太平惠民和剂局方》凉膈散合《三因极一病证方论》温胆汤加减。

连　翘20g	栀　子10g	黄　芩10g	薄　荷10g
竹　茹10g	茯　苓10g	陈　皮10g	枳　壳10g
石菖蒲10g	郁　金10g	车前草30g	草决明20g
白花蛇舌草30g	蒲公英20g	生石膏30g	知　母10g
白茅根10g	芦　根10g	焦三仙30g	川牛膝10g

结果：上方每日1剂，水煎分2次服；配合针内关、足三里，隔日1次，针3次；含服中成药六神丸，每次10粒，每日3次，连服3天。服药15剂，二诊，舌痛、咽痛、发热消失，纳可，溃疡基本消失，大便仍稍干，唇干，去焦三仙、黄芩，加桃仁10g，当归10g，白菊花10g通大便，使邪毒外出。继服15剂，三诊，大便通，溃疡愈，巩固治疗，随症加减，头晕头痛，加生牡蛎30g，生龙骨30g，知母10g，黄柏10g；咽喉痛、咳嗽，加桔梗10g，牛蒡子10g。服用10剂，溃疡未再复发，停药。随访至今溃疡未复发。

按语：口腔为肺胃之门户，外邪入侵，肺胃邪热上熏，致口舌生疮。本案属肺胃积热，治则清胃泻火，祛邪解毒，选用凉膈散。本案特色：①清热泻火，以连翘、栀子、黄芩清热解毒，清膈上热；石膏、知母清肺胃热。②清热祛痰，用温胆汤清除痰邪，白花蛇舌草、芦根、车前草、草决明引邪从二便出。③清降相火，知母、黄柏滋阴降火，引火归原。④润肠通便，妇人产后气血不足，热毒蕴结，口疮便秘，不用峻下之品，而用当归、白菊花润肠通便，使邪毒外出。⑤含服六神丸祛邪解毒，清热止痛。通过清肺胃热，祛痰解毒，使口腔溃疡愈，有别于单纯清热解毒之法。

（崔叶敏）

（六）郁证

案1　肝郁化火　痰瘀互结

刘某，男，36岁，2008年8月17日初诊（立秋）。

病史：3年前因工作不顺利，出现失眠多梦，头痛头昏，在某医院按

"神经衰弱症"治疗，病情时好时坏，半年前症状出现加重，出现疑虑妄想，惊悸怔忡，在某医院确诊为抑郁症，给予对症药物治疗，吃药后出现嗜睡，精神萎靡不振，影响日常生活，经多方治疗无效，故前来就诊。刻下症见：失眠多梦，头痛头昏，记忆力下降，心悸怔忡，胸部闷塞，胁肋胀痛，咽干有异物感，溲黄便干，口苦纳差。

检查：焦虑貌，舌质紫，舌下络脉紫粗，舌苔黄厚腻，脉弦滑。

辨证：肝郁脾虚，聚湿生痰，或气滞津行，凝聚成痰，气滞痰郁交阻于胸膈之上，故胸闷塞，胁肋胀痛，咽有异物感；情志过极，思虑太过，耗伤心阴，心失所养，故心悸怔忡；神不守舍，故失眠多梦；痰蒙心窍，故头痛头昏，记忆力下降。舌质紫，舌下络脉紫粗，舌苔黄厚腻，脉弦滑，为痰瘀内热之征。证属肝郁化火，痰瘀互结；病位在心、肝。

诊断：

中医诊断：郁证。肝郁化火，痰瘀互结证。

西医诊断：抑郁症。

治法：祛痰镇静，疏肝解郁。

方药：《三因极一病证方论》温胆汤加减。

竹　茹 10g	茯　苓 10g	陈　皮 10g	枳　壳 10g
石菖蒲 10g	郁　金 10g	车前草 30g	草决明 30g
生栀子 10g	夏枯草 10g	合欢花 10g	炒枣仁 30g
夜交藤 30g	生龙骨 30g	生牡蛎 30g	川　芎 10g
丹　参 30g	香　附 10g	薄　荷 10g	牛蒡子 10g
射　干 10g	焦三仙 30g		

结果：上方每日 1 剂，水煎 3 次，头 2 煎口服，第 3 煎加花椒 15 粒，水煎开放凉后泡足；配合心理治疗，嘱其本人及其家属配合治疗。服 10 剂后，二诊，溲黄减轻，睡眠好转，偶便干，舌苔黄腻，舌质黯紫，舌下络脉紫粗，脉弦滑，去草决明、合欢花，加瓜蒌 30g 润肠通便。服 15 剂，三诊，咽异物感消失，胸部闷塞、胁肋胀满消失，纳可，舌苔薄，脉细弦，仍有头痛，去射干、牛蒡子、焦三仙，加钩藤 10g，白菊花 10g，赤芍 10g 清肝平肝。继服 20 剂，四诊，情绪稳定，记忆力好转，仍有腰膝酸软，舌苔薄，痰邪已去，肾虚证显，患者拒服中药，以中成药杞菊地黄丸巩固治疗，每次 1 丸，每日 3 次，嘱其病情反复即来复诊。经治疗半年，心情舒

畅，已能正常工作。

按语：抑郁症治则多疏肝解郁，使肝气调达，气血流畅。本病案属肝郁气滞，痰瘀互结，治则祛痰镇静，疏肝解郁，安神除烦，温胆汤治之。本案特色：①温胆汤清热祛痰，配活血化瘀赤芍，清肝泄热之钩藤、白菊花，同时配通腑泄热之草决明、全瓜蒌，腑通、气行则痰祛。②患者气滞得病，配香附治郁证，加血中气药、行气活血的川芎。③车前草利水通淋，草决明润肠通腑，二者配伍从二便导邪外出。④痰祛瘀消，肾虚证显，用杞菊地黄丸滋水涵木收功。⑤清·叶天士《临证指南医案·郁》指出"郁证全在病者能移情易性"。治疗本病关键除服药以治其标外，更主要的是消除病的"五志过极"的致病原因，病除与否，内因起主要作用。沈师治病非常注意意疗，故治疗开始，即让患者本人及家属配合心理疏导，转移情志，故能很快调整心态，配合治疗，使病情稳定，重新走上工作岗位。

（崔叶敏）

（七）脊髓炎

案1 痰瘀互结 络脉瘀阻

陈某，男，14岁，2008年2月17日初诊（雨水）。

病史：2个月前在上学期间突然出现胸闷气短，随后出现肢体无力，不能行走。省某医院行核磁共振检查，结合病理结果诊断为急性脊髓炎。经治疗2个月，效不明显，前来就诊。刻下症见：颜面浮肿，痤疮满面，查体不配合，臀部开始出现褥疮，纳差乏力，二便失禁。

检查：舌质红，舌下络脉紫，苔黄厚腻，脉细滑。左侧上肢无力，肌力1级，右侧上肢肌力2级，左下肢能抬离床面10cm，右下肢不能自主运动。两侧臀部均有褥疮出现。

辨证：肝肾亏虚，经脉不通，则肢体无力，二便失禁；脾胃虚弱，则纳差乏力；气机不通，水液运行不畅，酿湿生痰，阻滞中焦，则纳差。舌质红，舌下络脉紫，苔黄厚腻，脉细滑，为痰瘀互结之征。证属痰瘀互结，络脉瘀阻；病位在肝肾。

诊断：

中医诊断：痿症。痰瘀互结，络脉瘀阻证。

西医诊断：急性脊髓炎。

治法：祛痰化瘀，行气散结。

方药：《三因极一病证方论》温胆汤加味。

竹　茹 10g	茯　苓 10g	陈　皮 10g	枳　壳 10g
石菖蒲 10g	郁　金 10g	升　麻 10g	葛　根 10g
生龙骨 30g	生牡蛎 30g	川牛膝 10g	焦三仙 15g
白花蛇舌草 30g	蒲公英 10g	木　瓜 10g	威灵仙 10g
丹　参 30g	白扁豆 10g	仙鹤草 10g	川　芎 10g
泽　泻 10g	苏　木 10g	鸡血藤 10g	

结果：上方每日 1 剂，水煎分 2 次服。服药 2 个月，二诊，褥疮愈，在家人配合下，能推车行走，尿不净频，腰酸无力，苔薄，脉沉细，痰湿已祛，阴阳两虚显现，治则调肾阴阳，疏通经络，改为沈氏调肾阴阳方加味。

枸杞子 10g	白菊花 10g	生　地 10g	黄　精 10g
石菖蒲 10g	郁　金 10g	生杜仲 10g	桑寄生 10g
葛　根 10g	生龙骨 30g	生牡蛎 30g	牛　膝 10g
木　瓜 10g	威灵仙 10g	丹　参 10g	白扁豆 10g
仙鹤草 10g	菟丝子 10g	泽　兰 10g	续　断 10g
苏　木 10g	鸡血藤 10g	五倍子 10g	

结果：随症加减，食欲减退，口燥咽干，加生薏苡仁 10g，山药 10g；血瘀，加当归 10g，桃仁 10g，红花 10g，治疗 3 个月，能扶拐行走，继续治疗。见神倦怯寒，舌质红，脉沉细，加淫羊藿 10g，补骨脂 10g，巴戟肉 10g，鹿角霜 10g；心慌，加柏子仁 10g，炒枣仁 30g；大便干结，加当归 10g。1 年后，汤药改为隔 2～3 天服 1 剂，配合功能恢复锻炼。现已扔拐能简单行走，仍在治疗随访中。

按语：急性脊髓炎是非特异性炎症引起的脊髓白质脱髓鞘病变或坏死，致急性横惯性脊髓损害，以变损水平以下肢体瘫痪，传导性感觉障碍或尿便障碍为临床特征。急性脊髓炎属中医痿症范畴，多由外感湿热毒邪，内有肺脾肾亏虚，脉络受阻，筋脉失养所致。本案患者初期痰瘀互结重，治宜祛痰化瘀，用温胆汤加味；稳定期用沈氏调肾阴阳方，治疗痿症之根本，滋补肝肾，舒筋活络，壮筋健肾，使患者能独立行走，生活能自理。本案特色：①升麻、葛根引药上行，川牛膝引药下行，升降相伍，调畅气机。②白花蛇舌草、蒲公英清热解毒，不伤胃反而可以健胃。③木瓜、威灵仙、苏木、鸡血藤舒筋活络。④白扁豆、仙鹤草益气健脾，脾肾同治，提高疗效。

（崔叶敏）

（八）淋巴炎

案1　毒热内蕴　热灼津液

潘某，女，48 岁，2010 年 12 月 11 日初诊（大雪）。

病史：右颈肿物 1 周，质硬疼痛，体温 37.2℃～37.5℃，在某西医院诊断为淋巴结炎，经抗炎治疗效果不佳，遂来门诊求治。刻下症见：右颈肿物疼痛，烦躁易怒，疲倦乏力，食纳尚佳，睡眠尚可，二便自调。

检查：舌尖红，边有瘀斑，舌下络脉紫，苔黄腻，脉细弦。体温 37.3℃，咽部红肿，右颈后三角处可触及肿大淋巴结，约 7cm×7cm，病理检查未见异常。

辨证："女子以肝为先天"，肝气郁结，郁而化火，炼液为痰，结于颈部，则见肿物；肝郁火旺，则烦躁易怒；热伤津液，则疲倦乏力。证属毒热内蕴，热灼津液；病位在肝、肺。

诊断：

中医诊断：瘰疬。毒热内蕴，热灼津液证。

西医诊断：淋巴结炎。

治法：清热解毒，祛痰散结。

方药：《温病条辨》银翘散合《太平惠民和剂局方》升麻葛根汤加减。

金银花 10g	连　翘 10g	升　麻 10g	葛　根 10g
石菖蒲 10g	郁　金 10g	玄　参 10g	陈　皮 10g
川牛膝 15g	莱菔子 10g	枳　壳 10g	茯　苓 10g
生薏苡仁 10g	浙贝母 10g	丹　皮 10g	青　蒿 10g^{后下}
车前草 30g	白花蛇舌草 30g	羚羊角粉 0.6g^冲	

结果：上方每日 1 剂，水煎分 2 次服。服用 7 剂后，二诊，右颈部肿大淋巴结缩小，体温 37℃，仍觉全身乏力，心情烦躁，入睡困难，舌质黯红、边有瘀紫，舌下络脉紫，苔黄腻，脉细弦，加三七粉 3g（冲）活血养

血，软坚散结，肉桂2g，黄连5g交通心肾，夜交藤60g宁心安神。续服7剂，三诊，肿大淋巴结明显缩小，体温36.8℃~37.1℃，睡眠好转，仍易紧张焦虑，心慌乏力，舌质黯红、边有瘀紫，舌下络脉紫，苔薄黄，脉细弦，夜交藤改为30g，加山慈菇10g解毒散结。服用14剂，四诊，肿大淋巴结消失，体温36.8℃，因近期遇事紧张后入睡困难，眠中易醒，心慌胸闷，舌质黯红、边有瘀斑，苔薄黄，脉细弦，去青蒿、山慈菇、升麻、葛根、车前草、白花蛇舌草、羚羊角粉，加炒枣仁30g，珍珠母30g养心安神。续服14剂，未再复诊，后因中耳炎来门诊求治，诉其淋巴结未再肿大，体温正常。

按语： 瘰疬多由情志不畅，郁而化火生毒，凝结于颈而成。《薛氏医案·瘰疬》云："其候多生于耳前后项腋间，结聚成核，初觉憎寒恶热，咽项强痛。"本案即是，治疗应以清热解毒为主，软坚散结为辅。本案特色：①用银翘散清热解毒，升麻葛根汤清扬升散，通行肌表内外，透达热毒。②沈师主张"舍症从舌"，以舌诊为金标准，舌苔黄腻应以温胆汤清热祛痰，但其舌尖红属心肺火盛，故本案以玄参汤6味代温胆汤加大清热凉血之力，使邪从气分而解。③运用升降调理，升麻、葛根引药上行，川牛膝、车前草引药下行，以升降气机，驱邪外出。④毒为实邪，需有出路，车前草、白花蛇舌草利尿，莱菔子降气化痰通便，分利二便，利于祛邪。⑤痰瘀互根，常常互结，祛痰应伍以化瘀，伍丹皮、三七活血。⑥佐以浙贝母、山慈菇软坚散结。⑦羚羊角粉、青蒿退热凉血，使邪从营血分而解。诸药共用，疗效显著。

（王凤　韩学杰）

（九）慢性粒细胞白血病

案1　脾肾虚损　脾不统血

李某，女，47岁，2010年2月26日初诊（雨水）。

病史：5年前因发热在某医院诊断为慢性粒细胞白血病，3年前接受骨髓移植后反复应用化疗药物，药名不详。10天前因流鼻血前去某医院诊疗，诊断为"慢性粒细胞白血病异基因骨髓造血干细胞移植后细胞遗传学复发"，故来求诊。刻下症见：头晕乏力，怕热多汗，纳差便干，夜寐不安。

检查：面色无华，苔薄白，舌淡红，双尺沉细，余脉弦滑。下肢瘀斑。查血常规：血小板 $17g \times 10^9/L$。

辨证：本案患者系骨髓移植后复发，患病日久，已成虚损，气虚推动无力，故头晕乏力；气虚血弱，则面色无华；脾主统血，脾气虚损致摄血无力，故鼻出血，下肢瘀斑；脾运失健，则纳差；血不养神，见夜寐不安；气虚失摄，虚火浮越，则多汗怕热。苔薄白，舌淡红，双尺沉细，均为脾肾两虚之征。证属脾肾虚损，脾不统血；病位在脾肾。

诊断：

中医诊断：虚劳。脾肾虚损，脾不统血证。

西医诊断：慢性粒细胞白血病。

治法：益气健脾，养血安神。

方药：投《正体类要》八珍汤化裁。

西洋参粉 5g^冲	炒白术 10g	茯 苓 10g	当 归 10g
生黄芪 10g	川 芎 10g	白 芍 10g	生 地 10g
丹 参 30g	苏 梗 10g	仙鹤草 10g	知 母 10g
炒枣仁 30g	石 韦 10g	鸡血藤 10g	生莱菔子 10g
白花蛇舌草 30g	夜交藤 30g		

结果：上方每日 1 剂，水煎分 2 次服。连服 30 剂，二诊，头晕乏力减轻，食欲增加，入睡变酣，仍怕热多汗，口唇干燥，苔薄质淡，双尺沉，余脉滑细数，查血小板 $41 \times 10^9/L$，此为脾运得健，肾亏未除，卫气不固，虚火浮越，减川芎、苏梗、炒枣仁、丹参，加芦根、防风、枸杞子、黄精、野菊花。再进 20 剂，诸症皆减，仍有自汗，查血小板升至 $56 \times 10^9/L$，守法易药，加桂枝 10g，生龙骨 30g，生牡蛎 30g，浮小麦 30g。随症加减，口舌生疮，加栀子 10g，丹皮 10g；面色萎黄，加阿胶 10g，灵芝 10g；腰酸乏力，加知母 10g，黄柏 10g，仙灵脾 5g，蛇床子 10g。治疗半年后复查，血常规基本正常，血小板 $175 \times 10^9/L$。继续巩固治疗 1 年后，血小板升至 $260 \times 10^9/L$，病情稳定，目前仍在门诊治疗。

按语：本案为白血病，久病多虚，应补益脾肾，而补脾不如调肾，且肾主骨生髓，骨髓得充则诸症皆除。故先从补脾着手，脾运得健后再调肾阴阳。本案特色：①生杜仲、桑寄生，阳中求阴，合于补气药中补火生土。②生黄芪益气升阳，配炒白术、防风为玉屏风散，可以固表止汗。③白花蛇舌草、莱菔子，通利二便，补而不滞，同时白花蛇舌草寒性反佐。④鸡血藤配石韦为沈师家传补血之有效药对，也为本案辨病用药之关键。⑤仙鹤草既止鼻出血，又能补气健脾。⑥配合食疗，多食动物肝脏、蛋黄、菠菜、香菇、鲜蘑、银耳、红枣等，有利于恢复免疫力，提高疗效。

（王敬忠）

（十）特发性血小板减少性紫癜

案1　心脾两虚　脾不统血

张某，女，22岁，2009年6月2日初诊（小满）。

病史：5年前不明原因出现皮下出血点，伴牙龈出血、流鼻血，在某县级医院诊为特发性血小板减少性紫癜，曾多方诊治，反复发作，病情时轻时重。口服强的松2年余，最大剂量每日10片（50mg），维持量每日2片（10mg），虽病情得到控制，但出现肥胖、月经紊乱，医院建议患者停服西药。4个月前，停服强的松仅1个月，即全身出现大小不等的紫癜，月经量多、鼻衄、咳血、头痛、呕吐，3次住院治疗，诊断为特发性血小板减少性紫癜伴蛛网膜下腔出血，给予维生素C、环孢素A、氨甲苯酸治疗，静脉输血小板、甘露醇，蛛网膜下腔出血已止，但紫癜仍反复出现，医院建议行脾切除术，患者家属未同意，遂来门诊中医治疗。刻下症见：月经淋漓不断近2个月，鼻衄咳血，心慌气短，神疲乏力，头晕头昏，腹胀纳差，少眠多梦。

检查：面色萎黄，唇甲苍白，舌质淡，苔薄白，脉细弱。全身出现皮下出血点，双下肢尤甚，大如钱币，小如谷粒，色淡红，按之不褪色。血常规检查：Hb（血红蛋白）：92g/L，PLT（血小板计数）10×10^9/L。

辨证：脾气虚弱，运化无力，则腹胀纳差；气血不足，则神疲乏力、气短；清阳失养，则头晕头昏；脾不统血，血溢脉外，见肌衄鼻衄、咳血、月经淋漓不止；出血日久，耗伤心血，见心慌、少眠多梦。舌质淡，苔薄白，脉细弱，为心脾两虚之征。证属心脾两虚，脾不统血；病位在心脾。

诊断：

中医诊断：肌衄。心脾两虚，脾不统血证。

西医诊断：特发性血小板减少性紫癜。

治法：益气补血，健脾养心。

方药：《正体类要》归脾汤加减。

当　归 15g	生黄芪 15g	白　术 10g	党　参 15g
夜交藤 30g	炒枣仁 30g	木　香 10g	砂　仁 10g
藕节炭 30g	仙鹤草 15g	鸡血藤 10g	石　韦 10g
焦三仙 30g	生鸡内金 30g		

结果：上方每日 1 剂，水煎分 2 次服。服药 14 剂，二诊，紫癜已无新增，且小出血点已退，鼻衄、咳血仅有 2 次，出血量大减，月经已止，食纳稍增，睡眠转佳，心慌气短、神疲乏力、唇甲苍白仍如前，脾胃得健，统血有主，故出血减少，唯病已日久，耗伤气血较甚，上方党参易西洋参 5g（另煎），以增补气之力，再加阿胶珠 10g 补血止血。续服 14 剂，三诊，全身紫癜已退，心慌气短、乏力、眩晕均愈，食欲大增，睡眠转佳，面色唇甲红润，血常规检查 Hb 139g/L，PLT 101×10⁹/L，诸症大减，上方西洋参易为党参，汤药改为每日服 1 次，每 2 日服 1 剂，续服 15 剂后，嘱患者改服中成药人参归脾丸，巩固疗效。日常多食红枣、桂圆、红小豆等补血之品。

患者维持治疗半年，血常规每月检查 1 次，均已正常，于 2010 年 2 月到北京打工，因工作劳累、食寐无常，至 5 月中旬，双下肢又现出血点，在北京某三甲医院诊查，血小板降至 82×10⁹/L，因患者担心西医治疗效差，于 5 月 27 日返乡治疗。刻下症见：头晕耳鸣，口苦口干，腰酸腰痛，下肢无力，手足心热，月经量少，时有腹泻，活动后气短，神疲乏力。

检查：舌质淡胖，苔净，脉细弱。双下肢群集性出血点，大小不等，

辨证为肾阴不足，气不摄血。治宜调肾阴阳，补气摄血，选用沈氏调肾阴阳方合《内外辨惑论》当归补血汤加味。

方药：

枸杞子 10g	白菊花 10g	生　地 10g	黄　精 10g
生杜仲 10g	槲寄生 10g	当　归 10g	生黄芪 30g
炒白术 15g	旱莲草 10g	仙灵脾 10g	鸡血藤 10g
石　韦 10g	仙鹤草 10g	藕节炭 30g	

结果：上方每日 1 剂，水煎分 2 次服。服药 2 周后复诊，出血点大部已愈，仅余数块，颜色已淡，头晕耳鸣、手足心热皆除，腰酸腿软亦解，

腹泻已止，气短乏力缓解，又感上腹胀满，食欲不振，去仙灵脾、藕节炭，炒白术改用生白术 15g，加木香 10g，砂仁 10g，焦三仙 30g，生鸡内金 30g。续服 14 剂，诸症皆除，无其他不适，嘱其服中成药杞菊地黄胶囊合归脾丸以善后。2010 年 11 月 10 日血常规检查：PLT 108×10⁹/L，仍随访观察。

按语：特发性血小板减少性紫癜属中医衄血范畴，是离经之血外溢皮肤黏膜形成出血点瘀斑，以及鼻、齿龈、内脏组织出血，因其以紫癜为主症，故称为"肌衄"。本案患者心脾俱虚，治宜益气补血，健脾养心，佐以止血，方用归脾汤加减。劳累复发后证属肾阴不足，气不摄血，治宜调肾益气，以调肾阴阳方合当归补血汤治之。本案特色：①健脾益气，西洋参、党参、生黄芪补气健脾为主药，白术助君益气健脾，以资气血之源；伍焦三仙、生鸡内金开胃消食，利于健脾。②补血养心，当归、炒枣仁补血宁心，入夜交藤养心安神益心血，阿胶珠养血。③补而不滞，木香、砂仁醒脾理气，防补益之品碍胃。④收敛止血，藕节炭、仙鹤草收敛止血，仙鹤草并有益气之力。⑤阳中求阴，仙灵脾、生杜仲、槲寄生温肾阳，阳中求阴，利于滋阴。⑥寒性反佐，白菊花清热，反佐生杜仲、仙灵脾之温热。本案同一患者初诊与复发，据中医辨证，证类稍异，选方用药亦不同，所谓同病异治，辨证准确，用药得当，症自消除。

（王再贤）

案2　肝肾阴虚　血热妄行

程某，女，36 岁，2008 年 10 月 2 日初诊（秋分）。

病史：2 个月来，双小腿反复出现红色斑点，后变成紫红色斑块，隔几天自行消退，但不断反复发作，且逐渐增多。在省某医院做检查诊断为原发性血小板减少性紫癜，西医治疗效不明显，拒绝激素治疗，寻求中医治疗，故前来就诊。

刻下症见：关节酸痛无力，易疲劳，月经量多、色红，心悸纳差。

检查：舌质红，舌体瘦小，苔薄，脉细弱。双小腿可见密集紫红色斑点，压之不退，大腿及上肢亦可见散在少许瘀点。血常规查白细胞 4.1×10⁹/L，红细胞 3.85×10¹²/L，血小板 38×10⁹/L。

辨证：热毒亢盛，迫血妄行，脾肾亏虚，气不摄血，故出现皮肤斑点、月经量多色红；血不归经，瘀血阻络，致关节酸痛无力；气血不足，则心悸、易疲劳。舌质红，舌体瘦小，苔薄，脉细弱，为正虚不足之征。证属肝肾不足，血热妄行；病位在肝、肾。

诊断：

中医诊断：肌衄。肝肾阴虚，血热妄行证。

西医诊断：原发性血小板减少性紫癜。

治法：调肾阴阳，凉血止血。

方药：《医级》杞菊地黄汤和《温病条辨》犀角地黄汤加味。

枸杞子 10g	野菊花 10g	生　地 10g	黄　精 10g
生杜仲 10g	桑寄生 10g	生龙骨 30g	生牡蛎 30g
白花蛇舌草 30g	蒲公英 10g	紫　草 20g	玄　参 20g
赤　芍 10g	丹　皮 10g	女贞子 10g	鸡血藤 30g
石　韦 15g	川牛膝 15g	藕节炭 10g	灵　芝 10g
白扁豆 10g	仙鹤草 10g	水牛角丝 20g	

结果：上方每日 1 剂，水煎分 2 次服。服药 2 周后，二诊，双小腿斑点颜色变浅，大腿及上肢散在瘀点消失，仍腰酸软无力，去龙骨、牡蛎、水牛角丝，加菟丝子 10g，泽兰 10g，续断 10g，骨碎补 20g，补骨脂 20g。继随症加减治疗，心悸乏力重，加当归 10g，熟地 10g；纳差，加焦三仙 30g，生鸡内金 30g；便血，加槐花 10g，地榆 10g；腹痛，加白芍 10g，五灵脂 10g，蒲黄 10g；肢体肿胀疼痛，加秦艽 10g，木瓜 10g，桑枝 10g。服用 4 个月，月经量、颜色恢复正常，关节酸痛消失，小腿斑点消失，查血小板 $140 \times 10^9/L$，骨髓片报正常，病愈，嘱服中成药杞菊地黄丸半年。随诊患者病情未见反复。

按语：原发性血小板减少性紫癜属中医的"血证""肌衄""发斑"范畴，本案属热毒亢盛，迫血妄行，阴虚火旺，灼伤脉络，脾肾亏虚，治疗以凉血止血、补虚消瘀之法，以调肾阴阳方滋补肝肾，调肾阴阳，犀角地黄汤凉血止血化斑。本案特色：①水牛角丝、紫草、玄参、赤芍、丹皮、藕节炭，清热凉血，止血化斑；伍白花蛇舌草、蒲公英清热解毒。②白扁豆、仙鹤草、灵芝益气，提高机体疫力。③鸡血藤补血行血，舒筋活络，为补血通经之良品，大剂量重用功效更高，现代药理研究证实其有促进白细胞、红细胞、血小板、血红蛋白升高作用。④生牡蛎滋阴退热，软坚散结，现代药理研究证实其富含钙质，抗过敏；生龙骨镇静安神，现代药理研究证实其富含磷酸钙、碳酸钙，抗过敏，提高机体免疫力。全方共奏养阴清热，益气补血化斑，补益肝肾之功。

（崔叶敏）

（十一）血栓闭塞性脉管炎

案1　热毒内蕴　痰瘀互结

白某，男，77岁，2007年5月31日初诊（小满）。

病史：患者有嗜酒史，高血压病史20年，脑梗死病史15年，糖尿病10年。1年前出现下肢麻木，步行时间较长时，即觉足板硬，下肢酸胀，出现间歇性跛行，休息缓解，足部皮肤发红。近半年来，病情加重，夜间下肢痛重，影响睡眠，足趾紫红，下肢麻木加重，行走困难，西医诊为血栓闭塞性脉管炎，建议截肢治疗，患者拒绝，前来就医。刻下症见：下肢疼痛拒按，口干口苦，溲黄便干，纳差寐差。

检查：痛苦面容，舌质紫红，舌下络脉紫粗，苔黄厚腻，脉滑数。下肢肿胀，皮色紫黑黯红，局部组织红肿热痛，触痛明显，足部皮色黯红，足趾发黑，足背动脉不能触及，趾甲部位厚色黯。血压140/90mmHg，空腹血糖5.6mmol/L。

辨证：湿热流注肢节，气血瘀滞不通，故局部红肿灼热，疼痛明显；湿热久郁，化燥伤津，故口渴、尿黄、便干；湿热中阻，脾运不及，则纳差；热扰心神，则寐差。舌质紫红，舌下络脉紫粗，苔黄厚腻，脉滑数，为湿热痰壅盛之象。证属热毒内蕴，痰瘀互结；病位在脉管。

诊断：

中医诊断：脱疽。热毒内蕴，痰瘀互结证。

西医诊断：血栓闭塞性脉管炎；高血压；糖尿病。

治法：清热解毒，祛痰化瘀。

方药：《验方新编》四妙勇安汤和《三因极一病证方论》温胆汤加减。

金银花30g	连翘30g	当归10g	玄参20g
紫草30g	竹茹10g	陈皮10g	茯苓10g
枳壳10g	丹参30g	蒲公英10g	野菊花10g
川牛膝15g	赤芍10g	丹皮10g	鸡血藤30g
生薏苡仁30g	川芎10g	泽泻10g	车前草30g

| 草决明 30g | 生黄芪 20g | 生　地 15g |

热敷外洗方：

苏　木 10g	红　花 10g	肉　桂 10g	透骨草 30g
艾　叶 10g	桑　枝 30g	赤　芍 15g	丹　皮 15g
紫　草 15g	当　归 15g	野菊花 20g	花　椒 10g

结果：上方每日 1 剂，水煎分 2 次服；外洗方加水 3 公斤，开水煎 30 分钟，先熏洗后浸泡 30 分钟，每日 2 次。治疗 10 天，二诊，疼痛稍缓解，二便正常，纳可，睡眠好转，舌苔厚腻减轻，舌质紫黯，舌下络脉紫粗曲张，湿邪减轻，去车前草、草决明、鸡血藤、川芎、泽泻，加水蛭 5g，土元 10g，穿山甲 15g 破血逐瘀通脉，麻黄 5g，桂枝 10g 宣通阳气。内服外治 25 天，三诊，疼痛明显缓解，皮色好转，麻木减轻，舌质淡黯，舌苔薄白，舌下络脉稍紫粗，见腰膝酸软，属肝肾不足，改用调肾阴阳方，继用外洗方。

枸杞子 10g	白菊花 10g	生　地 10g	黄　精 10g
生杜仲 10g	桑寄生 10g	白扁豆 10g	仙鹤草 10g
土鳖虫 10g	地　龙 10g	苏　木 10g	桂　枝 10g
生黄芪 10g	山　药 10g	生薏苡仁 20g	

结果：内服外洗 30 天，四诊，疼痛、麻木消失，局部皮色基本恢复正常，趾甲增厚部位变化不大，腰膝酸软明显减轻，手足心热，属肝肾虚损，服用中成药杞菊地黄丸，每次 1 丸，每日 3 次。治疗 1 个月后，腰膝酸软明显减轻，手足心热消失，停用药物，随访至今，未再复发。

按语： 血栓闭塞性脉管炎多发生于四肢末端，属于中医"脱疽"范畴。本案属湿热下注，气血瘀滞或脉道不通，肌肤失养，治则清热解毒，活血化瘀，祛痰利湿，四妙勇安汤和温胆汤化裁。本案特色：①四妙勇安汤治疗热毒脱疽，加温胆汤痰瘀同治，车前草、草决明利水渗湿，通二便，透邪外出；气行则血行，加生黄芪补气，托毒外出。②痰瘀互结，加水蛭、土鳖虫、穿山甲破血逐瘀，剔络，以通血脉；川牛膝引诸药直达病所。③生地量大碍胃，配生薏苡仁健脾渗湿，减轻生地滋腻碍胃。④内病外治，用外敷方温经通脉，配合内服方治疗效果更佳。⑤痰瘀祛，肝肾不足显，肝主筋，肾主骨，肝肾同治，用调肾阴阳方调补肝肾，使患者肢体功能恢复，防止复发。本案患者应用清热解毒，活血化瘀，祛痰加外敷，痰瘀同治的综合疗法，改善血液循环，促进机体机能恢复，从而避免了手术切除。

（崔叶敏）

（十二）水肿

案 1　水湿内侵　脾失健运

刘某，女，62 岁，2012 年 2 月 23 日初诊（雨水）。

病史：3 年前下肢浮肿，伴小便混浊。在某医院检查血常规、尿常规均正常，心电图、B 超未见异常。曾用氢氯噻嗪、维生素 C 等治疗效不佳，故来门诊求治。刻下症见：纳差，口苦口黏，头晕，咳嗽，痰白黏。

检查：面色晦暗，舌质红，苔薄黄腻，脉细滑。双下肢Ⅰ度凹陷性水肿。

辨证：年老体胖，痰湿内盛，肺失通调，脾失敷布，水湿内停，则成水肿；脾虚失运则纳差；气虚精微不固，则尿混浊；内有虚热，又不慎受凉，故见头晕；水湿内聚，痰浊内阻，见口苦口黏，咳嗽痰白黏。舌质红，苔黄腻，脉细滑为水湿日久，郁而化热之象。证属水湿内侵，脾失健运；病位在肺脾。

诊断：

中医诊断：水肿。水湿内侵，脾失健运证。

西医诊断：水肿。

治法：运脾化湿，清肺利水。

方药：《三因极一病证方论》温胆汤及《丹溪心法》保和丸加减。

竹　茹 10g	枳　壳 10g	陈　皮 10g	茯　苓 10g
大腹皮 10g	泽　兰 10g	芦　根 10g	桑白皮 10g
石菖蒲 10g	郁　金 10g	葛　根 10g	升　麻 10g
生黄芪 15g	莱菔子 10g	草决明 10g	冬瓜皮 10g
茵　陈 10g^{后下}			

结果：上方每日 1 剂，水煎分 2 次服。服 14 剂后，二诊，下肢水肿减轻，头晕消失，咳嗽减轻，咳痰消失，乃水湿渐退之象，改用三仁汤加减，去水之余，兼以养胃。

杏　仁 10g	白豆蔻 10g	薏　米 10g	茯　苓 10g

泽　泻 10g	茵　陈 10g	石菖蒲 10g	郁　金 10g
芦　根 10g	连　翘 10g	蒲公英 10g	莱菔子 10g
陈　皮 10g	竹　茹 10g	白扁豆 30g	枳　壳 10g
草决明 30g	车前草 30g	乌　梅 10g	

结果：连服 15 剂后，纳食好转，下肢水肿消失。

按语： 本案水肿属肺失通调，脾失健运，治宜利水健脾，选用温胆汤、保和丸、三仁汤，清热祛痰，利湿化浊，健运脾胃。本案特色：①清宣肺卫，桑白皮、芦根清肺热，提壶揭盖。②升麻，葛根透邪外出，清利头目。③竹茹清热祛痰。④陈皮、茯苓燥湿化痰，理气和中。⑤冬瓜皮、大腹皮、泽兰利水渗湿；草决明、莱菔子通便，给邪出路。⑥茵陈清热利湿，但必须后下，疗效更佳。⑦三仁汤可清利湿热，宣畅气机，杏仁宣上焦，白豆蔻和中焦，薏米清下焦，三焦同治。本病西医认为属于原发性水肿，用利尿剂等效果不佳；中医辨证论治，调节肺脾功能，使水液代谢恢复正常，疗效满意。

（王敬忠）